MEMO
für Hebammen

Franke de Vries
Dezember '96

Jürgen Nieder
Kerstin Meybohm

MEMO für Hebammen

Unter Mitwirkung von
Wolfgang Lamme

Ferdinand Enke Verlag Stuttgart 1996

Prof. Dr. med. Jürgen Nieder
Universitätsfrauenklinik
Gerhart-Hauptmann-Str. 35, D-39108 Magdeburg

Kerstin Meybohm, Hebamme
Knüllweg 17, D-34582 Borken

Die Deutsche Bibliothek – CIP-Einheitsaufnahme
Nieder, Jürgen:
Memo für Hebammen / Jürgen Nieder; Kerstin Meybohm. Unter
Mitw. von Wolfgang Lamme. – Stuttgart: Enke, 1996
 ISBN 3-432-26591-3
NE: Meybohm, Kerstin:

Wichtiger Hinweis
Wie jede Wissenschaft ist die Medizin ständigen Entwicklungen unterworfen. Forschung und klinische Erfahrung erweitern unsere Kenntnisse, insbesondere was Behandlung und medikamentöse Therapie anbelangt. Soweit in diesem Werk eine Dosierung oder eine Applikation erwähnt wird, darf der Leser zwar darauf vertrauen, daß Autoren, Herausgeber und Verlag große Sorgfalt darauf verwandt haben, daß diese Angabe dem **Wissensstand bei Fertigstellung des Werkes** entspricht.
Für Angaben über Dosierungsanweisungen und Applikationsformen kann vom Verlag jedoch keine Gewähr übernommen werden. **Jeder Benutzer ist angehalten,** durch sorgfältige Prüfung der Beipackzettel der verwendeten Präparate und gegebenenfalls nach Konsultation eines Spezialisten, festzustellen, ob die dort gegebene Empfehlung für Dosierungen oder die Beachtung von Kontraindikationen gegenüber der Angabe in diesem Buch abweicht. Eine solche Prüfung ist besonders wichtig bei selten verwendeten Präparaten oder solchen, die neu auf den Markt gebracht worden sind. **Jede Dosierung oder Applikation erfolgt auf eigene Gefahr des Benutzers**. Autoren und Verlag appellieren an jeden Benutzer, ihm etwa auffallende Ungenauigkeiten dem Verlag mitzuteilen.
Geschützte Warennamen (Warenzeichen ®) werden **nicht immer** besonders kenntlich gemacht. Aus dem Fehlen eines solchen Hinweises kann also nicht geschlossen werden, daß es sich um einen freien Warennamen handelt.

Das Werk, einschließlich aller seiner Teile, ist urheberrechtlich geschützt. Jede Verwertung ist ohne Zustimmung des Verlages außerhalb der engen Grenzen des Urheberrechtsgesetzes unzulässig und strafbar. Das gilt insbesondere für Vervielfältigungen, Übersetzungen, Mikroverfilmungen und die Einspeicherung und Verarbeitung in elektronischen Systemen.

© 1996 Ferdinand Enke Verlag, P.O. Box 30 03 66,
D - 70443 Stuttgart – Printed in Germany
Satz und Druck: Druckerei Neubert, D - 95444 Bayreuth
Schrift: 8/9´ Times, System QuarkXPress   5 4 3 2 1

Vorwort

Während die meisten Fachbücher für Hebammen von Ärzten **oder** von Hebammen geschrieben werden, haben an dem vorliegenden MEMO eine Hebamme **und** ein Frauenarzt zusammengearbeitet und versucht, die gegenwärtige Praxis der Betreuung rund um die Geburt aus der Sicht beider Berufsgruppen gemeinsam darzustellen. Dies ging natürlich nicht ohne konstruktiven Streit um Inhalte, Umfang, Zuständigkeiten und Formulierungen.

Frau *Meybohm* konnte dabei ihre Erfahrungen aus der langjährigen Arbeit in einer Frauenklinik und inzwischen auch aus ihrer freiberuflichen Tätigkeit einbringen. Professor Dr. *Nieder* unterrichtet seit über 20 Jahren Hebammenschülerinnen an der Universitätsfrauenklinik Magdeburg und ist daher mit den spezifischen Problemen der Hebammentätigkeit vertraut. Der Pädiater und Neonatologe Priv.-Doz. Dr. *Lamme* war für die neonatologischen Themen zuständig.

Inhaltlich haben wir uns vor allem auf Themen von praktischer Bedeutung konzentriert. Daß dabei manche Fragen sehr ausführlich und vielleicht zu „arztlastig" abgehandelt sind, ist beabsichtigt. Nach unserer Auffassung erfordert die enge Zusammenarbeit von Hebammen und Ärzten, daß der jeweils anderen Berufsgruppe die eigene Denkweise dargestellt wird, damit man Entscheidungen voraussehen, Maßnahmen vorbereiten und eine gemeinsame Sprache finden kann. Beide Berufsgruppen ergänzen schließlich einander und sind bei allem Respekt vor der jeweiligen Leistung des Einzelnen aufeinander angewiesen.

Entstanden ist ein Kompendium, das viel Information auf wenig Raum bietet. Es soll in erster Linie als Nachschlagewerk und nicht als Lehrbuch dienen, setzt also Fachwissen voraus. Die sich rasch ändernden Auffassungen auch in der Geburtsmedizin, die Entwicklung neuer Untersuchungsmethoden, der Stellenwert gegenwärtiger Behandlungsverfahren und nicht zuletzt die Fakten aus der „klassischen" Geburtshilfe möchte man in bestimmten Situationen rasch abfragen, aber auch verständlich erläutert bekommen. Diesem Anspruch wird das MEMO hoffentlich gerecht.

Zusätzlich zu dieser Funktion haben wir versucht, dem Buch eine eigene Handschrift zu geben, in der auch subjektive Erfahrungen, gewissermaßen die „Schule" der Verfasser, zum Ausdruck kommen. Sollte das gelungen sein, wäre ein weiteres Anliegen unserer monatelangen Arbeit in Erfüllung gegangen.

Abschließend möchten wir uns bei Herrn Dr. *Liese,* Institut für Klinische Chemie der Universität Magdeburg, für die Durchsicht des Kapitels 14.1 bedanken. Unser Dank gilt ebenfalls den Lektoren Frau Dr. *Reutter* und Herrn Dr. *Kraemer* für die hilfreichen Anregungen bei der Gestaltung des Manuskriptes.

J. Nieder
K. Meybohm

Inhalt

1	**Untersuchungsmethoden**	1
1.1	Alpha-Fetoproteinbestimmung	1
1.2	Amnioskopie	2
1.3	Anamnese	3
1.4	Beckendiagnostik	5
1.5	Chorionzottenbiopsie	9
1.6	Fetoskopie	10
1.7	Inspektion	10
1.8	Kardiotokographie	12
1.9	Kordozentese	20
1.10	Mikroblutgasuntersuchung	21
1.11	Palpation	23
1.12	Pränatale Diagnostik	26
1.13	Schwangerschaftstest (HCG-Nachweis)	28
1.14	Symphysen-Fundus-Abstand, Fundusstand, Leibesumfang	28
1.15	Transabdominale Amniozentese	30
1.16	Triple-Test	31
1.17	Ultraschalldiagnostik	32
1.18	Zervixreife-Bestimmung (Zervix-Score)	37
2	**Physiologie der Schwangerschaft – Schwangerenbetreuung**	39
2.1	Nachweis und Dauer der Schwangerschaft	39
2.2	Veränderungen	40
2.3	Erstuntersuchung	44
2.4	Mutterschaftsvorsorge	47
2.5	Beratung und Aufklärung	49
2.6	Schwangerschaftsbeschwerden und einfache Hilfsmöglichkeiten	55
2.7	Schwangerschaftsabbruch (Abruptio)	58
3	**Geburtsvorbereitung**	60
3.1	Gestaltung	60
3.2	Gesprächsthemen	65

3.3	Körperarbeit	66
3.4	Entspannungstraining	69
3.5	Atemschulung	71
3.6	Massagen	74
3.7	Schwangerenschwimmen	76
4	**Pathologie der Schwangerschaft**	**78**
4.1	Leitsymptome und Differentialdiagnosen	78
	Blutungen	78
	Schmerzen	78
	Fieber	79
	Diskrepanz zwischen Größe des Uterus und Gestationsalter	79
	Extreme Gewichtsveränderungen	80
	Ikterus	80
4.2	Fehlgeburt (Abort)	80
4.3	Frühgeburt	82
4.4	Zervixinsuffizienz	85
4.5	Plazentainsuffizienz	86
4.5.1	Akute (respiratorische) Plazentainsuffizienz	87
4.5.2	Subakute Plazentainsuffizienz	87
4.5.3	Chronische (nutritive) Plazentainsuffizienz	88
4.6	Intrauterine Wachstumsretardierung	89
4.7	Übertragung, Terminüberschreitung	90
4.8	Mehrlinge	92
4.9	Rh-Unverträglichkeit, Rh-Prophylaxe	95
4.9.1	Rh-Unverträglichkeit (Inkompatibilität)	95
4.9.2	Rh-Prophylaxe	97
4.10	Hydramnion (Polyhydramnion)	97
4.11	Oligohydramnion	99
4.12	Trophoblasttumoren	100
4.12.1	Blasenmole	100
4.12.2	Chorionepitheliom (Chorionkarzinom)	100
4.13	Hyperemesis gravidarum	101
4.14	Hypertensive Erkrankungen in der Schwangerschaft (Gestosen)	102
4.15	Vena cava inferior-Syndrom	107
4.16	Nicht gestationsbedingte Erkrankungen	108
4.16.1	Herzkrankheiten	109
4.16.2	Pyelonephritis gravidarum	110
4.16.3	Erkrankungen der Leber	111

4.16.4	Diabetes mellitus	112
4.17	Infektionskrankheiten in der Schwangerschaft	114
4.17.1	Toxoplasmose	116
4.17.2	Hepatitis	117
4.17.3	Lues (Syphilis)	118
4.17.4	Listeriose	119
4.17.5	Röteln	119
4.17.6	Zytomegalie	120
4.17.7	Herpes simplex	121
4.17.8	HIV-Infektion (AIDS)	122
5	**Physiologie der Geburt – Geburtshilfe**	125
5.1	Vorgeburtsperiode	125
5.2	Blasensprung	125
5.3	Wehen	127
5.4	Geburtsmechanik (bei vorderer Hinterhauptslage)	129
5.5	Geburtsdauer	130
5.6	Geburtsverlauf	130
5.7	Überwachung und Betreuung, Geburtserleichterung	132
5.8	Geburtseinleitung	137
5.8.1	Programmierte (terminierte) Geburt	137
5.8.2	Indizierte Geburtseinleitung	138
6	**Pathologie der Geburt**	140
6.1	Leitsymptome und Differentialdiagnosen	140
	Blutungen	140
	Schmerzen	140
	Fieber	141
	Kollaps, Schock	141
	Bewußtseinstrübung, Koma, Krämpfe	141
	Geburtsstillstand	142
	Fetale Hypoxie	142
6.2	Vorzeitiger Blasensprung	143
6.3	Amnioninfektionssyndrom	145
6.4	Anomalien der Lage, Haltung, Stellung und Einstellung	146
6.4.1	Regelwidrige Haltung und Einstellung des Kopfes	147
6.4.2	Schulterdystokie	150
6.4.3	Beckenendlage	152
6.4.4	Querlage	157

6.5	Mißverhältnis	158
6.6	Vorliegen/Vorfall eines Armes	160
6.7	Pathologie der Wehentätigkeit	161
6.8	Nabelschnurkomplikationen	164
6.9	Fetale Hypoxie	167
6.10	Intrauteriner Fruchttod, Totgeburt	169
6.11	Placenta praevia	170
6.12	Vorzeitige Plazentalösung	173
6.13	Uterusruptur	175
6.14	Störungen in der Nachgeburtsperiode	177
6.14.1	Lösungsstörungen der Plazenta	179
6.14.2	Mütterliche Geburtsverletzungen	180
6.14.3	Atonie	181
6.15	Gerinnungsstörungen (Koagulopathien)	182
6.16	Fruchtwasserembolie	184
7	**Geburtshilfliche Operationen**	**185**
7.1	Muttermund-Einstellung	185
7.2	Spekulum-Entbindung	186
7.3	Forzeps-Entbindung	187
7.4	Vakuumextraktion	189
7.5	Sectio caesarea	191
7.6	Vaginale Entwicklung des Kindes aus Beckenendlage (Manualhilfe)	195
7.7	Manuelle Plazentalösung	198
7.8	Nachkürettage	199
7.9	Nahtversorgung von mütterlichen Geburtsverletzungen	201
7.10	Wendung	203
7.10.1	Äußere Wendung	203
7.10.2	Kombinierte (innere und äußere) Wendung	204
8	**Wochenbett – Nachsorge**	**206**
8.1	Überwachung und Betreuung der Wöchnerin	206
8.2	Brustpflege und Stillhilfe	210
8.3	Rückbildungsgymnastik	214
8.4	Beratung	215
8.5	Gesetzliche Regelungen	217
8.6	Wochenbettbedarf und Wochenbettpackung	220

Inhalt XI

9	**Pathologie des Wochenbettes**	221
9.1	Leitsymptome und Differentialdiagnosen	221
	Verzögerte Uterusrückbildung	221
	Temperaturerhöhung	221
	Blutungen	221
	Schmerzen im Unterbauch	222
9.2	Verzögerte Uterusrückbildung (Subinvolutio uteri)	222
9.3	Infektion einer Scheiden- oder Dammwunde (Puerperalgeschwür)	223
9.4	Endometritis puerperalis, Endo-Myometritis	223
9.5	Puerperalsepsis	224
9.6	Thrombose, Thrombophlebitis	225
9.7	Symphysenschaden, -ruptur, Beckenringlockerung	227
9.8	Postpartale Depressionen	228
9.9	Wochenbettpsychose	229
9.10	Mastitis puerperalis	230
10	**Das Neugeborene**	232
10.1	Klassifikation und Definitionen	232
10.2	Erstversorgung	233
10.3	Erstuntersuchung (U 1-Vorsorgeuntersuchung)	235
10.4	Geburtsverletzungen	240
10.5	Fehlbildungen	242
10.6	Überwachung und Betreuung des gesunden Neugeborenen	245
10.7	Früherkennungsuntersuchungen und Prophylaxe (Vorsorgeuntersuchungen)	249
10.8	Risikoneugeborenes	250
10.9	Frühgeborenes, Mangelgeborenes	254
10.10	Krankes Neugeborenes (Leitsymptome)	257
10.10.1	Ikterus	257
10.10.2	Zyanose	258
10.10.3	Dyspnoe	259
10.10.4	Großes Abdomen	259
10.10.5	Krämpfe	260
10.10.6	Erbrechen	261
10.10.7	Lethargie, Apathie	261
11	**Niederlassung**	262
11.1	Möglichkeiten einer selbständigen Tätigkeit	262
11.2	Voraussetzungen	262

11.3	Kontakte knüpfen	263
11.4	Öffentlichkeitsarbeit	264
11.5	Arbeitsmittel	265
11.6	Abrechnung	266

12	**Arzneimittel in der Schwangerschaft und während der Stillperiode**	**267**
12.1	Arzneimittel in der Schwangerschaft	267
12.2	Arzneimittel während der Stillperiode	271
12.3	Beratungsstellen für die Anwendung von Medikamenten in der Schwangerschaft	277

13	**Wichtige Medikamente (Auswahl)**	**279**
13.1	Vorbemerkungen	279
13.2	Ambroxol	279
13.3	Betamethason	280
13.4	Butylscopolaminiumbromid	281
13.5	Diazepam	282
13.6	Dihydralazin	283
13.7	Fenoterol	285
13.8	Magnesiumsulfat	287
13.9	Methylergometrin	288
13.10	Oxytocin	290
13.11	Pethidin	292
13.12	Prostaglandine	293

14	**Referenzbereich ausgewählter Laborparameter**	**296**
14.1	Frauen/Schwangere	296
14.2	Neugeborenes	303

Sachregister 305

Abkürzungsverzeichnis

A.	Arteria
AFP	Alpha-Fetoprotein
Amp.	Ampulle(n)
AP	Austreibungsperiode
BA	Beckenausgang
BB	Beckenboden
BE	Beckeneingang
BEL	Beckenendlage
BFL	Beckenführungslinie
BM	Beckenmitte
C.	Circumferentia
cm	Zentimeter
CRP	C-reaktives Protein
CTG	Kardiotokographie, Kardiotokogramm
DR	Dammriß
E	Einheit(en)
EKG	Elektrokardiogramm
EP	Eröffnungsperiode
FHF	fetale Herzfrequenz
FW	Fruchtwasser
g	Gramm
GA	Gestationsalter
GL	Gesichtslage
h	Stunde(n)
HCG	humanes Choriongonadotropin
HF	Herzfrequenz
HHL	Hinterhauptslage
hi	hintere

XIV Abkürzungsverzeichnis

HPL	humanes plazentares Laktogen
HT	Herztöne
IE	Internationale Einheit(en)
IgG	Immunglobulin G
IgM	Immunglobulin M
i. m.	intramuskulär
i. v.	intravenös
Kap.	Kapitel
KBW	Kindsbewegungen
kg	Kilogramm
kPa	Kilopascal
l	Liter
m	Meter
M.	Musculus
max.	maximal
MBU	Mikroblutgasuntersuchung
mg	Milligramm
M.h.f.	Morbus haemolyticus fetalis
M.h.n.	Morbus haemolyticus neonatorum
MHz	Mega-Herz
min	Minute(n)
Mio	Million
ml	Milliliter
mm	Millimeter
MM	Muttermund
MML	Muttermundlippe
MuSchR	Mutterschaftsrichtlinien
μ	Mikro
N	Nabel
NG	Neugeborenes
NGP	Nachgeburtsperiode
NS	Nabelschnur
oGTT	oraler Glukose-Toleranztest
Op	Operation
PG	Prostaglandin, Prostaglandine

p. m.	post menstruationem, vom 1. Tag der letzten Regel an gerechnet
p. n.	post natum, nach der Geburt (auf das Kind bezogen)
p. p.	post partum, nach der Geburt (auf die Mutter bezogen)
QF	Querfinger
QL	Querlage
RR	Blutdruck
s	Sekunde(n)
SBH	Säure-Blasen-Haushalt
s. c.	subkutan
SL	Stirnlage
spm	Schläge pro Minute
SSW	Schwangerschaftswoche(n)
Supp.	Suppositorien
TAC	transabdominale Amniozentese
Tbl.	Tablette(n)
Tr.	Tropfen
US	Ultraschall
vgT	vorangehender Kindsteil
vo	vordere
VoHL	Vorderhauptslage
ZNS	Zentralnervensystem

1 Untersuchungsmethoden

1.1 Alpha-Fetoproteinbestimmung

- **Definition**

  Suchtest der pränatalen Diagnostik zur Früherkennung eines offenen Neuralrohrdefektes sowie anderer fetaler Fehlbildungen

- **Prinzip**
  - Quantitative Bestimmung von AFP im Serum bzw. Fruchtwasser
  - Vergleich der ermittelten Konzentrationen mit den Werten von Schwangeren, die gesunde Kinder geboren haben
  - Einschätzung des individuellen Risikos für einen Neuralrohrdefekt

- **Indikationen**
  - Verdacht auf Neuralrohrdefekte bei belasteter Anamnese oder als Screening
  - In Kombination mit der Bestimmung von β-HCG und Oestriol im Serum: Triple-Test (Kap. 1.16)

- **Vorgehen**
  - Aufklärung der Patientin über Indikation und mögliche Konsequenzen bei einem auffälligen Ergebnis
  - Exakte Bestimmung des Gestationsalters, da sich die AFP-Spiegel im Serum und Fruchtwasser im Laufe der Schwangerschaft ändern
    Blutentnahme (mütterliches Venenblut) in der 16. bis 17. SSW und Einsendung an ein geeignetes Labor
  - Bei erhöhten Serum-AFP-Werten: Wiederholung der AFP-Bestimmung im Serum, dann transabdominale Amniozentese und Bestimmung des AFP-Gehaltes im Fruchtwasser

- **Bewertung**
    - AFP-Wert **erhöht**: Verdacht auf Neuralrohrdefekt (Krankheitsbilder s. Kap. 10.5), Sicherheit der Erfassung ca. 80 %
    - AFP auch erhöht bei Bauchwanddefekten (s. Kap. 10.5), Mehrlingen, drohender Fehlgeburt, intrauterinem Fruchttod u.a. Störungen
    - AFP-Wert **erniedrigt**: Verdacht auf Trisomie 21
    - Weiterführende Diagnostik bei einem erhöhten oder erniedrigten AFP-Wert: Ultraschall-Feindiagnostik, Chromosomenanalyse, biochemische Fruchtwasser-Untersuchungen
    - Auch bei unauffälligen AFP-Werten bleibt ein Restrisiko.

- **Hinweis**

    AFP kann auch außerhalb einer Schwangerschaft bei bestimmten Karzinomerkrankungen erhöht sein (Tumormarker).

1.2 Amnioskopie

- **Prinzip**

    Visuelle Beurteilung des Fruchtwassers transzervikal durch die Eihäute des unteren Eipols

- **Indikationen**
    - Überwachung der Schwangerschaft am Termin
    - Terminüberschreitung
    - Verdacht auf Plazentainsuffizienz und fetale Hypoxie
    - Zusätzlich: Beurteilung der Zervixbeschaffenheit

- **Instrumentarium**
    - Sterile Handschuhe
    - Stieltupfer
    - Amnioskope und Mandrins verschiedener Größen
    - Kaltlichtquelle (grünstichfrei)
    - Desinfektionsmittel (z.B. Octenisept®, Betaisodona®)

- **Technik**
    - Steriles Vorgehen
    - Desinfektion der Portio

- MM-Einstellung oder digital-vaginales Aufsuchen der Portio
- evtl. Fassen der vorderen MM-Lippe mit einer Kugelzange
- Einführen des größtmöglichen Amnioskops
- Entfernung des Mandrins
- Einsetzen der Lichtquelle

- **Beurteilung**
  - Klares oder milchiges Fruchtwasser: Normalbefund
  - Vernix caseosa-haltiges FW: Übertragung unwahrscheinlich
  - Grünverfärbung: möglicherweise hypoxisch bedingte Mekoniumausscheidung, Warnzeichen
  - Gelbe Verfärbung: FW bilirubinhaltig, schwerer M.h.f.
  - Fleischfarbenes oder bräunliches FW: Verdacht auf intrauterinen Fruchttod
  - Kein Fruchtwasser: Hinweis auf Übertragung

- **Beachte**
  - Amnioskopie bei Placenta praevia kontraindiziert
  - Gefahr des Blasensprungs
  - Auslösung von Blutungen möglich
  - Befund spiegelt nicht die aktuelle fetale Situation wider.
  - Methode heute weitgehend verdrängt durch CTG, Ultraschall-B-Bild-Untersuchungen und Dopplerflußmessungen

1.3 Anamnese

- **Alter**
  - Junge (< 16 J.) oder späte Erstgebärende (> 30 J.)
  - Ab dem 35. Lebensjahr muß eine pränatale Diagnostik empfohlen werden (s. Kap. 1.12).

- **Gravidität, Parität**
  - Nulligravida: keine Schwangerschaft vorausgegangen
  - Primigravida: Erstschwangere
  - Plurigravida: 2 bis 5 Schwangerschaften vorausgegangen
  - Multigravida: mehr als 5 Schwangerschaften vorausgegangen
  - Nullipara: keine Geburt vorausgegangen
  - Primipara: Erstgebärende

- Pluripara: Mehrgebärende, 2 bis 5 Geburten vorausgegangen
- Multipara: Vielgebärende, mehr als 5 Geburten vorausgegangen

- **Zyklusanamnese**
  - Menarche
  - Letzte Regel, Zykluslänge, Blutungsdauer und -stärke
  - Ovulationstermin, Konzeptionstermin
  - Hormonale Kontrazeption, Sterilitätsbehandlung

- **Verlauf der jetzigen Schwangerschaft**
  - Kindsbewegungen
  - (Hyper-)Emesis
  - Blutungen, Ausfluß
  - Gewichtszunahme, Ödeme, Hypertonie
  - Blasen-, Darmfunktion
  - Varizen
  - Medikamenteneinnahme, Nikotin, Alkohol, Drogen
  - Tierkontakt

- **Einstellung zur bestehenden Schwangerschaft**

- **Verlauf vorangegangener Schwangerschaften und Geburten**
  - Abbrüche, Fehl-, Totgeburten, Extrauteringravidität
  - Frühgeburten
  - Geburtsgewicht (Riesenkind > 4 000 g, fetale Retardierung)
  - Rh-Unverträglichkeit
  - Gesundheitszustand der Kinder
  - Geburts-(Riß-)Verletzungen
  - Operative Entbindungen
  - Störungen der Nachgeburtsperiode
  - Wochenbettsverlauf

- **Allgemeinerkrankungen und Operationen**
  - Bestehende oder vorausgegangene Krankheiten, wie Hypertonie, Herz-Kreislauf-Erkrankungen, Nierenerkrankungen, Leberkrankheiten, Diabetes mellitus, Allergien u.a.
  - Bluttransfusionen
  - Infektions- und Geschlechtskrankheiten

- Operationen, insbesondere am Uterus (Sectio, Konisation, Myomentfernung, plastische Op bei Uterusfehlbildung)

- **Familienanamnese**

  - Erbkrankheiten (genetische Beratung, pränatale Diagnostik s. Kap. 1.12)
  - Bösartige Erkrankungen, Geisteskrankheiten

- **Soziale und Arbeitsanamnese**

  - Familienstand
  - Familiäre Belastung
  - Berufstätigkeit

> Auflistung wichtiger anamnestischer Risikofaktoren im Mutterpaß und in den Mutterschaftsrichtlinien!

1.4 Beckendiagnostik

- **Ziele**

  - Ausschluß eines Mißverhältnisses
  - Höhenstandsdiagnostik des vorangehenden Kindsteils
  - Einschätzung des Risikos vaginal-operativer Entbindungen
  - Nachweis des Geburtsfortschritts (zusätzlich zur MM-Eröffnung)

- **Allgemeines**

  - Die äußere Beckenmessung bei der Kreißsaalaufnahme gehört zur geburtshilflichen Befunderhebung.
  - Die Beckenmessung vermittelt der Schwangeren ein beruhigendes Gefühl der Sicherheit („Ihre Beckenmaße sind in Ordnung").
  - Die äußeren Beckenmaße erlauben nur geringe Aussagen über die tatsächlichen Raumverhältnisse im kleinen Becken.

- **Klinisch wichtige Beckenmaße** (s. Tab. 1.1)

- **Beurteilung der Michaelisschen Raute**
  - Oberster Punkt: Dornfortsatz des 5. Lendenwirbels, tastbar 1,5 QF unterhalb einer gedachten Verbindungslinie zwischen beiden Darmbeinkämmen
  - Seitliche Punkte: Grübchen über der Spina iliaca posterior-superior auf jeder Seite
  - Tiefster Punkt: obere Begrenzung der Analfurche
  - Form der Raute gibt Hinweise auf Beckenanomalien

- **Innere Beckenaustastung**
  - Abschätzung des Schambeinwinkels
  - Beurteilung der Breite des Beckens (Abstand zwischen beiden Tubera ossis ischii)
  - Abschätzung des Abstandes zwischen den Spinae ischiadicae
  - Beurteilung von Lage und Form des Steißbeines
  - Beurteilung der Weichteile
  - Ausschluß/Nachweis eines Geburtshindernisses

- **Funktionelle Beckendiagnostik**
  - Wichtiger als äußere Beckenmessung
  - Erst nach Blasensprung und unter Wehen möglich
  - 4. Leopoldschen und Zangemeisterschen Handgriff anwenden
  - Innere Untersuchung bei gleichzeitigem Druck auf den Fundus uteri durchführen

- **Beckenebenen** (s. Tab. 1.2)
  - Dienen der exakten Höhenstandsdiagnostik des vorangehenden Teils
  - Bei der Höhenstandsdiagnostik wird die Beckenebene angegeben, in der sich der vgT mit seinem größten Umfang befindet.
  - Die Diagnostik an Hand der Leitstelle kann bei einer Geburtsgeschwulst zu Irrtümern über den exakten Höhenstand führen.

- **Beckenführungslinie**
  - Definition: gedachte, nach vorn konkave Linie durch das kleine Becken, die die Mittelpunkte aller geraden Durchmesser miteinander verbindet

- Bei der Untersuchung in Beckenführungslinie unter der Geburt gelangt man zur Leitstelle des vgT (Sitz der Geburtsgeschwulst).
- Die vorgeburtliche Lagebeziehung der Zervix zur Beckenführungslinie (sakral, zentriert) gehört zur Beurteilung der Zervixreife.

Tab. 1.1 Klinisch wichtige Beckenmaße

Bezeichnung	Maß	Definition	Methoden der Messung
Distantia spinarum	26 cm	Abstand zwischen linker und rechter Spina iliaca anterior superior	Messung mittels Tasterzirkel in Rückenlage; praktische Bedeutung zur Erkennung von Deformitäten des kleinen Beckens gering
Distantia cristarum	29 cm	Abstand der am weitesten ausladenden Punkte des Darmbeinkammes jeder Seite	
Distantia trochanterica	32 cm	Abstand zwischen beiden Trochanteren	
Conjugata externa	20 cm	Oberrand der Symphyse bis zum obersten Punkt der Michaelisschen Raute	Messung mittels Tasterzirkel in Seitenlage oder im Stehen
Conjugata vera obstetrica	11 cm	Verbindungslinie zwischen Promontorium und dem am weitesten vorspringenden Punkt der Symphysenhinterwand	Nicht direkt meßbar; indirekte Messung: Conjugata externa – 9 cm, Conjugata diagonalis – 1,5 cm, seitliche Röntgenaufnahme, Magnetresonanztomographie
Conjugata diagonalis	12,5 cm	Unterrand der Symphyse bis Promontorium	Durch vaginale Untersuchung: Promontorium bei normalem Becken nicht erreichbar

Tab. 1.2 Beckenebenen – synoptische Darstellung verschiedener Einteilungsschemata

Klassisches Ebenen-System		Parallelebenen-System (*Hodge*)		Höhenstand in cm (*De Lee*)	Charakteristischer Tastbefund (innere Untersuchung)
Bezeichnung	Beschreibung	Bezeichnung	Beschreibung		
Beckeneingang (BE)	flacher, zylinderförmiger Raum Form: queroval	O-Ebene	Obere Schoßfugenrandebene: Ebene durch Symphysenoberrand und Promontorium	-4	Symphysenoberrand erreichbar
Beckenmitte (BM)	Ebene durch die Linie: Mitte Symphysenhinterwand und Mitte 3. Kreuzbeinwirbel Form: kreisrund	U-Ebene	Untere Schoßfugenrandebene: Ebene durch den Symphysenunterrand parallel zur O-Ebene	-2	Symphysenunterrand erreichbar
Beckenenge	Ebene durch den Symphysenunterrand, die Kreuzbeinspitze (Kreuz-Steißbein-Gelenk) und seitlich durch beide Spinae ischiadicae Form: kreisrund	I-Ebene	Interspinalebene: Ebene durch die Spinae ischiadicae parallel zur U-Ebene	±0 (Bezugsebene)	beide Spinae seitlich tastbar
Beckenausgang (BA)	2 fast rechtwinklig zueinander stehende Dreiecke mit der gemeinsamen Grundlinie zwischen den Tubera ossis ischii, vorderes Dreieck: Spitze zum Schambeinwinkel hinteres Dreieck: Spitze zur Steißbeinspitze Form: längsoval (Weichteilspalt)	Beckenboden (BB)	Ebene in Höhe der Steißbeinspitze parallel zur I-Ebene	+2 +4	(beginnende) Auswalzung der Beckenbodenmuskulatur, kaum Spielraum zwischen Beckenboden und vorangehendem Kindsteil

1.5 Chorionzottenbiopsie

- **Definition**

  Entnahme von Chorionzotten zur pränatalen genetischen Diagnostik; invasives Untersuchungsverfahren

- **Indikationen**

  Verdacht auf erblich bedingte Krankheiten, Fehlbildungen oder Stoffwechseldefekte

- **Prinzip**
  - Transvaginale, transzervikale Aspiration oder Knipsbiopsie von Chorionzotten (chorionic villi sampling, CVS) oder transabdominale Plazentabiopsie jeweils unter Ultraschallkontrolle
  - Chromosomenanalyse (Karyotypisierung) zur Ermittlung des fetalen Karyotyps durch Direktpräparation und Gewebelangzeitkultur
  - Molekulargenetische Analysen und Bestimmung biochemischer Defekte möglich (bei erblichen Stoffwechseldefekten wie Mukoviszidose)

- **Vorteile**
  - Frühzeitig (ab 9. SSW) einsetzbare Methode der pränatalen Diagnostik
  - Ambulant durchführbar
  - Schnell vorliegende Resultate: Karyotypisierung bei Direktpräparation innerhalb weniger Tage (Langzeitkultur 3 Wochen)
  - Indikation zur Abruptio kann vor der 12. SSW gestellt werden.

- **Komplikationen**
  - Abortrisiko erhöht
  - Blutungen, Infektionen
  - Rh-Sensibilisierung
  - Selten: genetische Diskrepanz zwischen fetalem und Choriongewebe

1.6 Fetoskopie

- **Prinzip**

  Direkte Betrachtung des Feten durch ein transabdominal in die Amnionhöhle eingeführtes Endoskop (Fetoskop) mit der Möglichkeit von Gewebsentnahmen und chirurgischen Eingriffen; invasives Verfahren der pränatalen Diagnostik

- **Indikationen**
  - Verdacht auf Erkrankungen/Fehlbildungen an der fetalen Körperoberfläche
  - Bevorzugt: Hautbiopsie (z. B. bei Ichthyosis)
  - Chirurgische Therapie unter direkter Sicht

- **Besonderheiten und Komplikationen**
  - Einsatz in der 15. bis 20. SSW
  - Infektions- und Abortrisiko erhöht
  - Die Bedeutung der Fetoskopie ist durch die Ultraschall-Feindiagnostik und durch ultraschallgesteuerte Punktionstechnik zurückgegangen.

1.7 Inspektion

- **Allgemeiner Eindruck**
  - Allgemein- und Ernährungszustand
  - Konstitution
  - Körperhaltung

- **Haut**
  - **Schwangerschaftsstreifen:** an Brüsten, Bauch, Gesäß und Hüften. Frische Striae sind rot-violett, alte Schwangerschaftsstreifen (Mehrgebärende) blaß, weiß, glänzend.
  - **Pigmentierung:** Linea fusca, Brustwarzen, Vulva, Gesicht (Chloasma uterinum), Operationsnarben
  - **Blässe:** Anämie, Hypotonie, Kollapsneigung
    Schleimhäute inspizieren! Hb-, Hk-Bestimmung (Werte evtl. im Mutterpaß)!

- **Ikterus:** z. B. bei intrahepatischer Schwangerschaftscholestase, Präeklampsie mit Leberbeteiligung, Hepatitis, Verschlußikterus (Gallenstein)
  Skleren (Lederhaut der Augen) inspizieren, nach der Farbe des Urins und nach Juckreiz fragen!
- **Kratzeffekte:** z. B. durch Krätze (Scabies), Filzläuse, intrahepatische Schwangerschaftscholestase
- **Exsikkose:** trockene Haut und Schleimhäute, borkige Zunge, „stehende" Hautfalten
  Mögliche Ursachen können eine Hyperemesis gravidarum oder internistische Erkrankungen sein.
- **Zyanose:** bläulich-livide Hautverfärbung, evtl. Kurzatmigkeit, Lufthunger
  Mögliche Ursachen können Herzfehler, Herzinsuffizienz, Lungenödem, Lungenembolie oder eine Fruchtwasserembolie sein.
- **Exantheme:** z. B. bei infektiösen Allgemeinerkrankungen, allergischen Reaktionen (Medikamente, Haushaltschemikalien)
- **Ekzeme:** häufig infektiös (Viren, Bakterien, Pilze). Herpes beachten!

- **Ödeme**
  - Unterschenkel (prätibial), Fußrücken
  - Bauchdecken (Stethoskopabdruck!)
  - Gesicht
  - Finger (Ring paßt nicht mehr!)
  - Gewichtszunahme kontrollieren!

- **Varikosis**
  - Unter-, Oberschenkel
  - Vulva, After (Hämorrhoiden)

- **Ausladung des Leibes**
  - Längs-, queroval
  - Hängebauch, Spitzbauch
  - Bei Auffälligkeiten an enges Becken denken!

- **Michaelissche Raute** (s. Kap. 1.4)

1.8 Kardiotokographie

- **Ziel**

    Frühzeitige Erkennung einer drohenden oder manifesten fetalen Hypoxie

- **Prinzip**
    - Gleichzeitige Registrierung der „momentanen" (aktuellen, instantanen) fetalen Herzfrequenz und der Druckänderungen im Uterus (Uterusaktivität)
    - Berechnung der momentanen FHF aus dem zeitlichen Abstand zweier benachbarter Herzschläge (Schlag-zu-Schlag-Messung)
    - Messung des uterinen Druckes zum Nachweis von Wehentätigkeit, Ruhetonus (Basaltonus) und fetalen Bewegungen
    - Kinetokardiotokographie: gleichzeitige Aufzeichnung von FHF, Uterusaktivität und fetaler Bewegungsaktivität (Motorik), Kombination des CTG mit sonographisch erfaßten Kindsbewegungen

- **Messung der fetalen Herzfrequenz**
    - **Ultraschall-Kardiographie**
      Externe (indirekte) Methode, Prinzip des Dopplereffektes
      Auslösendes Signal (Trigger): fetale Herzbewegungen
      Verwendung von Breitstrahlaufnehmern, um ein großes Areal zu erfassen
      Durch den Einsatz der Autokorrelationstechnik zur elektronischen Unterdrückung von Störfaktoren (Artefakten) wird eine Verbesserung der Aufzeichnungsqualität erreicht.
    - **Phonokardiographie**
      Externe (indirekte) Methode, Prinzip der Mikrophonaufzeichnung
      Auslösendes Signal: Herzschall („Töne"), wie mit dem Stethoskop hörbar
      Methode heute nicht mehr verbreitet
    - **Fetale Elektrokardiographie**
      Interne (direkte) Ableitung mittels Skalpelektrode vom vorangehenden Kindsteil
      Auslösendes Signal: R-Zacke des fetalen EKG

- **Messung der Uterusaktivität (Wehendruck, Basaltonus)**
  - **Extern** (indirekt): über einen Druckaufnehmer, der die mechanische Änderung der Wandspannung des Uterus in ein elektrisches Signal umwandelt
  - **Intern** (direkt): über einen mit Flüssigkeit gefüllten Schlauch (open-end-Katheter), der der intraamnialen Druckaufnahme dient und mit einem Druckwandler verbunden ist, oder über einen Mikrotransducer (Katheter mit einem Minidruckaufnehmer an der Spitze), der den intraamnial gemessenen Druck in ein elektrisches Signal umwandelt

- **Messung der Kindsbewegungen**
  - Über den externen Druckaufnehmer gleichzeitig mit der Messung der Uterusaktivität
  - Mit einem Ultraschallaufnehmer zur Erfassung möglichst aller Extremitäten- und Körperbewegungen (Kineto-CTG)

- **Registrierung und Datenübertragung**
  - Kontinuierliche Aufzeichnung der gemessenen Parameter auf Registrierpapier, Papiervorschub: 1 cm/min
  - Zusätzlich: digitale Anzeige von FHF und Wehendruck
  - Telemetrische Datenübertragung (Telemetrie): Herzfrequenz- und Wehendruckaufnehmer sind mit einem Sender gekoppelt, den die Schwangere bei sich tragen muß; die Empfängereinrichtung befindet sich im CTG-Gerät.
  - Telefonische Datenübertragung über das öffentliche Telefonnetz möglich (Telefon-CTG)

- **Indikationen**
  - Nachweis vorzeitiger Wehentätigkeit (drohender Spätabort, drohende Frühgeburt)
  - Überwachung von (Risiko-)Schwangerschaften (antepartales CTG). Die wichtigsten Indikationen sind in den MuSchR festgelegt.
  - Aufnahme im Kreißsaal mit und ohne Wehentätigkeit (Aufnahme-CTG)
  - Intrapartale Überwachung

- **Durchführung**
  - Externe Registrierung geht vor interner Registrierung!

- Besonderheiten der Indikation und Vorbedingungen beachten: vorzeitige Wehentätigkeit, Risikoschwangerschaft, Ruhe-CTG, Streßtest, Geburtsüberwachung, MM-Weite, Fruchtblase stehend oder gesprungen usw.
- Registrierung möglichst in (Links-)Seitenlage zur Vermeidung eines Vena cava inferior-Syndroms
- Registrierpapier-Vorrat überprüfen, Schreibgeschwindigkeit einstellen (1 cm/min)
- Kindslage und Stellung bestimmen
- **Externe Registrierung:**
  Ausreichend Kontakt-Gel auf den Aufnehmer auftragen, Punctum maximum der fetalen Herztöne suchen, Ultraschall- und Druckaufnehmer mittels Gurt fixieren (Gummiallergie gegen die Gurte beachten, evtl. Textilgurt benutzen)
- **Anlegen der Skalpelektrode (interne Registrierung):**
  Desinfektion der Vulva (z.B. Octenisept®, Freka®-DERM), vaginale Untersuchung (Naht oder Fontanelle beachten, Gesichtslage ausschließen), Einführen der Elektrode unter dem Schutz der untersuchenden Finger, Befestigung am vorangehenden Kindsteil in der Beckenführungslinie, bei Schraubelektroden Führungsstab verwenden
- **Sorgfältige Beschriftung des Kardiotokogramms:**
  Datum, Uhrzeit, Name, Vorname, Geburtsdatum, Gestationsalter, Lage bzw. Lageänderung der Mutter, Medikamenteneinnahme, Markierung geburtshilflicher Maßnahmen, Bewertung, Unterschrift
- **Registrierdauer** abhängig von Indikation und Befund, nicht unter 20 min
- **Registrierhäufigkeit** abhängig von der Indikation,
  antenatales CTG unauffällig: ein- bis zweitägige Kontrollen
  antenatales CTG suspekt: Streßtest anschließen oder mehrfache Kontrollen täglich, Zusatzuntersuchungen (Doppler-Sonographie)
  intranatal: lückenlose FHF-Überwachung optimal; alternativ bei unauffälligem CTG: intermittierende Registrierung in der ersten Hälfte der Eröffnungsperiode möglich (30 min CTG-Schreibung in 30 min Abstand)

- **Bewertung**
  - Nomenklatur und klinische Bedeutung von FHF-Veränderungen s. Tab. 1.3. Zusatzkriterien bei variablen Dezelerationen s. Abb. 1.1

- Beschreibende (deskriptive, verbale) Beurteilung des CTG mit Einstufung in unauffällig, suspekt oder pathologisch
- **Beurteilung des antenatalen CTG:**
  nach dem Fischer-Score (s. Tab. 1.4)
  nach der Kindsbewegungs-Akzelerations-Rate:

KBW mit simultanen Akzelerationen	– unauffälliges CTG
KBW ohne Akzelerationen	– suspekter Befund
fehlende KBW und (auch nach Weckversuch) keine Akzelerationen	– pathologischer Befund

- **Beurteilung des intranatalen CTG:**
  FHF-Veränderungen und Bewertung s. Tab. 1.3 und Abb. 1.1
  Zusätzlich muß der Schweregrad der Dezelerationen in Abhängigkeit von der Wehenstärke beachtet werden (Tiefe des FHF-Abfalls, zeitliche Dauer der Dezeleration).
- Computerauswertung des CTG als Versuch einer „objektiven" Beurteilung der Befunde

> Engste Beziehungen zur fetalen Hypoxie haben die schwere Bradykardie, späte Dezelerationen und der silente Kurvenverlauf.

- **Besonderheiten bei der Bewertung**
  - **„Badewannen"-förmige mittelfristige Bradykardie:**
    Vena cava inferior-Syndrom
  - **Terminale Bradykardie:**
    „längerfristige" Dezeleration in der Austreibungsperiode (terminal = bevorstehendes Ende der Geburt). Enge Beziehung zu fetaler Azidose, eine baldige Geburtsbeendigung ist angezeigt!
  - **Sinusoider Verlauf:**
    sinuskurvenähnliches (wellenförmiges) FHF-Muster mit Oszillationsverlust vor einem intrauterinen Fruchttod
  - **Fetale Arrhythmie:**
    extreme Schwankungen der FHF zwischen tachykarden und bradykarden Phasen, im Extremfall zwischen > 170 spm und < 80 spm
    Mögliche Ursachen: Herzfehler, Perikarderguß, Aszites, auch Artefakte oder Ableitung der mütterlichen HF bei totem Kind

Tab. 1.3 Nomenklatur und klinische Bedeutung von Veränderungen der fetalen Herzfrequenz im CTG

Bezeichnung	Definition	Klinische Bedeutung
1. Langfristige FHF-Änderungen (Basalfrequenz, Grundfrequenz, Niveau, base line; mittlere Frequenz über 10 min Dauer)		
Normokardie	120–160 spm	physiologisch
Tachykardie	> 160 spm	Fieber, Amnioninfektionssyndrom, fetale Hypoxie, Herzfehlbildungen
leicht	160–180 spm	
schwer	> 180 spm	
Bradykardie	< 120 spm, Dauer > 3 min	fetale Hypoxie, Vena cava inferior-Syndrom
leicht	120–100 spm	
schwer	< 100 spm	
2. Mittelfristige FHF-Änderungen (floating line)		
Dezelerationen (Dip, Tief)	Frequenzverlangsamung, Dauer < 3 min	
frühe Dezeleration (Dip I, Frühtief)	Verlauf spiegelbildlich zur Wehe, wehensynchron	Kompression des kindlichen Kopfes
späte Dezeleration (Dip II, Spättief)	Verlauf spiegelbildlich und zeitlich versetzt zur Wehe, Einsetzen mit dem Höhepunkt der Wehe (Phasenverschiebung)	Plazentainsuffizienz, fetale Hypoxie
variable Dezeleration	unregelmäßig in Form und zeitlicher Beziehung zur Wehe	Kompression der Nabelschnur (Umschlingung, Knoten, Zug, Druck durch Kindsteil)
sporadische Dezeleration (Dip 0, Spikes)	Dauer unter 30 sec bei wehenlosem Uterus	vereinzelt vorkommend ohne Bedeutung, gehäuftes Auftreten gilt als Hinweis auf Nabelschnurkomplikation
prolongierte Dezeleration	tiefe Dezeleration mit sehr langsamer Erholung („Badewanne"), oft länger als 3 min	Vena cava inferior-Syndrom

Tab. 1.3 Fortsetzung

Bezeichnung	Definition	Klinische Bedeutung
Akzelerationen	Frequenzbeschleunigung > 15 spm über der Basalfrequenz, Dauer 15 sec bis 3 min	
sporadisch	unregelmäßig, meist in Verbindung mit KBW	physiologisch, fetales Wohlbefinden
periodisch	regelmäßig auftretend, wehenabhängig	fetale Hypoxie, Nabelschnur-Komplikation
3. Kurzfristige FHF-Änderungen (Oszillation, Fluktuation, Variabilität)		
Amplitude (Bandbreite)	Höhe der Ausschläge, Abstand zwischen höchstem und niedrigstem Umkehrpunkt	
undulatorisch	10–25 spm	physiologisch
eingeengt undulatorisch	5–10 spm	Übergang zum silenten Verlauf
silent	0–5 spm	Schlafphase des Feten, sedierende Medikamente, schwere fetale Hypoxie
saltatorisch	> 25 spm	KBW, NS-Kompression
Frequenz (Makrofluktuation)	Anzahl der Schnittpunkte (Nulldurchgänge) mit einer gedachten Mittellinie / min	
schnelle Oszillationen	> 6	physiologisch
mittlere Oszillationen	2–6	suspekt, Übergang zu langsamen Oszillationen
langsame Oszillationen	< 2	pathologisch, fetale Hypoxie
Kurzzeitschwankungen (Mikrofluktuation, Schlag-zu-Schlag-Variation)	Punkt-zu-Punkt-Abstände der FHF, treppenförmiges Aussehen	ohne Bedeutung für die klinicche Routine

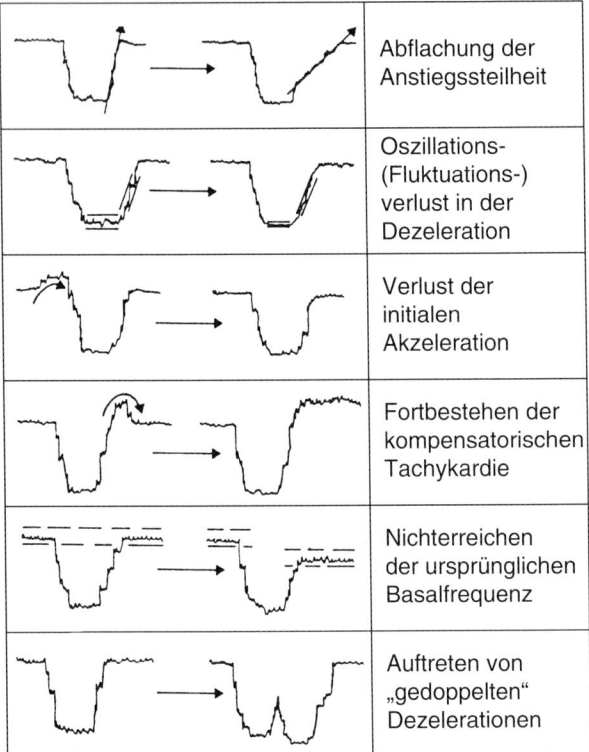

Abb. 1.1 Zusatzkriterien bei der Beurteilung variabler Dezelerationen nach *W. M. Fischer*. Die prognostisch günstigeren Herzfrequenzmuster sind links, die ungünstigeren sind rechts dargestellt (aus: *W. M. Fischer*, Kardiotokographie, 3. Aufl., Thieme 1981)

Tab. 1.4 Fischer-Score zur Beurteilung des antenatalen CTG. Belegung der 5 Kriterien mit Punkten von 0–2, Registrierdauer 30 min

	0	1	2
Niveau (spm)	< 100 > 180	100–120 160–180	120–160
Bandbreite (spm)	< 5	5–10	10–30
Nulldurchgänge (Anzahl/min)	< 2	2–6	> 6
Akzelerationen	keine	periodische	sporadische
Dezelerationen	späte, vaiable mit ungünstigen Zusatzkriterien	variable	keine, sporadisch auftretende Dip 0

Bewertung: 8–10 Punkte – unauffällig
5– 7 Punkte – suspekt
≤ 4 Punkte – pathologisch

- **Streßtests**
  - **Prinzip:** Registrierung eines CTG vor, während und nach einer Streßbelastung des Feten
  Unterscheidung zwischen Streßtests mit und ohne Wehenbelastung
  - **Indikationen**: suspektes Ruhe-CTG (suspekter Non-Streßtest), suspekter Sonographiebefund (Dopplerflußmessung, fortgeschrittene Plazentareife, verminderte Fruchtwassermenge, fetale Retardierung)
  - **Kontraindikationen:** vorzeitige Wehentätigkeit, drohende Frühgeburt, Placenta praevia, Lageanomalie
  - **Streßtests mit Wehenbelastung:**
    - Mamillen-(Brustwarzen-)Stimulationstest (MST, BWS): Auslösung uteriner Kontraktionen durch Stimulation der Brustwarzen (gelingt in ca. 70 %)
    - Prostaglandin-Belastungstest: Auslösung uteriner Kontraktionen durch lokale (intrazervikal, hinteres Scheidengewölbe) $PG\,E_2$-Gabe in Verbindung mit einer PG-induzierten, Zervixreifung, s. Kap. 13.12

– Oxytocin-Belastungstest: Wehenbelastung durch Oxytocin-Infusion („einschleichende" Dosierung, s. Kap. 13.10)
- **Streßtests ohne Wehenbelastung:**
  – Weckversuch des Feten durch externe Manipulation (Leopoldsche Handgriffe) oder akustische Stimulation (mittels Schallgeber über den Bauchdecken der Mutter)
  – Kniebeugenbelastungstest: Belastung der fetoplazentaren Einheit durch Veränderungen des mütterlichen Blutflusses nach einer definierten Anzahl von Kniebeugen
  – Ferner Hock-, Stepp-, Hypoxie-Test

- **Fehler und Gefahren**
  – Vernachlässigung klinischer Befunde
  – Die kritiklose Anwendung des CTG kann ein irreführendes Gefühl der Sicherheit vermitteln!
  – Die Überwachung der Schwangeren darf nicht an das CTG-Gerät delegiert werden.
  – Fehlinterpretationen sind aufgrund einer ungenügenden Erfahrung des Beurteilers sowie durch Registrierfehler möglich.
  – Psychische Beeinträchtigung der Schwangeren durch Lärmbelästigung (akustische Wiedergabe der Herzaktionen), auffällige Signalgebung, ständige Mitbeobachtung des Monitors, Anzeige echter oder vermeintlicher Gefahrenzustände, fehlende oder mangelhafte Zuwendung
  – Immobilisation der Schwangeren durch Kabel, Drähte und Infusionsschläuche
  – Verletzungs- und Infektionsgefahr für Mutter und Kind bei der internen FHF-Registrierung (Skalpelektrode)
  – Infektion des Kindes durch Skalpelektrode bei HIV-Infektion oder Hepatitis der Mutter möglich

1.9 Kordozentese

- **Definition**

  Transabdominale Punktion eines Nabelschnurgefäßes; invasives Verfahren der pränatalen Diagnostik

- **Voraussetzungen**
  – Gestationsalter: 17.–40. SSW
  – Durchführung nur in Zentren der Pränatalmedizin

- Hochauflösendes Ultraschallgerät
- Auf Fetalblutanalysen spezialisiertes Labor

- **Indikationen**

  - Gewinnung fetaler Zellen (Lymphozyten) zur Chromosomenanalyse, Ergebnis der Karyotypisierung innerhalb weniger Tage vorliegend
  - Versäumter Termin zur Amniozentese
  - Unklarer Chromosomenbefund nach Amnionzellkultur oder Plazentabiopsie
  - Weiterführende Diagnostik bei sonographischen Auffälligkeiten (Fetus, Plazenta, Nabelschnur)
  - Nachweis erregerspezifischer IgM-Antikörper beim Verdacht auf eine fetale Infektion (Röteln, Zytomegalie, Toxoplasmose, Varizellen)
  - Verdacht auf fetale Blutkrankheiten
  - Bestimmung der fetalen Blutgruppe
  - Diagnostik und Transfusion bei fetaler Anämie (z. B. bei Morbus haemolyticus fetalis)
  - Direkte medikamentöse Therapie des Feten
  - Klärung einer fetalen Hypoxämie bei schwerer Wachstumsretardierung und auffälligem Dopplerbefund

- **Komplikationen**

  - Blutung aus der Nabelschnur, Hämatom, Thrombose
  - Amnioninfektionssyndrom (Chorionamnionitis)
  - Blasensprung
  - Fehlgeburt, intrauteriner Fruchttod

1.10 Mikroblutgasuntersuchung

- **Prinzip**

  Entnahme von Blut aus dem vorangehenden Kindsteil unter der Geburt zur Messung des aktuellen fetalen pH-Wertes (Synonym: Fetalblutanalyse)

- **Indikationen**

  - Suspektes oder pathologisches CTG
  - Vor sekundärer Sectio

1 Untersuchungsmethoden

- **Instrumentarium**
  - Sterile Handschuhe
  - Desinfektionsmittel zur Vulva-Desinfektion (z. B. Octenisept®, Freka®-DERM)
  - Breite Spiegel zur MM-Einstellung
  - evtl. großes Amnioskop
  - Stieltupfer
  - Steriles Öl (Olivenöl, Paraffinöl)
  - Mikroblutbesteck (Lanzette, Lanzettenhalter)
  - Heparinisierte Glaskapillaren
  - evtl. Verschlußpaste
  - Gerät zur Messung des Säure-Basen-Status

- **Vorbedingungen**
  - Blase gesprungen
  - Muttermundweite ≥ 2 cm
  - Keine Gesichtslage

- **Technik**
  - Steinschnittlage (Beinhalter, Querbett)
  - Einstellen des vorangehenden Kindsteiles mit Spiegeln oder Amnioskop
  - Reinigen, Trocknen und Hyperämisieren der eingestellten Hautpartie mittels Stieltupfer
  - Betupfen der Haut mit Öl, damit das austretende Blut nicht zerfließt
  - Stichinzision
  - Aufsaugen der austretenden Blutstropfen in die Kapillare möglichst unter Vermeidung von Luftkontakt
  - Sofortige Messung des aktuellen pH-Wertes

- **Bewertung**
  - pH-Wert $> 7{,}25$ – physiologischer Bereich
  - pH-Wert $7{,}25$–$7{,}20$ – präpathologischer Bereich, Kontrolle nach 15 min oder baldige Entbindung anstreben
  - pH-Wert $< 7{,}20$ – fetale Azidose, sofortige Geburtsbeendigung (spontan oder operativ), evtl. Tokolyse

- **Komplikationen**
    - Blutungen aus der Inzisionswunde, Infektion
    - Falsches Ergebnis durch Fehler bei der Blutentnahme, bei der Blutlagerung oder durch Fruchtwasserbeimengungen

> **Beachte**
> - Die Mikroblutgasuntersuchung liefert einen zwar objektiven, jedoch nur momentanen Wert („aktueller" fetaler pH-Wert).
> - Bei neuer Fragestellung muß die MBU wiederholt werden.
> - Wegen der kindlichen Verletzung ist die Untersuchung nicht beliebig oft wiederholbar!

1.11 Palpation

Äußere Untersuchung (Leopoldsche Handgriffe)

- **Ziel**
    - Bestimmung von Fundusstand, Lage des Kindes und vorangehendem Teil
    - Höhenstandsdiagnostik des vgT in Beziehung zum Beckeneingang

- **Allgemeines**
    - Untersuchung der Schwangeren in Rückenlage
    - Der Untersucher steht immer rechts von der Schwangeren.
    - Vereinzelte Uteruskontraktionen während der Palpation sind physiologisch.

- **1. Leopoldscher Handgriff**
    - Bestimmung des Fundusstandes
    - Umfassen des Fundus uteri mit der ulnaren Kante (Handkante) einer bzw. beider Hände
    - Fundusstand zu Symphyse, Nabel oder Rippenbogen in Beziehung setzen (Angaben in QF)
    - Normalbefunde s. Kap. 1.14

1 Untersuchungsmethoden

- **2. Leopoldscher Handgriff**
  - Unterscheidung zwischen Längs- oder Querlage, Palpation des kindlichen Rückens
  - Beide Hände liegen seitlich parallel am Uterus
  - **Befund:** kindlicher Rücken links – I. Lage
    kindlicher Rücken rechts – II. Lage

- **3. Leopoldscher Handgriff**
  - Unterscheidung zwischen Schädellage und Beckenendlage, Beurteilung der Beziehungen zwischen dem vorangehenden Kindsteil und dem Beckeneingang, Ausschluß einer Querlage
  - Fassen des vorangehenden Kindsteils oberhalb der Symphyse zwischen Daumen und abgespreizten Fingern (Mittelfinger) der rechten Hand, „Gegenprobe" im Fundus vornehmen
  - **Befunde:**
    Kopf: hart, kugelig, gut beweglich (Ballotement)
    Steiß: kleiner, weicher, weniger beweglich als der Kopf
    Vorangehender Teil bereits im BE: Beweglichkeit eingeschränkt bzw. aufgehoben
    Vorangehender Teil „fehlt", BE leer: Verdacht auf Querlage

- **4. Leopoldscher Handgriff**
  - Äußere Höhenstandsdiagnostik des vorangehenden Teils
  - Der Untersucher (Blickrichtung fußwärts) legt beide Hände parallel an den vorangehenden Kindsteil und versucht, die Fingerspitzen zwischen Schambein und vgT in das mütterliche Becken vorzuschieben
  - **Befund:** ein bereits in das Becken eingetretener Kindsteil läßt sich nicht umfahren

- **Zangemeisterscher Handgriff (Zusatzhandgriff)**
  - Feststellung eines Mißverhältnisses zwischen vorangehendem Kindsteil (Kopf) und mütterlichem Becken
  - Eine Hand wird flach auf die Symphyse, die andere mit geringem Druck flach auf den vorangehenden Teil gelegt.
  - **Befunde:**
    Symphysenhand überragt Kopfhand: kein Mißverhältnis
    Gleichstand beider Hände: Verdacht auf enges Becken und/oder großes Kind

Kopfhand überragt Symphysenhand (Zangemeister positiv): Verdacht auf Mißverhältnis zwischen Kopf und Becken, genaue Aussage erst nach Blasensprung und unter Wehen möglich (funktionelle Beckendiagnostik s. Kap. 1.4)

Innere Untersuchung

- **Indikationen**
  - Feststellung der Schwangerschaft im 1. Trimenon, Beurteilung von Form und Größe des Uterus (bimanuelle Untersuchung)
  - Beurteilung der Umgebung des Uterus (Tumor, Geburtshindernis)
  - Beckenaustastung (knöchernes Geburtshindernis, Erreichbarkeit des Promontoriums, Beweglichkeit des Steißbeins, Beschaffenheit der Symphysenhinterwand und der Weichteile)
  - Funktionelle Beckendiagnostik (s. Kap. 1.4)
  - Beurteilung der Zervixreife (Bishop-Score, s. Kap. 1.18)
  - Applikation von Medikamenten
  - Beurteilung des vorangehenden Teils, Diagnostik regelwidriger Lagen und Einstellungen
  - Beurteilung des Geburtsfortschritts (MM-Weite, Höhenstand des vorangehenden Teils)
  - Zurückschieben des MM bei sich einklemmender MM-Lippe als Geburtshindernis
  - Blasensprengung
  - Direkte CTG-Überwachung
  - Vor jeder operativen Entbindung

- **Rektale Untersuchung** (Untersuchungsmethode der Wahl)
  - Unsteriles Vorgehen
  - Erforderlich: Handschuh, Fingerling, Gleitmittel (z.B. Vaseline)
  - Abdecken der Vulva mit einem sterilen Tuch (Kompresse)
  - Beim Einführen des Zeigefingers leicht gegenpressen lassen

- **Vaginale Untersuchung** (bei allen unklaren Befunden)
  - Steriles Vorgehen (Händedesinfektion, sterile Handschuhe)
  - Abspülen (möglichst warm) bzw. Desinfektion der Vulva (z.B. mit Octenisept®, Freka®-DERM)

– Untersuchung mittels Zeige- und Mittelfinger, evtl. Entgegendrücken des Kindes mit der äußeren Hand

1.12 Pränatale Diagnostik

- **Definition**
  Vorgeburtliche Untersuchungsverfahren zur Diagnostik von genetisch bedingten oder intrauterin erworbenen Fehlbildungen, Stoffwechselstörungen, Infektionen und anderen Schädigungen des Feten; Fehlbildungsfrequenz 2–5 %

- **Ziele**
  – Frühzeitiger Nachweis oder Ausschluß von Erbkrankheiten, Fehlbildungen, intrauterinen Infektionen und anderen Erkrankungen des Feten
  – Frühzeitiger Einsatz geeigneter Therapiemaßnahmen (pränatal oder unmittelbar postnatal)
  – Adäquate Geburtsleitung, Festlegung des Geburtsmodus
  – ggf. Beendigung der Schwangerschaft (Abbruch, indizierte Geburtseinleitung)

- **Indikationen**
  – Alter: Mutter ≥ 35 Jahre, Vater ≥ 45 Jahre
  – Familienanamnese:
    Erbkrankheiten, Fehlbildungen oder Behinderungen
  – Eigene Anamnese:
    Totgeburten oder habituelle Fehlgeburten (3 und mehr)
    Geburt eines Kindes mit Erbkrankheit, Chromosomenanomalie, Fehlbildungen, Entwicklungsstörungen oder geistiger Behinderung (Wiederholungsrisiko)
    Blutsverwandtschaft
  – Psychische Belastung: beruflicher Kontakt zu Behinderten, behindertes Kind im Bekanntenkreis
  – Exogene Belastungen in der Schwangerschaft:
    Infektionskrankheiten (z. B. Röteln), Medikamente, Alkohol, Drogen, Röntgenstrahlen oder andere Umweltfaktoren
  – Auffälliger Screening-Befund: Triple-Test, AFP-Wert
  – Auffällige geburtshilfliche oder sonographische Untersuchungsbefunde

1.12 Pränatale Diagnostik

- **Methoden**
  - Genetische Beratung (Anamnese, Erstellung eines Stammbaums, möglichst exakte Abschätzung des Risikos einer fetalen Erkrankung oder Erbstörung)
  - Analyse des mütterlichen Blutes auf Antikörper (Röteln, Toxoplasmose, Blutgruppenunverträglichkeit u. a.)
  - Chromosomenanalyse aus den Blutzellen der Eltern
  - Screening-Untersuchungen im Serum: Triple-Test, AFP-Wert
  - Sonographie, US-Feindiagnostik
  - Chorionzottenbiopsie, Amniozentese, Kordozentese (invasive Methoden)
  - Chromosomenanalyse, Bestimmung biochemischer Defekte und molekulargenetische Untersuchungen an Trophoblastzellen, embryonalen oder fetalen Zellen nach einer Chorionzottenbiopsie, aus dem Fruchtwasser oder aus dem Nabelschnurblut
  - Biochemische, serologische, immunologische Untersuchungen im Fruchtwasser und fetalen Blut
  - Elektronenmikroskopische Untersuchungen an fetalem Gewebe nach Hautbiopsie
  - Direkte Betrachtung des Feten (Fetoskopie)

- **Komplikationen**
  - Nicht alle Fehlbildungen können erkannt werden.
  - Bei invasiven Methoden ist die Abortrate erhöht.
  - Infektion
  - Verletzungen des Feten
  - Gefahr der Sensibilisierung einer rh-negativen Schwangeren bei Rh-positivem Fetus

Wichtig
- Eine kompetente Aufklärung der Schwangeren über die Möglichkeiten und Grenzen der einzelnen Untersuchungsmethoden ist unumgänglich.
- Konsequenzen aus einem auffälligen Screening-Test oder einem pathologischen Befund bei der pränatalen Diagnostik müssen vor der Durchführung der Untersuchung genau besprochen werden.
- Genetische Beratungsstellen gibt es an allen medizinischen Fakultäten (Institute / Abteilungen für Humangenetik) der Universitäten sowie in einigen Großstädten.

– Eine pränatale Diagnostik (US-Feindiagnostik und Probenentnahme) wird in großen (Universitäts-)Frauenkliniken und spezialisierten Frauenarztpraxen durchgeführt.

1.13 Schwangerschaftstest (HCG-Nachweis)

- **Prinzip**

  Immunologischer Nachweis des vom Trophoblasten (Plazenta) gebildeten HCG oder seiner Untereinheit, dem β-HCG

- **Untersuchungsmaterial**
  - Serum oder Urin
  - Morgenurin (konzentrierter Urin) ermöglicht einen früheren HCG-Nachweis.

- **Bewertung**
  - Ein qualitativer HCG-Nachweis ist zur Bestätigung einer Schwangerschaft ausreichend (Test positiv).
  - Der HCG-Nachweis gelingt je nach Testempfindlichkeit bereits einige Tage vor der Regel, am Tag der erwarteten Regel oder 2 Tage nach der ausgebliebenen Regel.
  - Ein positives Testergebnis sagt nichts über den Sitz der Schwangerschaft aus (extra-, intrauterin).
  - Die quantitative HCG-Bestimmung ist Bestandteil des Triple-Tests zur Fehlbildungssuche.
  - Quantitative HCG-Bestimmungen dienen der Verlaufskontrolle nach Blasenmole bzw. Chorionkarzinom.

- **Testbestecke für den Schwangerschaftsnachweis** sind in Apotheken erhältlich (z. B. B-Test®, Clearblue®, Femtest®, Evatest®).

1.14 Symphysen-Fundus-Abstand, Fundusstand, Leibesumfang

- **Prinzip**

  Aus dem Höhenstand des Fundus uteri bzw. aus der Größe des Uterus wird auf das Gestationsalter geschlossen.

1.14 Symphysen-Fundus-Abstand, Fundusstand

- **Durchführung**
  - **Symphysen-Fundus-Abstand** (Methode nach *Westin*): Messung des Abstandes zwischen dem Symphysen-Oberrand und dem am weitesten kranial liegenden Punkt (Scheitel) des Uterusfundus mit Hilfe eines Maßbandes (Angaben in cm) Achtung: Der oberste Meßpunkt kann nach lateral abweichen, die Harnblase muß leer sein!
  - **Fundusstand:** Durch Palpation (1. Leopoldscher Handgriff) wird der Fundus uteri aufgesucht und zu Symphyse, Nabel oder Rippenbogen in Beziehung gesetzt (Angaben in QF).
  - **Leibesumfang:** mit einem Maßband in Nabelhöhe messen (Angaben in cm)

- **Normalbefunde**
  - **Symphysen-Fundus-Abstand**
    Faustregel: von der 15.–35. SSW entspricht der in cm gemessene Abstand ungefähr dem Schwangerschaftsalter in Wochen, Längszunahme 1 cm / SSW
  - **Fundusstand**
    16. SSW: 1–2 QF oberhalb der Symphyse
    20. SSW: 2 QF unterhalb des Nabels
    24. SSW: am Nabel
    28. SSW: 2–3 QF oberhalb des Nabels
    32. SSW: 2 QF unterhalb des Rippenbogens
    36. SSW: am Rippenbogen
    40. SSW: 1–2 QF unterhalb des Rippenbogens
  - **Leibesumfang:** Er stellt nur ein grobes Maß für die Bestimmung des Gestationsalters dar!

Hinweise
- Verlaufskontrollen sind wichtiger als die Einzelmessung.
- Die Messung sollte möglichst immer durch den gleichen Untersucher erfolgen.
- Der Symphysen-Fundus-Abstand „objektiviert" den Palpationsbefund des Fundusstandes.
- Die Beurteilung des Fundusstandes und des Leibesumfangs gehört zu jeder Kontrolluntersuchung!
- Die klinische Bestimmung des Gestationsalters und die Ultraschall-Biometrie des Feten ergänzen einander, ihre Kombination erhöht die diagnostische Aussage!

1.15 Transabdominale Amniozentese

- **Prinzip**

    Punktion der Amnionhöhle durch die mütterlichen Bauchdecken zur Gewinnung von Fruchtwasser; invasives Verfahren

- **Indikationen**
    - Pränatale Diagnostik chromosomaler Störungen und Geschlechtsbestimmung: Gewinnung von fetalen Zellen (Amnion, Haut, Respirations-, Verdauungs-, Urogenitaltrakt) aus dem Fruchtwasser
    - Erhöhte AFP-Konzentrationen im Serum, Verdacht auf Neuralrohrdefekt: AFP-Bestimmung im Fruchtwasser
    - Verdacht auf Morbus haemolyticus fetalis: Bestimmung von Bilirubinoiden (Liley-Schema)
    - Lungenreifediagnostik: Bestimmung von Lecithin, Ermittlung der Lecithin-Sphingomyelin-Ratio
    - Anhydramnie: Auffüllen der Amnionhöhle mit Flüssigkeit
    - Nachweis eines Blasensprungs: Injektion von Indigokarmin (abfließendes Fruchtwasser färbt Vorlage blau)

- **Durchführung**
    - Häufig als ambulanter Eingriff
    - Je nach Indikation ab der 15. SSW
    - Plazenta lokalisieren und plazentafreies Areal aufsuchen
    - Desinfektion der Bauchdecken
    - Punktion unter US-Kontrolle und Aspiration der benötigten Fruchtwassermenge
    - Schlußdesinfektion, Pflaster
    - 2 Stunden Ruhe (Liegen), Kontrolle der kindlichen Herztöne
    - Rh-Prophylaxe bei rh-negativer Mutter

- **Komplikationen**
    - Vorzeitige Wehentätigkeit, selten Abort / Frühgeburt
    - Infektion (Amnioninfektionssyndrom)
    - Verletzung von Mutter und Kind
    - Feto-maternale Transfusion mit Sensibilisierung einer rh-negativen Mutter bei einem Rh-positivem Kind

1.16 Triple-Test

- **Definition**

  Nichtinvasive Suchmethode der pränatalen Diagnostik zur Früherkennung fetaler Chromosomenanomalien (besonders Trisomie 21), offener Neuralrohrdefekte und anderer Fehlbildungen

- **Prinzip**
  - Quantitative Bestimmung von AFP, β-HCG und Östriol im mütterlichen Serum
  - Vergleich der ermittelten Konzentrationen mit den Werten von Schwangeren, die gesunde Kinder geboren haben
  - Berücksichtigung von Lebensalter und Körpergewicht der Schwangeren sowie des Gestationsalters
  - Berechnung des individuellen Risikos für Neuralrohrdefekte und Down-Syndrom

- **Indikationen**
  - Belastete Anamnese: Verdacht auf chromosomale Störungen (besonders Trisomie 21), Neuralrohrdefekte und andere Fehlbildungen
  - Jüngere Schwangere (ab dem 35. Lebensjahr wird meist eine Amniozentese oder Chorionzottenbiopsie durchgeführt)
  - Schwangere, denen das Risiko einer primären Amniozentese / Chorionzottenbiopsie zu hoch erscheint

- **Vorgehen**
  - Aufklärung der Schwangeren über Indikationen und Grenzen des Tests sowie über Konsequenzen bei auffälligem Ergebnis
  - Exakte Bestimmung des Gestationsalters
  - Blutentnahme (10 ml Venenblut) zwischen der 15. und 18. SSW (optimal: 15. SSW)
  - Einsendung an ein geeignetes Labor, exakte Ausfüllung des Begleitscheines

- **Bewertung**
  - Bei einem auffälligen Triple-Test ist eine weiterführende Diagnostik notwendig (US-Feindiagnostik, Chromosomenanalyse, biochemische Fruchtwasser-Analysen).

- Ein Restrisiko für Fehlbildungen läßt sich auch bei einem unauffälligen Ergebnis nicht ausschließen.
- Als generelles Screening wird der Triple-Test derzeit nicht empfohlen.

1.17 Ultraschalldiagnostik

- **Definition**

  Bildgebende, nichtinvasive Untersuchungsmethode mittels Ultraschall unter Verwendung von Frequenzen zwischen 5–7,5 MHz (vaginal) und 3–5 MHz (abdominal). Je höher die Frequenz, desto niedriger ist die Eindringtiefe und desto besser die Bildauflösung (Bildqualität).

- **Prinzip und Anwendung**
  - **Ultraschall-B-Bild:** An Grenzflächen innerhalb des Organismus kommt es zur Reflexion (Echo) eingestrahlter Ultraschallwellen, die auf einem Bildschirm sichtbar gemacht werden. Sie spiegeln die mit dem Schallstrahl abgetasteten Konturen wider. Die Helligkeit entspricht der Stärke der Echos (Grauwerte).
    Anwendung: Biometrie sowie Beurteilung von Fetus, Plazenta, Fruchtwassermenge, Uterus (Zervix)
  - **Ultraschall-Kardiographie:** Sich bewegende Strukturen (Herz, große Gefäße) führen zu Frequenzänderungen der reflektierten US-Wellen im Vergleich zum eingestrahlten Ultraschall (Doppler-Effekt). Diese Frequenzänderungen werden hörbar gemacht.
    Anwendung: Nachweis fetaler Herzaktionen, externe Messung der FHF im Rahmen der CTG-Registrierung
  - **Doppler-Sonographie:** Das vom Blutstrom in den Gefäßen reflektierte US-Signal ändert seine Frequenz in Abhängigkeit von der Strömungsgeschwindigkeit des Blutes (Systole und Diastole) und wird als Strömungsprofil (Flußmuster) sichtbar und hörbar gemacht.
    Anwendung: Flußmessungen in mütterlichen und kindlichen Gefäßen

1.17 Ultraschalldiagnostik

- **Ultraschalluntersuchungen nach den Mutterschafts-Richtlinien**
  - Von Beginn der 9. bis Ende der 12. SSW (1. Screening)
  - Von Beginn der 19. bis Ende der 22. SSW (2. Screening)
  - Von Beginn der 29. bis Ende der 32. SSW (3. Screening)
  - Bilddokumentation der Biometrie und ggf. kontrollbedürftiger Befunde
  - Bei auffälligen Befunden sind zusätzliche Kontrolluntersuchungen und/oder eine weiterführende sonographische Diagnostik notwendig.
  - Über das US-Screening hinausgehende Untersuchungen und Indikationen zur Doppler-Sonographie sind gesondert festgelegt.

- **Vaginosonographie in der Frühschwangerschaft**
  - Feststellung der Schwangerschaft: Nachweis von Fruchtsack (ab 5. SSW) und Embryo
  - Vitalitätsnachweis: Herzaktionen (ab 6. SSW), Kindsbewegungen
  - Frühe Bestimmung des Gestationsalters durch Messung von Fruchtsackdurchmesser (FSD) und Scheitel-Steiß-Länge (SSL, auch crown-rump-length, CRL)
  - Nachweis einer Mehrlingsschwangerschaft (Anzahl der Fruchthöhlen bzw. der Embryonen, Eiigkeit)
  - Lokalisation der Schwangerschaft (intra-/extrauterin)
  - Feststellung einer gestörten Schwangerschaft (Hämatom, missed abortion, Mole)
  - Beurteilung des Uterus (Fehlbildungen, Myome) und seiner Umgebung (z. B. Tumor im kleinen Becken)

- **Sonographische Überwachung der Schwangerschaft**
  - Vitalitätszeichen: Herz (Frequenz, Rhythmus), Kindsbewegungen (Extremitäten-, Rumpf-, Augen-, Atem-, Schluckbewegungen)
  - Fetale Biometrie, zeitgerechte Entwicklung
  - Überprüfung des proportionalen Wachstums
  - Kontrolle der Kindslage
  - Mehrlingsschwangerschaft (Wachstumsdiskrepanz)
  - Fehlbildungssuche (Screening): Inspektion des Körperumrisses (Körperoberfläche, Extremitäten) und der inneren Organe und Organsysteme

1 Untersuchungsmethoden

- Plazenta (Lokalisation, Dicke, Struktur, Reife, retroplazentares Hämatom)
- Nabelschnur (Anzahl der Gefäße)
- Fruchtwassermenge
- Längenmessung der Zervix

- **Fetale Biometrie (wichtigste Parameter)**
  - Beurteilung von Größe, Wachstum, Gestationsalter und Gewicht des Feten an Hand von Normdaten
  - Bestimmung des Gestationsalters sowie Gewichtsschätzung durch Kombination verschiedener Parameter
  - Frühgravidität: Scheitel-Steiß-Länge (SSL)
  - Kopfmaße:
    biparietaler Durchmesser (BPD oder BIP, Leitmaß)
    fronto-okzipitaler Durchmesser (FOD)
    Kopfumfang (KU)
  - Abdomen:
    Abdomenquerdurchmesser (AQ, auch ATD))
    anterior-posteriorer Abdomendurchmesser (AAP, auch APD)
    Abdomenumfang (AU)
  - Femurlänge (Fe, auch FL)

- **Hinweise für das Vorliegen einer Entwicklungsstörung, Fehlbildung oder Chromosomenanomalie**
  - Abnorme Fruchtwassermenge: Hydramnion, Oligohydramnion, Anhydramnie (vorzeitigen Blasensprung ausschließen!)
  - Wachstumsstörungen: Retardierung oder Makrosomie, Dysproportionen zwischen einzelnen Körperabschnitten
  - Auffällige Körperoberfläche: Ödem, Defekt oder Aussackung
  - Auffällige Strukturveränderungen innerer Organe
  - Rhythmusstörungen des kindlichen Herzschlages
  - Abnormes Bewegungsverhalten: abrupter Wechsel von Hyperaktivität und Trägheit, Bewegungsstarre
  - Fehlen einer Nabelschnurarterie
  - Anomalien der Plazenta: Struktur, Dicke

- **Sonographisch häufig nachweisbare Anomalien (Auswahl)**
  - **Schädel und Gehirn:** Anenzephalus, Mikrozephalus, Hydrozephalus, intrakranielle Zysten und Tumoren
  - **Hals, Nacken:** Nackenfalte (Verdacht auf Trisomie 21), Nackenzysten (Verdacht auf Turner-Syndrom, Trisomie 18)

- **Thorax:** Hydrothorax, Thoraxzysten, Zwerchfellhernie, Herzfehler (kein „Vierkammerblick"), Arrhythmien
- **Abdomen:** Nabelschnurbruch, Bauchspalte (Omphalozele, Gastroschisis), Aszites, gastrointestinale Stenosen und Atresien
- **Urogenitaltrakt:** Pottersequenz (Nierenzysten, -agenesie), Hydronephrose, urethrale Obstruktion, Ovarialzysten
- **Wirbelsäule:** Spina bifida mit und ohne Zelenbildung, Rachischisis, Steißbeinteratom
- **Extremitäten:** verkürzt, disproportioniert (z. B. bei multiplen Fehlbildungen), Knochenfrakturen
- **Zwillingsschwangerschaft:** siamesische Zwillinge, ungleiches Wachstum

- **Interpretation sonographischer Befunde**
  - Sonographische Befunderhebung und Diagnosestellung sind ärztliche Aufgaben! Auch durch versierte Hebammen vorgenommene Ultraschall-Untersuchungen unterliegen der Verantwortung eines Arztes.
  - Die Befunde sind im Mutterpaß dokumentiert (Angabe der Meßwerte, Nomogrammeintragung, Bilddokumentation).
  - Das Gestationsalter wird in vollendeten SSW angegeben.
  - Zurückhaltung bei der Terminkorrektur auf Grund von US-Befunden (nur Meßergebnisse vor der 20. SSW heranziehen)!
  - Fetales Gewicht/Gestationsalter nie auf Grund nur eines Meßwertes schätzen!
  - Bei Beckenendlage, Querlage, zu wenig Fruchtwasser und Hydramnion müssen die Biometriewerte kritisch betrachtet werden.
  - Für die Bestimmung der fetalen Reife ist die Berechnung des Gestationsalters wichtiger als die Gewichtsschätzung.
  - Nicht alle sonographisch diagnostizierbaren Fehlbildungen werden auch immer erkannt.
  - Der sonographisch ermittelte Reifegrad der Plazenta korreliert nicht unbedingt mit der Plazentafunktion.
  - Bei Auffälligkeiten und Hinweiszeichen auf Fehlbildungen ist eine weiterführende Diagnostik durch Spezialisten (Ultraschallzentrum der Stufe II oder III) erforderlich.

Achtung: Eine voreilige Diagnosestellung kann die Schwangere verunsichern!

Doppler-Sonographie

- **Ziel**

    Qualitative und quantitative Aussage über die fetale und die uteroplazentare Hämodynamik (Blutflußgeschwindigkeit, Blutflußvolumen, Gefäßwiderstand, Durchblutung)

- **Meßwertermittlung an folgenden Gefäßen**
    - Mutter: A. uterina und deren Verzweigungen (Aa. arcuatae)
    - Fetus: A. umbilicalis, Aorta, A. cerebri media

- **Indikationen**
    - Verdacht auf eine fetale Wachstumsretardierung
    - Hypertensive Erkrankungen, Präklampsie, Eklampsie
    - Suspektes oder pathologisches CTG
    - Terminüberschreitung, Übertragung
    - Mehrlingsschwangerschaft mit unterschiedlichem (diskordantem) Wachstum der Feten
    - Fetale Herzrhythmusstörungen, Verdacht auf Herzerkrankungen
    - Verdacht auf Fehlbildungen, fetale Erkrankung, Morbus haemolyticus fetalis
    - Diabetes mellitus
    - Nikotinabusus und andere in den MuSchR festgelegte anamnestische Risiken

- **Klinische Bedeutung dopplersonographischer Befunde**
    - Zusätzliche Untersuchungsmethode beim Verdacht auf eine fetale Gefährdung
    - Frühzeitige Erkennung einer beginnenden plazentaren/fetalen Mangeldurchblutung möglich, Veränderungen der (fetalen) Hämodynamik gehen pathologischen CTG-Mustern voraus.
    - Auffällige Befunde der Doppler-Untersuchung allein gelten gegenwärtig noch nicht als Indikation zur Schwangerschaftsbeendigung.
    - Normale Blutflußmeßwerte schließen eine akut auftretende Perfusionsstörung nicht aus.

1.18 Zervixreife-Bestimmung (Zervix-Score)

- **Prinzip**

    Objektivierung des Zervixbefundes durch eine vaginale oder rektale Palpation und/oder die vaginosonographische Messung der Zervixlänge

- **Indikationen**
    - Zervixbeurteilung in der Spätschwangerschaft
    - Drohende Frühgeburt
    - Nachweis bzw. Ausschluß der Zervixwirksamkeit von Wehen
    - Vor einer indizierten Geburtseinleitung
    - Vor einer programmierten (terminierten) Geburtseinleitung

- **Bewertung**
    - Beschreibung von Zervixlänge, -konsistenz, MM-Weite und Stellung der Portio
    - Beurteilung nach dem Bishop-Score (Tab. 1.5)
    - Bewertung:
        - 0– 4 Punkte – unreife Zervix
        - 5– 9 Punkte – Zervixreife erreicht, Geburtseinleitung zu 90 % erfolgreich
        - 10–13 Punkte – Zervix reif, Geburtsbeginn steht bevor, Einleitung erfolgreich

Tab. 1.5 Zervixbeurteilung nach dem Bishop-Score

Zervix	Punkte 0	1	2	3
Weite (cm)	geschlossen	1–2	3–4	≥ 5
Länge (cm)	2	1	0,5	verstrichen
Höhenstand der Leitstelle (in cm zur I-Ebene)	– 3	– 2	– 1	+ 1 bis 2
Konsistenz	derb	mittel	weich	
Stellung	sakral	mediosakral	zentriert	

Bandbreite der möglichen Punktwerte: 0 – 13

Hinweise
- Eine unreife Zervix kann nicht mit einem unreifen Kind oder einem noch nicht erreichten Geburtstermin gleichgesetzt werden.
- Nur die Leitstelle, nicht den größten Umfang des vorangehenden Kindsteils zur I-Ebene in Beziehung setzen!
- Da mehrere Modifikationen des Zervix-Scores gebräuchlich sind, sollten die ermittelte Punktzahl und die maximal erreichbaren Punkte angegeben werden (x von y Punkten).

2 Physiologie der Schwangerschaft – Schwangerenbetreuung

2.1 Nachweis und Dauer der Schwangerschaft

- **Unsichere Schwangerschaftszeichen**

  - Amenorrhoe
  - Übelkeit, morgendliches Erbrechen
  - Veränderungen des Appetits
  - Vergrößerung der Brüste, Spannungsgefühl
  - Obstipation
  - Schwindelgefühl, Kollapsneigung

- **Sichere Schwangerschaftszeichen**

  - Anhaltende Hyperthermie in der Basaltemperaturkurve
  - Positiver immunologischer Schwangerschaftstest (s. Kap. 1.13)
  - Vaginalsonographie: Fruchtsack ab der 5. SSW, Embryo mit Herzaktionen ab der 6. SSW nachweisbar
  - Kindliche Herzaktionen:
    mit dem Ultraschall-Doppler-Gerät ab der 12. SSW,
    mit dem Stethoskop ab der 20. SSW nachweisbar
  - Kindsbewegungen: Erstgebärende ab 20. SSW
    Mehrgebärende ab 18. SSW

- **Dauer der Schwangerschaft**

  - **post conceptionem:** etwa 266 Tage = 38 Wochen = 9 1/2 Lunarmonate (Mondmonat = 28 Tage)
  - **post menstruationem** (bei 28 tägigem Zyklus): 281 Tage = 40 Wochen = 10 Lunarmonate

2.2 Veränderungen

- **Einteilung der psychisch-physischen Umstellung**
  - **Stadium der Anpassung** (1.–4. Monat):
    Adaptation an die sich rasch entwickelnden hormonellen, physischen und psychischen Veränderungen des Organismus, Kollapsneigung, Übelkeit, Emesis, emotionale Schwankungen
  - **Stadium der Toleranz** (5.–7. Monat):
    physische und psychische Akzeptanz der Schwangerschaft, Wohlbefinden, „blühendes" Aussehen, emotionale Ausgeglichenheit
  - **Stadium der Belastung** (8.–10. Monat):
    körperliche Beanspruchung durch Gewichtszunahme, Zunahme des Leibesumfanges und Zwerchfellhochstand, Haltungsänderung (Lendenlordose), psychische Unausgeglichenheit, Rastlosigkeit

- **Herz-Kreislauf-System**
  - Blutvolumen: nimmt um 30–40 % (>1 l) zu, Plasmavolumen steigt stärker als das Erythrozytenvolumen
  - Herzminutenvolumen: Zunahme um 30 %
  - Herz- (Puls-) Frequenzanstieg um 10 bis 15 spm, eine Tachykardie bis 100 spm ist noch physiologisch
  - Peripherer Gefäßwiderstand: nimmt ab (Kollapsneigung)
  - Blutdruck: fällt systolisch um 5–10 mmHg, diastolisch um 10-15 mmHg, Blutdruckamplitude wird größer
  - Venendruck: nimmt in der unteren Körperhälfte zu (begünstigt Varizenbildung, Thrombose, Ödeme, Vena cava inferior-Syndrom)

- **Lunge**
  - Atemminutenvolumen: Zunahme um 20–40 %
  - Residual- bzw. Restluft: nimmt ab (u. a. durch den Zwerchfellhochstand)
  - Kurzatmigkeit gegen Ende der Schwangerschaft

- **Nieren und ableitende Harnwege**
  - Blutfluß durch die Nieren: um 30–50 % gesteigert
  - Glomeruläre Filtration: um 35 % gesteigert

- Tubuläre Rückresorption: gesteigert
- Häufig physiologische Glukosurie und geringgradige Proteinurie (bis max. 300 mg/24 h) als Folge der veränderten Nierenfunktion
- Kreatinin, Harnstoff und Harnsäure im Serum fallen ab, Verdünnungseffekt durch Zunahme des Plasmavolumens
- Ureteren: Dilatation mit Harnstau (mechanisch und/oder hormonell bedingt), begünstigt aufsteigende Infektionen, rechts häufiger als links

- **Magen-Darm-Trakt**
  - Speichel: Menge und Zusammensetzung ändern sich, Kariesanfälligkeit steigt
  - Magensäureproduktion zunächst vermehrt, dann abnehmend
  - Verlagerung des Magens durch die Vergrößerung des Uterus
  - Tonusverminderung der glatten Muskulatur (Ösophagus, Magen, Darm), Folge: Rückfluß von Mageninhalt in die Speiseröhre (Sodbrennen), Darmträgheit bis zur Obstipation

- **Haut**
  - Ausbildung der Schwangerschaftsstreifen (Striae gravidarum) an Bauch, Gesäß, Hüften und Brüsten
    Ursache: Gewebsdehnung und Hormonwirkung; Auseinanderweichen und Einreißen der elastischen Fasern, Verdünnung der Epidermis mit bläulich-rot durch die Unterhaut schimmernden Gefäßen
    Prophylaxe s. Kap. 2.6
  - Hyperpigmentation: Braunfärbung von Brustwarzen, Vulva, After, Nabel, Linea alba (wird zur Linea fusca), Hautnarben, Gesicht (Chloasma uterinum); wird durch Sonnenbestrahlung gefördert
  - Haarausfall

- **Blut**
  - Hb und Hk: Abfall durch stärkere Zunahme des Plasmavolumens im Vergleich zum Erythrozytenvolumen („physiologische" Schwangerschaftsanämie durch Verdünnung des Blutes)
  - Leukozytenanstieg
  - Thrombozyten bleiben konstant
  - Plasmaproteine: steigen an

- Gerinnungsfaktoren: nehmen zu, Folge: Hyperkoagulabilität (gesteigerte Blutgerinnungsneigung)

- **Stoffwechsel**

  - Grundumsatz: steigt um 20%, anabole Situation
  - Wachstumsvorgänge und Neubildung von Geweben (Uterus, Mamma)
  - Kohlenhydratstoffwechsel: diabetesähnliches Verhalten (ungenügende periphere Glukoseverwertung, veränderte Insulinempfindlichkeit)
  - Fettstoffwechsel: Zunahme der Gesamtlipide im Blut, Ablagerung von Depotfett, Neubildung von Fettgewebe
  - Eiweißstoffwechsel: positive Stickstoffbilanz, Einfuhr übersteigt Ausscheidung, gesteigerte Proteinsynthese (Fetus, Plazenta, Brustdrüse, Plasmaproteine, Hämoglobin)
  - Elektrolytstoffwechsel: positive Bilanz von Natrium, Kalium, Calcium, Magnesium, Zink und Eisen, erhöhter Bedarf vor allem an Eisen, Magnesium, Calcium sowie Jod
  - Flüssigkeitshaushalt: Zunahme des Körperwassers um 6–7 l

- **Gewichtszunahme**

  - Während der gesamten Schwangerschaft: 10–12 kg
  - In den einzelnen Schwangerschaftsdritteln:
    1. Trimenon: nur geringe Gewichtszunahme
    2. Trimenon: 200–250 g wöchentlich
    3. Trimenon: 400–500 g wöchentlich
  - Gewichtsanteile am Ende der Schwangerschaft:

Kind	3,0 kg
Uterus	1,0 kg
Plazenta	0,5 kg
Fruchtwasser	1,0 kg
Wassereinlagerung in das Gewebe	5,0 kg
Mammae	0,5 kg
Gesamtzunahme:	11,0 kg

- **Hormonhaushalt (Auswahl)**

  - **Humanes Choriongonadotropin (HCG)**
    Bildungsstätte: Plazenta, steiler Anstieg der HCG-Konzentration in Plasma und Urin in der Frühschwangerschaft mit Gipfel in der 10.–12. SSW

Funktion: Erhaltung des Corpus luteum
Klinische Bedeutung: Der HCG-Nachweis (besonders β-HCG) ist die Grundlage für die immunologischen Schwangerschaftstests. Die quantitative HCG-Bestimmung ist Bestandteil des Triple-Tests.
- **Humanes Plazentares Laktogen (HPL)**
Bildungsstätte: Plazenta
Funktion: anabole Wirkung (stoffwechselsteigernd), Mammaentwicklung, Vorbereitung der Laktation
- **Progesteron**
Bildungsstätte: Corpus luteum, ab dem 3. Monat Plazenta, kontinuierliche Zunahme im Verlauf der Schwangerschaft
Funktion: schwangerschaftserhaltend, Relaxation des Myometrium und der übrigen glatten Muskulatur, Mammogenese, Laktogenese, anabole Wirkung, Erhöhung der Basaltemperatur
Klinische Bedeutung: Die Ausscheidung von Pregnandiol (Abbauprodukt von Progesteron) im mütterlichen Urin wird zur Beurteilung der plazentaren Funktion herangezogen.
- **Östrogene Hormone** (Östron, Östradiol, Östriol)
Bildungsstätte: Ovar, ab dem 3. Monat Plazenta unter Mitwirkung der fetalen Leber bzw. Nebennierenrinde
Funktion: Wachstumsförderung des graviden Uterus, Laktogenese, Zunahme des Körperwassers (Ödembildung), anabole Wirkung, Auflockerung des Bindegewebes
Klinische Bedeutung: Die Östriolbestimmung ist Bestandteil des Triple-Tests. In der Spätschwangerschaft werden die Östriolspiegel im Serum bzw. die Östriolausscheidung im mütterlichen Urin zur Beurteilung des fetalen Zustandes herangezogen.

- **Schwangerschaftsproteine**

  - **Alpha-Fetoprotein**
  Bildungsstätte: Dottersack, fetale Leber
  Höchste Konzentrationen im fetalen Blut, abhängig vom Gestationsalter, Ausscheidung über die fetalen Nieren in das Fruchtwasser, Übergang in das mütterliche Serum
  Funktion: unklar
  Klinische Bedeutung: Bei einem offenen Neuralrohrdefekt führt die AFP-Ausscheidung über den fetalen Liquor zu einem Anstieg der AFP-Konzentrationen im Fruchtwasser und im mütterlichen Serum. Die AFP-Bestimmung im Serum/

Fruchtwasser dient als Suchmethode bei offenen Neuralrohrdefekten. Die AFP-Bestimmung im Serum ist Bestandteil des Triple-Tests.
- Weitere Glykoproteine, wie z. B. das karzinoembryonale Antigen (CEA) und das β_1-Glykoprotein sind für die praktische Geburtshilfe ohne Bedeutung.

- **Psyche**

  - **Nach Bewußtwerden der Schwangerschaft:**
    Zweifel, Ängste, Veränderung der Ich-Funktion, Affektlabilität, Irritabilität, Stimmungsschwankungen zwischen Euphorie und Depression, zwischen Kontaktbedürftigkeit und -ablehnung
  - **Nach dem Akzeptieren der Schwangerschaft:**
    gesteigertes Wohlbefinden, Freude, Intensivierung sensorischer Empfindungen und des emotionalen Erlebens, Steigerung der physischen Leistungsfähigkeit
  - **Gegen Ende der Schwangerschaft:**
    Unsicherheiten durch künftige neue Aufgaben (Elternschaft), Ängste um die Gesundheit des Neugeborenen, vor Geburtsschmerzen, vor dem Versagen bei der Geburt
  - **Unter der Geburt:**
    situations- und persönlichkeitsbedingt unterschiedliche Schmerzempfindlichkeit, schmerzbedingte reflektorische Abwehrmechanismen, Verkrampfungen, gestörte Atemtechnik, durch Schmerzempfindlichkeit veränderte Blutzirkulation, verminderte Wahrnehmung und Bewußtseinslage, evtl. Kontrollverlust bis zur völligen Haltosigkeit

2.3 Erstuntersuchung

- **Anamnese** (s. Kap. 1.3)

  - Eigene Anamnese, gynäkologische Anamnese, Familienanamnese
  - Vorangegangene Schwangerschaften und Geburten
  - Jetzige Anamnese
  - Einstellung zur bestehenden Schwangerschaft
  - Arbeits- und Sozialanamnese

- **Allgemeine Untersuchung**

  - Körpergröße, Körpergewicht
  - Blutdruck
  - Auskultation von Herz und Lunge
  - Inspektion und Palpation der Mammae
  - Nachweis von Varizen und Ödemen

- **Gynäkologische Untersuchung**

  - Inspektion, Spiegeleinstellung und Kolposkopie
  - Zytologie, Zervixabstrich auf Chlamydien
  - Bimanuelle Palpation
  - Beckenaustastung

- **Sonographie** (s. Kap. 1.17)

  - Nachweis der intakten, intrauterinen (Früh-)Gravidität
  - Bestimmung des Gestationsalters
  - Ein- oder Mehrlingsschwangerschaft

- **Urinuntersuchung**

  - Mittelstrahlurin: Eiweiß, Zucker, Erythrozyten, Leukozyten, Nitrit, Ketonkörper (Teststreifen)
  - ggf. Urinkultur (Katheterurin), quantitative Eiweißbestimmung, Sediment

- **Blutentnahme**

  - Hb, Hk-Bestimmung
  - Blutgruppe und Rh-Faktor
  - Antikörper-Suchtest gegen D und andere Antigene
  - Lues-Suchreaktion
  - Röteln-Antikörper-Titer
  - HIV-Test (freiwillig)
  - Toxoplasmose u. a. Infektionen: nur in Verdachtsfällen
  - HBsAg (Hepatitis B-Suchtest) erst nach der 32. SSW

- **Terminbestimmung**

  - Nach der **Konzeption**
    Konzeptionstermin – 7 Tage – 3 Monate + 1 Jahr
  - Nach der **Naegeleschen Regel**
    Bei 28tägigem Zyklus:

1. Tag der letzten Menstruation + 7 Tage – 3 Monate + 1 Jahr
Bei unterschiedlicher Zykluslänge:
1. Tag der letzten Menstruation + 7 Tage – 3 Monate + 1 Jahr
± Differenztage des individuellen Zyklus zu 28 Tagen
- Nach den vorliegenden **Sonographie-Befunden,** Frühbefunde bevorzugt verwenden
- Nach dem **Stand des Fundus uteri:** Fundus am Nabel ≙ 24. SSW
- Nach den **Kindsbewegungen**

> Ein Schwangerschaftskalender (Gravidarium als Scheibe oder Rechenschieber) erleichtert die Terminbestimmung!

- **Dokumentation**
  - Ausstellung des Mutterpasses bzw. Weiterführen des vorhandenen Passes
  - Eintragung aller Daten und Untersuchungsergebnisse (Ausnahmen: Ergebnis der Lues-Suchreaktion, HIV-Untersuchung)
  - Bescheinigung über die Feststellung der Schwangerschaft
  - Befundkarte für eigene Kartei

> **Beachte**
> Einige Untersuchungen unterliegen der Verantwortung des Arztes:
> - Gynäkologische Untersuchung einschließlich Kolposkopie und Zytologie
> - Sonographie
> - Auskultation von Herz und Lunge
> - Die meisten Laboruntersuchungen
>
> Ergeben sich im Rahmen einer Erst- oder Kontrolluntersuchung Anhaltspunkte für eine **Risikoschwangerschaft,** muß die Weiterbehandlung durch einen Arzt gewährleistet werden!

2.4 Mutterschaftsvorsorge

- **Inhalt**

  - Feststellung der Schwangerschaft
  - Überwachung des Verlaufs
  - Frühzeitiges Erkennen von Risikofaktoren und Regelwidrigkeiten
  - Der Umfang der Betreuung und die diagnostischen Maßnahmen sind in den Mutterschaftsrichtlinien festgelegt.

- **Voraussetzungen für die Mutterschaftsvorsorge durch Hebammen**

  - Durch einen Arzt festgestellte normale Schwangerschaft
  - Ärztliche Anordnung
  - Die Schwangere wünscht die ausschließliche Betreuung durch eine Hebamme

- **Zeitplan der Vorsorgeuntersuchungen bei einer ungestörten Schwangerschaft**

  - **Empfehlung laut Mutterschafts-Richtlinien:**
    vierwöchentlich bis zur 32. SSW
    zweiwöchentlich in den letzten beiden Monaten
  - **Optimale Untersuchungsfrequenz:**
    alle 4 Wochen in den ersten 4 Monaten (bis 16. SSW)
    alle 3 Wochen in den folgenden 3 Monaten (17.–28. SSW)
    alle 2 Wochen in den folgenden 2 Monaten (29.–36. SSW)
    wöchentlich im letzten Monat (37.–40. SSW)
    zweitägig ab errechnetem Termin
    stationäre Einweisung bei Terminüberschreitung ≥ 10 Tage

- **Jetzige Anamnese bei jeder Konsultation**

  - Beschwerden
  - Blutungen
  - Kindsbewegungen

- **Allgemeine klinische Untersuchung bei jedem Termin**

  - Körpergewicht (s. Kap. 2.2)
  - Blutdruckmessung: obere Grenzwerte systolisch 140 mmHg, diastolisch 90 mmHg, unterer Grenzwert systolisch 110 mmHg

- Ödeme
- Varikosis

- **Äußere geburtshilfliche Untersuchung**

  - Fundusstand, Symphysen-Fundus-Abstand, Leibesumfang (s. Kap. 1.14)
  - Leopoldsche Handgriffe (s. Kap. 1.11)

- **Kindliche Herzaktionen**

- **Vaginale Untersuchung**

  - Bei Verdacht auf Zervixinsuffizienz
  - pH-Messung: normaler vaginaler pH-Wert < 4,4
  - Bakteriologische Abstriche bei ansteigendem Scheiden-pH-Wert (Kolpitis) sowie nahe am Entbindungstermin (B-Streptokokken, Chlamydien, Trichomonaden, Soor u. a.)
  - Spiegeleinstellung bei Blutungen

- **Laboruntersuchungen**

  - Urin (Mittelstrahl): Eiweiß, Zucker, Erythrozyten, Leukozyten, Nitrit, Ketonkörper (Teststreifen), ggf. Sediment, Urinkultur
  - Hb, Hk (ab dem 6. Monat, wenn diese Werte bei der Erstuntersuchung normal waren)
  - 2. Antikörper-Suchtest in der 24.–27. SSW
  - HBsAg (nach der 32. SSW)
  - Labordiagnostik bei der Erstuntersuchung s. Kap. 2.3

- **rh-negative Schwangere**

  - 2. Antikörper-Suchtest negativ: Anti-D-Prophylaxe in der 28.–30. SSW (s. Kap. 4.9)
  - Antikörper nachgewiesen: Verdacht auf Rh-Inkompatibilität, weitere Diagnostik (s. Kap. 4.9)

- **Zusätzliche Diagnostik**

  - Sonographie (Kap. 1.17)
  - Kardiotokographie (Kap. 1.8)

- **Dokumentation**

  - Eintragung aller Befunde in Mutterpaß und Karteikarte

– Bescheinigung über voraussichtlichen Entbindungstermin (frühestens 7 Wochen vor dem Termin)

2.5 Beratung und Aufklärung

- **Ernährung**
  - Bewußt für zwei essen heißt nicht die doppelte Portion, sondern eine ausgewogene, die Bedürfnisse des Kindes berücksichtigende, vielseitige, vollwertige und ballaststoffreiche Ernährung (Tab. 2.1).
  - Möglichst frische, naturbelassene oder tiefgekühlte Lebensmittel verwenden
  - Verbrauch von Fett und Salz einschränken
  - Vermeidung von Süßigkeiten, Knabbereien, Schokolade, Kuchen, Brötchen, Weißbrot und raffiniertem Zucker
  - Rohes Fleisch ist verboten (Toxoplasmose-Gefahr!).
  - **Energiebedarf:** im ersten Trimenon kaum verändert bei 2200 kcal (9200 kJ)/Tag, danach ansteigend auf 2500 kcal (10500 kJ)/Tag
  - **Mahlzeiten:** Mehrere kleine Mahlzeiten sind sinnvoller als drei große; pro Tag sollte eine warme Mahlzeit eingenommen werden.
  - **Flüssigkeit:** mindestens 2 l pro Tag (stilles, natriumarmes Mineralwasser, Obstsäfte ohne Zuckerzusatz, Kräutertees)

  > **Tip:** Ein Bericht oder Aufzeichnungen der Schwangeren über ihre Ernährung in den letzten drei Tagen bieten eine gute Grundlage für die Beratung!

- **Genuß- und Suchtmittel**
  - **Koffein** (Kaffee, Tee, Cola): Genuß einschränken, da die Gefahr einer fetalen Wachstumsretardierung besteht.
  - **Alkohol:** Erlaubt sind nur geringe Mengen. Ab 60 g Alkohol/Woche (ca. 100 ml Wein/Tag oder 200 ml Bier/Tag) besteht die Gefahr einer Alkoholembryopathie.
  - **Nikotin** (einschließlich Passivrauchen): Gefahr der intrauterinen Wachstumsretardierung, Entzugserscheinungen beim Neugeborenen

2 Physiologie der Schwangerschaft

Tab. 2.1 Ernährung der Schwangeren

Nährstoffe Vitamine, Mineralien	Tagesbedarf für Schwangere	Vorkommen in Lebensmitteln
Eiweiß (1/3 pflanzliches, 2/3 tierisches Eiweiß)	80–100 g	**tierisch:** Fleisch, Fisch, Milch, Eier **pflanzlich:** Vollkornprodukte, Kartoffeln, Hülsenfrüchte Sojabohnen, Sonnenblumenkerne, Nüsse
Fett (Mahlzeiten möglichst fettarm zubereiten, z. B. im Römertopf oder in beschichteten Pfannen)	80–100 g	Butter, Margarine, Speiseöle (kaltgepreßte bevorzugen!), Nüsse, „versteckte Fette" in Fleisch, Wurst und Käse
Kohlenhydrate (stärke- und ballaststoffreiche Lebensmittel vorziehen)	320–380 g	**ballaststoffreich:** Vollkornprodukte, Kartoffeln, ungeschälter Reis, Hülsenfrüchte, Gemüse **stärkereich:** Brötchen, Schmelzflocken, Mischbrot, Nudeln, Mehl **zuckerreich:** Schokolade, Bonbons, Kuchen, Eis, Desserts
Vitamine		Getreideerzeugnisse, Milch, Fisch, Leber, Eier, Obst, grünes Gemüse, Naturreis, Hülsenfrüchte, Zitrusfrüchte, Kresse, Fenchel, Küchenkräuter
Kalzium	mind. 1,2 g	Vollmilch, Milchprodukte (1/2 l deckt Tagesbedarf), Sesam, Spinat, Fisch, Sojaprodukte, Brokkoli, Mangold, Meerrettich, Nüsse
Eisen (Fe aus tierischen Produkten wird besser resorbiert)	3–7 mg	Leber, Niere, Muskelfleisch, Vollkornprodukte, grünes Gemüse, Nüsse, Samen, Sesam, Sonnenblumen, Pinien, Kürbis, Mohn), fast alle Obstsorten
Magnesium	300 mg	Kartoffeln, Weizenkeime, Haferflocken, Spinat, Bananen, Nüsse, Sojabohnen
Jod	200 µg	Seefisch, jodiertes Speisesalz
Kochsalz	max. 6 g	in den meisten verarbeiteten Lebensmitteln enthalten

2.5 Beratung und Aufklärung

- **Drogen:** Gefahr schwerwiegender Schädigungen des Neugeborenen

> **Achtung:** Genußmittel sollten nicht grundsätzlich verboten werden, da Schuldgefühle die Akzeptanz der Schwangerschaft bzw. die sich entwickelnde Mutter-Kind-Beziehung belasten können!

- **Kleidung und Körperpflege**
  - Unterwäsche aus Baumwolle bevorzugen
  - Die Oberbekleidung sollte bequem, locker und praktisch sein.
  - Keine Kniestrümpfe, bei Varikosis Stützstrümpfe empfehlen
  - Bequeme, nicht zu hohe Schuhe, in denen die Füße Halt haben
  - Duschen ist besser als ein Vollbad.
  - Saunabesuche sind für geübte Saunagänger bis zur 28. SSW unbedenklich.
  - Sanierungsbedürftigkeit der Zähne prüfen lassen

- **Stillvorbereitung**
  - Brüste nur mit klarem Wasser waschen
  - Kaltwasser-Duschen fördern die Durchblutung
  - Trockene Brustwarzen mit einer milden Creme oder einem Körperöl geschmeidig halten
  - Sonnenbestrahlung der Brüste
  - Keinen Büstenhalter oder einen BH „mit Loch" tragen, damit die Brustwarzen an der Kleidung reiben
  - Keine Stimulationen der Brustwarzen bei vorzeitigen Wehen!
  - In den letzten Schwangerschaftswochen: wiederholtes Ausmassieren der Vormilch
  - **Kleine, weiche Brustwarzen:**
    Frottieren mit der flachen Hand, bis die Warzen hervorstehen. Herausziehen unter gleichzeitigem Massieren der Warzen (Daumen und Zeigefinger setzen abwechselnd vertikal und horizontal an)
    Drehen der Brustwarzen (Schraubenbewegung in beide Richtungen), Behandlung täglich 1–2 mal
  - **Flach- oder Hohlwarzen** (Zurückziehen der Warze bei Druck auf den Warzenhof, Warze nach innen gestülpt):

- Behandlung und Vorbereitung wie oben beschrieben unbedingt erforderlich! Im letzten Trimenon das Tragen von Brustschildern empfehlen

- **Sexualität**
  - Keine Einschränkungen bei einer normal verlaufenden Schwangerschaft
  - Der Orgasmus geht mit Uteruskontraktionen einher.
  - Das Ejakulat enthält hohe Prostaglandin-Konzentrationen.
  - Kein Geschlechtsverkehr bei habituellen Aborten, Blutungen, Zervixinsuffizienz, drohender Frühgeburt und Placenta praevia

- **Sport**
  - Gut geeignet: Schwimmen, Gymnastik, Tanzen, Radfahren, Wandern bis 2000 m Höhe
  - Kein Kraft- und Leistungssport
  - Keine Sportarten, die mit einer starken Erschütterung einhergehen oder mit einem hohen Verletzungsrisiko verbunden sind (Reiten, Springen, Skiabfahrtslauf, Tennis)
  - Keine Sportarten, die nicht spontan unterbrochen werden können (Segeln, Bergsteigen)

- **Reisen**
  - Günstigste Reisezeit: 2. Trimenon
  - Fernreisen sind nicht empfehlenswert (Klimawechsel, ungünstige, unkalkulierbare hygienische Bedingungen, Schutzimpfungen erforderlich).
  - Reisen mit dem Flugzeug oder mit der Eisenbahn sind langen Autofahrten vorzuziehen (Flugreisen nur bis zur 36. SSW).
  - Im Auto Beckengurt unterhalb des Bauches anlegen und die Rückenlehne ziemlich gerade einstellen
  - Tragen schwerer Gepäckstücke vermeiden
  - Ein Höhenaufenthalt bis 2500 m ist unbedenklich (Höhenunterschiede langsam überwinden).
  - Vor einem Auslandsaufenthalt sollte ein Behandlungsschein von der Krankenkasse besorgt werden.

- **Haustiere**
  Bei Beachtung der allgemeinen Hygieneregeln unbedenklich!

2.5 Beratung und Aufklärung

- **Infektionsschutz**

  Kontakt zu Kranken bzw. Krankenhausbesuche sollten nach Möglichkeit vermieden werden.

- **Impfungen**
  - Aktive Immunisierungen sind in der Schwangerschaft kontraindiziert (Ausnahmen: Tetanus und Poliomyelitis).
  - Passive Immunisierung: möglichst rasch nach der Exposition

- **Gesetzliche Grundlagen und soziale Hilfen**
  - **Mutterschutzgesetz (MuSchG):** gilt für Arbeitnehmerinnen, Auszubildende, Heimarbeiterinnen, jedoch nicht für Hausfrauen und Selbständige (Beamtinnen haben vergleichbare Rechte); regelt Arbeitsplatzbedingungen, Beschäftigungsmöglichkeiten und Kündigungsschutz;
  Voraussetzung: Der Arbeitgeber muß über das Bestehen der Schwangerschaft informiert sein.
  - **Verboten sind** u. a. (ohne finanzielle Benachteiligung, meistens auch während der Stillzeit):
  Einwirkungen von gesundheitsgefährdenden Stoffen oder Strahlen, Staub, Gasen oder Dämpfen, Hitze, Kälte, Nässe, Erschütterungen und Lärm;
  vorgeschriebenes Arbeitstempo am Fließband oder Akkordarbeit;
  regelmäßiges Heben von Lasten über 5 kg bzw. gelegentliches Heben von Lasten über 10 kg;
  häufiges Strecken, Beugen, Hocken oder überwiegend gebückte Haltung;
  Arbeitsplätze mit erhöhter Unfallgefahr (Fallen, Ausrutschen, Abstürzen);
  starke Beanspruchung der Füße;
  Arbeitszeiten zwischen 20.00 und 6.00 Uhr, Überstunden, Sonn- und Feiertagsarbeit (Ausnahmen z. B. in der Landwirtschaft, im Gesundheitswesen oder im Gastronomiegewerbe möglich);
  mehr als 8,5 Arbeitsstunden täglich (bei Schwangeren unter 18 Jahren mehr als 8 h/Tag);
  Arbeit auf Beförderungsmitteln (ab vollendeter 12. SSW);
  ständiges Stehen oder Gehen ohne Möglichkeit zum Sitzen (ab 20. SSW maximal 4 h stehende Beschäftigung)

- **Schutzfrist:**
  Sie beginnt 6 Wochen vor dem errechneten Termin und endet 8 Wochen nach der Geburt (bei Früh- oder Mehrlingsgeburten 12 Wochen p.p.). Eine Beschäftigung vor der Geburt ist mit dem ausdrücklichen Einverständnis der Schwangeren möglich (Erklärung jederzeit widerrufbar). Ein absolutes Beschäftigungsverbot besteht für die Zeit nach der Geburt.
- **Freistellung:**
  Für Untersuchungen im Rahmen der Mutterschaftsvorsorge ohne Verdienstausfall
- **Kündigungsschutz:**
  Er beginnt mit dem Eintritt der Schwangerschaft und endet 4 Monate nach der Geburt (bzw. nach Ablauf des Erziehungsurlaubs).
  Ausnahmen: befristete Arbeitsverträge, im Familienhaushalt beschäftigte Schwangere
  Die Schwangere selbst kann jederzeit zum Ende der Schutzfrist kündigen (unter Einhaltung der üblichen Kündigungsfristen).
- **Aufgelöstes Arbeitsverhältnis:**
  Bei einer erneuten Arbeitsaufnahme innerhalb eines Jahres nach der Geburt gilt das Arbeitsverhältnis als nicht unterbrochen.
- **Kassenleistungen:**
  Ärztliche Betreuung und Hebammenhilfe (ambulant, stationär); Versorgung mit Arznei-, Verband- und Heilmitteln ohne Rezeptgebühr;
  Mutterschaftsgeld (bis zu 25,– DM/Tag) während der Schutzfrist für Versicherte mit Krankengeldanspruch;
  Entbindungsgeld (einmalig 150,– DM) für Versicherte ohne Krankengeldanspruch;
  Sonderunterstützung für Beschäftigte im Familienhaushalt vom Tag der Auflösung des Arbeitsverhältnisses bis zum Einsetzen des Mutterschaftsgeldes (mindestens 3,50 DM/Tag);
- **Nichtversicherte Frauen:**
  können Mutterschaftsgeld zu Lasten des Bundes erhalten (Einzelfallentscheidung des Bundesversicherungsamtes, maximal 400,– DM)
- **Sozialhilfeempfängerinnen:**
  Sie erhalten neben den o. g. Kassenleistungen einen Pauschalbetrag für die in Zusammenhang mit der Entbindung entstehenden Aufwendungen (BSHG, Unterabschn. 6, § 38).

– **Bundesstiftung „Mutter und Kind – Schutz des ungeborenen Lebens" für Schwangere in Notlagen:**
Die Stiftung gewährt eine einmalige finanzielle Unterstützung (kein Rechtsanspruch), die Gelder müssen allerdings zweckgebunden verwendet werden. Informationen und Anträge gibt es bei den Schwangerenberatungsstellen. Die Anträge müssen bereits während der Schwangerschaft gestellt werden. Die Einkommensgrenze entspricht dem dreifachen Sozialhilferegelsatz.

2.6 Schwangerschaftsbeschwerden und einfache Hilfsmöglichkeiten

- **Übelkeit und Erbrechen**

  – Mögliche psychische Ursache herausfinden
  – Viel Bewegung an der frischen Luft, regelmäßige Gymnastik
  – Ausreichend Schlaf
  – Vor dem Aufstehen Toast oder Zwieback knabbern, dann langsam aufstehen
  – Mehrere kleine Mahlzeiten über den Tag verteilt einnehmen
  – Ein nährstoffreiches Getränk (z. B. Malzbier) vor dem Schlafengehen trinken
  – Bei **Erbrechen:** klare Brühe (ersetzt Salzverlust), Kartoffeln oder Bananen, Mineralwasser (in kleinen Mengen über den Tag verteilt), Ingwertee
  – Bei **krampfartigen Beschwerden:** Tee aus Kamille, Pfefferminze und Melisse (zu gleichen Teilen)

  > **Achtung:** Hyperemesis ausschließen!

- **Sodbrennen**

  – Verzicht auf fette und stark gewürzte Speisen, langsam essen
  – Zwischen den Mahlzeiten Anis- oder Fencheltee
  – Joghurt, Sahne, Milch oder Saft aus rohen, geriebenen Kartoffeln in kleinen Mengen trinken
  – Immer Mandeln oder Trockenfrüchte für unterwegs bereithalten

- **Blähungen und Verstopfung**
    - Morgens auf nüchternen Magen ein Glas lauwarmes Wasser trinken
    - Trockenobst, Pflaumensaft oder Haselnüsse vor der ersten und letzten Tagesmahlzeit zu sich nehmen
    - Zweimal täglich einen Eßlöffel Leinsamen
    - Reichlich trinken (z. B. Anis, Fenchel und Kümmel zu gleichen Teilen als Tee oder Schafgarbentee)

- **Schwindel, Müdigkeit und Erschöpfungszustände**
    - Kneippgüsse zur Kreislaufanregung
    - Vollbad mit Rosmarinzusatz
    - „Teufelskreis der Antriebslosigkeit" durchbrechen (Situation verändern, etwas unternehmen)

    Achtung: In Verbindung mit Schlaflosigkeit und Kopfschmerzen an Anämie und Eisenmangel denken!

- **Varizen**
    - Venenentstauungsübungen, Schwimmen
    - Häufiges Hochlagern der Beine, Keilkissen an das Fußende
    - Ständiges Stehen vermeiden
    - Kneippgüsse, kalte Wadenwickel mit Eichenrinde
    - Stützstrümpfe (vor dem Aufstehen anziehen)

- **Hämorrhoiden** (s. auch Kap. 8.1)
    - Kühle Waschungen nach jedem Stuhlgang
    - Sitzbäder in Eichenrinde oder Ringelblume
    - Vermeidung von Verstopfung (s. oben), Preßverbot beim Stuhlgang

- **Ödeme**
    - Hochlagern der Beine (siehe „Varizen")
    - Venenentstauungsübungen mit anschließendem Ausstreichen der Beine
    - Brennessel- oder Maisbarttee

    Achtung: Blutdruck und Urin kontrollieren!

- **Wadenkrämpfe**
  - Durchblutungsfördernde Gymnastik
  - Dehnübungen vor dem Schlafengehen, flache Schuhe tragen
  - Magnesiumreiche Lebensmittel (s. Tab. 2.1) und Mineralwasser
  - **Beseitigung:** Bein und Fuß strecken (Zehen zur Nasenspitze), feuchte Wärme

- **Rückenschmerzen**
  - Lockerungsübungen für die Wirbelsäule, Schwimmen
  - Streß abbauen
  - Wärme (Dusch- oder Vollbad, Wärmflasche)
  - Sanfte Massagen

  > **Achtung:** Nierenbeckenentzündung (Pyleonephritis) ausschließen!

- **Vorbeugung von Schwangerschaftsstreifen (Striae)**
  - Langsame Gewichtszunahme
  - Bürsten- oder Zupfmassagen
  - Heiße und kalte Wechselduschen
  - Fetthaltige Cremes
  - Bei Juckreiz: nicht kratzen, sondern kalt abwaschen, Auftragen von Ringelblumensalbe oder -öl
  - Die prophylaktischen Maßnahmen sind jedoch nicht immer erfolgreich!

- **Pigmentflecken (Chloasmen)**
  - Sonnenbestrahlung einschränken (breitkrempiger Hut, Sonnenschutzmittel)
  - Die Pigmentflecken verschwinden nach der Geburt.

2.7 Schwangerschaftsabbruch (Abruptio)

- **Definition**

  Vorzeitige Beendigung (Abbruch) einer Schwangerschaft durch einen Arzt unter Beachtung der gesetzlichen Bestimmungen. Die Schwangere muß in den Abbruch einwilligen.

- **Gesetzliche Bestimmungen**
  - **Rechtswidrigkeit:**
    Ein Abbruch ist nicht rechtswidrig beim Vorliegen einer Indikation (medizinisch, kriminologisch). In allen anderen Fällen ist ein Schwangerschaftsabbruch rechtswidrig, aber nicht strafbar, wenn die Schwangere den Abbruch verlangt und nachweist, daß sie sich mindestens 3 Tage vor dem Eingriff hat beraten lassen.
  - **Medizinische Indikation** (um eine Gefahr für das Leben oder die Gefahr einer schwerwiegenden Beeinträchtigung des körperlichen oder seelischen Gesundheitszustandes abzuwenden):
    Schriftliche Feststellung der Indikation durch einen Arzt, der den Abbruch nicht selbst vornimmt. Der Abbruch ist in jedem Gestationsalter möglich, keine Pflichtberatung. Die frühere embryopathische Indikation (schwere Schädigungen des Feten) wird durch die medizinische Indikation aufgefangen.
  - **Kriminologische Indikation** (Schwangerschaft als Folge einer Vergewaltigung):
    Der Abbruch ist bis zur 12. Woche nach der Empfängnis erlaubt. Die Schwangere muß den Abbruch verlangen. Die kriminologische Indikation muß von einem Arzt gestellt werden, der den Abbruch nicht selbst vornimmt.
  - **Schwangerschaftsabbruch in sonstigen Fällen:**
    Beratung (Bescheinigung!) durch anerkannte Beratungsstelle notwendig. Zwischen Beratung und Abbruch muß eine dreitägige Überlegungsfrist eingehalten werden. Der Abbruch ist nur bis zur 12. Woche nach der Empfängnis erlaubt. Für den den Abbruch vornehmenden Arzt gelten besondere Verhaltensanforderungen.
  - Außer einem stationären Eingriff ist auch ein ambulanter Abbruch möglich.
  - Die Krankenkassen dürfen nur Leistungen für einen indizierten Schwangerschaftsabbruch erbringen.

2.7 Schwangerschaftsabbruch (Abruptio)

- **Durchführung (Prinzip)**
  - Aufklärung über die Bedeutung des Eingriffs, Folgen und Risiken
  - Allgemeinanästhesie oder Periduralanästhesie
  - Priming bei Nullipara
  - Schwangerschaftsabbruch < 12. Woche: Dilatation der Zervix mit Hegarstiften, Saugkürettage und/oder Kürettage mit stumpfer Kürette
  - Schwangerschaftsabbruch > 12. Woche: Weheninduktion mit Prostaglandinen, Spontanausstoßung anstreben, Nachkürettage
  - Kontraktionsmittel, Eisblase
  - Rh-Prophylaxe bei rh-negativen Schwangeren

- **Komplikationen**
  - Psychischer Konflikt
  - Frühkomplikationen: Zervixverletzung, Perforation, Blutung, unvollständige Ausräumung, Infektion
  - Mögliche Folgeschäden: Sterilität, Zervixinsuffizienz, spätere Frühgeburten, fetale Wachstumsretardierung, Placenta praevia, ausbleibende Plazentalösung, unvollständige Plazenta

- **Aufgaben der Hebamme**
  - Hilfe bei der Konfliktbewältigung (vor und nach dem Eingriff)
  - Beratung über die gesetzlichen Grundlagen des Schwangerschaftsabbruchs
  - Aufklärung
  - Beistand bei einer Spätabruptio
  - Risikofaktor Schwangerschaftsabbruch bei späteren Schwangerschaften und Geburten beachten!

3 Geburtsvorbereitung

3.1 Gestaltung

- **Allgemeines**
    - Die Geburtsvorbereitung umfaßt die physische und psychische Vorbereitung auf die Geburt zusätzlich zur medizinischen Betreuung der Schwangeren.
    - Methoden und Inhalt können vielfach variieren.
    - Wichtig: keine Ideologie vertreten, sondern individuelle Bedürfnisse berücksichtigen!

- **Für die Kursleiterin hilfreich**
    - Vielseitige Erfahrungen in Schwangerenvorsorge, Geburtshilfe und Wochenbettbetreuung
    - Hospitation bei erfahrenen Kolleginnen
    - Teilnahme an Fortbildungsveranstaltungen

- **Ziele**
    - Vermittlung von Kenntnissen über die Physiologie der Schwangerschaft
    - Stärkung des Vertrauens in den eigenen Körper, Akzeptanz physiologischer Vorgänge fördern
    - Vermittlung von Kontakten und Austausch zwischen Schwangeren/Paaren
    - Befähigung zur Zusammenarbeit mit Hebamme und Arzt
    - Vorbereitung auf ein gutes, **individuelles** Geburtserlebnis
    - Vorbereitung auf die Elternschaft

- **Möglichkeiten**
    - Einzelvorbereitung (auf ärztliche Anordnung)
    - Kurse nur für Frauen
    - Kurse für Paare (wobei auch eine andere Bezugsperson Partner sein kann)

3.1 Gestaltung

- **Anmeldung**
  - Visiten- und Anmeldungskarten in Arztpraxen auslegen (Abb. 3.1)
  - Nach der schriftlichen oder telefonischen Anmeldung ist ein persönliches Vorgespräch empfehlenswert.
  - Anmeldeformular ausfüllen lassen (Vordruck oder selbst entwerfen, vgl. Abb. 3.2)
  - Schriftliche Einladung zum Kursbeginn

- **Beginn und Teilnehmerzahl**
  - Einzelvorbereitung individuell festlegen, je nach Indikation sehr früher oder sehr kurzfristiger Kursbeginn
  - Vorbereitungskurse für Gruppen ab der 28. SSW anbieten
  - Maximal 10 Frauen/Paare pro Gruppe (sinnvoll 6-8)
  - Innerhalb einer Gruppe sollten die Geburtstermine nicht mehr als 4 Wochen auseinander liegen.

- **Räumlichkeiten**
  - Gut zu lüftende, helle Räume
  - Ansprechende, zweckmäßige Einrichtung
  - Telefonanschluß
  - Toiletten in der Nähe
  - Geeignet können Hebammen-/Arztpraxen, Krankenhäuser, Gesundheitsämter, Sozialstationen, Familienbildungsstätten, Kindertagesstätten, Schulen, Sporträume, Gemeinschaftshäuser oder Gemeinderäume sein.

- **Ausstattung und Atmosphäre**
  - Riesige Räume (z. B. Sporträume) verkleinern und abteilen (z. B. durch „Wände" aus farbiger Pappe, Bastrollos, Paravents)
  - Fenster mit Rollos oder Jalousien versehen („blickdicht" für unerwünschte Zuschauer)
  - Teppiche bzw. Teppichboden
  - Matten mit waschbaren Bezügen, Decken, Kissen
  - Musikanlage, Kassettenrecorder, Platten- oder CD-Spieler
  - Indirektes Licht, Dimmer, Kerzen, Duftlampen
  - Bilder, Blumen
  - Telefon leise stellen

- **Hilfsmittel**
    - Gymnastikbälle
    - Lagerungshilfen (Knierollen, Keilkissen, Corpo Med®-Kissen)
    - Meditationshocker
    - Massagegeräte (Togu-, Tennisbälle, Kirschkernkissen)
    - Geburtsatlas o. ä., Fotos, Zeichnungen, Bücher, Broschüren
    - Puppe (biegsam, aber nicht abstrakt!)
    - Modelle von Becken, Uterus, Beckenboden, Damm
    - Videos, Schallplatten, CDs, Tonbänder, Kassetten
    - Stifte und Papier
    - Wichtigstes Hilfsmittel: eigener Körper, Hände, Sprache

- **Kursaufbau (Vorschläge)**
    - Ein Abend pro Woche über mindestens 2 Monate
    - Wochenendkurs für Kurzentschlossene, bei Montage- oder Schichtarbeit der Partner
    - Jede Gruppe gestaltet ihren Kurs individuell.
    - Das Konzept muß stehen (logischer Aufbau), Abweichungen müssen aber immer möglich sein.
    - Gespräche führen (keine Vorträge halten)
    - Für ausgewählte Themen ggf. Gäste einladen: Kinderärzte(tinnen), Gesundheitsberater(in), Psychologe(gin), Stillgruppenleiter(in), Sozialarbeiter(in)
    - Empfehlung von Büchern, Zeitschriften, Broschüren mit weiterführenden Informationen
    - Ausgewogenheit zwischen Information und Körperarbeit
    - Wiederholung bestimmter Übungen (z. B. Tönen, Beckenbodentraining, Bauchatmung, Ganzkörperentspannung) bei jedem Treffen (Aufbau auf Bekanntem bringt Sicherheit)

> **Tip:** Das Kennenlernen der Geburtsklinik als Gruppe liefert interessanten Gesprächsstoff (viele Augen sehen mehr!) und intensiviert die Zusammenarbeit mit dem Krankenhaus.

Postkartenformat, Vorderseite:

Wenn Sie Hebammenbetreuung wünschen, übergeben Sie bitte diese Karte ausgefüllt Ihrem Gynäkologen oder stecken Sie sie einfach in den Briefkasten.
Ihre Hebamme setzt sich dann kurzfristig mit Ihnen in Verbindung.

Name, Vorname: ....
Anschrift: ....
....
Telefon: ....
Entbindungstermin: ....

Bis dann!

Rückseite:

Raum für wichtige Mitteilungen: **ANTWORT**   Bitte freimachen!

Hebamme

_____

_____

___   _____

Abb. 3.1 Vorschlag für eine Anmeldungskarte (zum Auslegen in der Arztpraxis)

ANMELDUNG

Hiermit melde ich mich verbindlich bei Hebamme ....
zu einem Geburtsvorbereitungskurs an.

Name, Vorname: ....
Geburtsdatum: ....
Anschrift: ....

Telefon: ....
(falls nicht selbst, versichert bei:)
Name, Vorname: ....
Geburtsdatum: ....
Angaben von der Versicherungskarte
Versichertennummer: ....
Krankenkasse/Sitz: ....
Kassennummer: ....
Status/gültig bis: ....
Voraussichtlicher Geburtstermin: ....
Mein Partner wird am Kurs teilnehmen: Ja/Nein
Datum und Unterschrift

------- Hier abtrennen -------

Für 14 Stunden Geburtsvorbereitung stehen jeder Schwangeren 140,– DM von den gesetzlichen Krankenkassen zur Verfügung. Der Eigenanteil pro Paar beträgt DM .... und wird bei Anmeldung überwiesen an Hebamme ....
Kreditinstitut ...., BLZ: ....
Kontonummer: ....

Dieser Betrag wird zurückerstattet, wenn eine Abmeldung bis ...... Wochen vor Kursbeginn erfolgt. Danach ist eine Rückerstattung nur möglich, wenn der Platz erneut vergeben werden kann.
Die Kursgebühr (und ggf. der anfallende Kassenanteil) ist auch zu zahlen, wenn Teile des Kurses nicht in Anspruch genommen werden.

Kursbeginn Datum: .... Uhrzeit: ....

Ort: ....

Abb. 3.2 Vorschlag für ein Anmeldeformular (linke Hälfte für die Kartei, rechte Seite für die Schwangeren)

3.2 Gesprächsthemen

- **Anpassung an die Schwangerschaft**
  - Anatomie und Physiologie der Fortpflanzungsorgane, Entwicklung des Kindes
  - Körperliche und emotionale Veränderungen, Schwangerschaftsbeschwerden
  - Tagesablauf, Arbeits- und Ruhephasen, Belastungen, Gewohnheiten
  - Körperpflege und Ernährung, Auswirkungen von Drogen, Medikamenten und Streß

- **Mutterschutz**
  - Rechte, Pflichten, soziale Hilfen
  - Vorsorgeuntersuchungen
  - Behördenwege

- **Partnerschaft**
  - Veränderungen in der Partnerbeziehung
  - Erfahrungen von Frauen (Paaren), die schon geboren haben
  - Sexualität vor und nach der Geburt
  - Hilfsmöglichkeiten des Partners im Kreißsaal

- **Ängste**
  - „Ammenmärchen"
  - Befürchtungen, Gefühle
  - Umgang mit Schmerzen

- **Vorbereitungen**
  - Kliniktasche packen
  - ggf. Planung einer ambulanten Geburt, Hausgeburt
  - Verhalten bei Notfällen in der Schwangerschaft besprechen

- **Klinikalltag**
  - Apparativ-technische Überwachungsmethoden
  - Abweichungen vom normalen Geburtsverlauf und Hilfsmöglichkeiten
  - Methoden zur Schmerzlinderung
  - Umgang mit Medikamenten

- **Wochenbett**
  - Stillen
  - Psychische und körperliche Veränderungen
  - Empfängnisverhütung

- **Neugeborenes**
  - Pflege, Ernährung
  - Untersuchungen, Prophylaxen
  - Verhalten der Geschwister

3.3 Körperarbeit

- **Haltungstraining mit Übungsvorschlägen**
  - **Ziele:**
    Anpassung der Körperhaltung an das zunehmende Gewicht
    Vermeidung von Verspannungen in Nacken-, Rücken- und Kreuzregion
    Förderung des allgemeinen Wohlbefindens
  - **Korrektur der Haltung:**
    Ausgangsposition: Stehen, Füße hüftbreit auseinander und gerade ausgerichtet, Knie locker
    Gewicht zwischen Fersen und Fußballen ausbalancieren – einige Male Beckenkippen und -aufzug im Wechsel (bis Mittelpunkt gefunden ist) – Brustkorb nach außen öffnen (Rippen heben) – Schultern nach hinten unten fallen lassen (Arme leicht nach außen drehen) – Kopf vor- und zurückknicken, dann Kinn im rechten Winkel zum Hals ausrichten.
    Diesen Bewegungsablauf (Becken aufrichten, Rippen heben, Schultern leicht nach hinten senken, Kinn nach oben) mehrmals täglich üben!
  - **Aufrichten der Wirbelsäule:**
    Ausgangsposition: Stehen mit gespreizten Beinen in einer Tür (Rücken am Rahmen), Füße ca. 20 cm vom Pfosten entfernt, Oberkörper fällt mit hängenden Armen nach vorn (fühlt sich schwer an), Gesäß berührt (gerade eben) den Rahmen.
    Allmählich (Wirbel für Wirbel) aufrichten und Rücken gegen den Pfosten drücken (Schultern bleiben locker) – Kopf aufrichten und Muskelarbeit spüren
    Zweimal täglich (morgens und abends) üben!

- **Bücken, Heben, Tragen, Recken:**
  Stets Knie statt Rücken beugen (Hocken mit grätschten Beinen), Vorbeugen mit geradem Rücken aus der Hüfte heraus;
  beim Anheben Schwerpunkt nahe an den Körper bringen, nicht mit verdrehtem Rumpf heben;
  beim Tragen Beckenbodenmuskulatur anspannen, Gewicht gleichmäßig verteilen;
  vor dem Recken (z. B. Wäsche aufhängen) Beckenaufzug wichtig
- **Liegen, Sitzen, Aufstehen:**
  Goldene Regel: immer über die Seitenlage hinlegen oder aufstehen; Seitenlage mit abgepolstertem Bauch, Knie und Knöchel ratsam;
  Schneidersitz (mit geradem Rücken) oder Langsitz (mit Rückenstütze) empfehlenswert, beim Sitzen auf einem Stuhl Beine nicht übereinander schlagen;
  Aufstehen mit geradem Rücken und einem vorgestellten Bein

- **Fuß-Bein-Gymnastik**
  - **Ziele:**
    Thromboseprophylaxe
    Entlasten der Muskeln, Bänder und Gelenke der Beine
    Vorbeugung und Verminderung von Ödemen
    Verhinderung von Schmerzen im Fuß-Bein-Bereich
  - **Achtung:**
    Beckenentstauung vor Beinentstauung!
    Gleichzeitiges Üben beider Beine vermeiden (Rektusdiastase)! Die Übungen können beliebig oft wiederholt werden!

- **Beckenmobilisation mit Übungsbeispiel**
  - **Ziele:**
    Förderung der Durchblutung
    Verbesserung der Körperhaltung
    Lösung von Verspannungen und damit Verhinderung von Kreuzschmerzen
  - **Bauchtanzbewegung:**
    Mögliche Ausgangspositionen: Stand mit leicht geöffneten Beinen und gebeugten Knien, Kniestand mit hüftbreit geöffneten Knien, Vierfüßlerstand

Fließende, sanfte Kipp- und Kreisbewegungen des Beckens (sehr angenehme und empfehlenswerte Bewegung während der Eröffnungsperiode)
- **Achtung:**
Übungen fließend, nicht ruckartig ausführen!
Rechts und links gleichmäßig üben!
Die Atmung sollte immer gleichmäßig bleiben!

- **Beckenbodentraining**
  - **Ziele:**
  Verbesserung der Stütz- und Schließfunktionen
  Erhöhung der Elastizität und damit der Dehnbarkeit unter der Geburt
  Vorbeugung von Senkungserscheinungen und -beschwerden
  - **Achtung:**
  Übungen ohne große Anstrengungen ausführen!
  Anspannung oder Dehnung immer während der Ausatmung!
  Jede Übung mit Grundspannung beenden!

- **Bauchgymnastik**
  - **Ziele:**
  Erhaltung der Elastizität und Anspannungsfähigkeit
  Vermeidung bzw. Linderung von Dehnungsschmerzen
  Verhinderung von Rückenschmerzen (als Folge einer schwachen Bauchmuskulatur)
  - **Achtung:**
  Rektusdiastase verhindern!
  Anspannung immer mit Ausatmung verbinden!
  Bauch-Becken-Raum nicht einengen!

- **Brustmuskeltraining**
  - **Ziele:**
  Verbesserung der Körperhaltung
  Vorbeugung von Verspannungen im Brustkorbbereich
  Erhaltung von Form und Elastizität trotz Brustvergrößerung
  - **Achtung:**
  Isometrische Kräftigungsübungen bevorzugen!
  Kraftübungen (insbesondere Schnellkräftigung) sind während der Schwangerschaft ungeeignet!

3.4 Entspannungstraining

- **Ziele**
  - Sensibilisierung für Körperbefindlichkeiten
  - Konzentration auf den eigenen Körper über einen längeren Zeitraum
  - Wahrnehmung und Lösung von Verspannungen
  - Ausgeglichenheit und Wohlbefinden für den Verlauf der Schwangerschaft und weit darüber hinaus
  - Entwicklung der Fähigkeit, trotz angespannter Muskelgruppen den übrigen Körper bewußt zu entspannen
  - Befähigung zur optimalen Nutzung der Wehenpause als Erholungsphase

- **Vorbedingungen**
  - Übungsraum gut lüften, angenehm temperieren, Decken bereithalten
  - Lärm und grelles Licht ausschalten
  - Die Teilnehmer sollten enge, unbequeme Kleidung ausziehen, Brillen und Gürtel ablegen, vorher die Harnblase entleeren.
  - Kursleiter mit ausgeglichener, ruhiger Ausstrahlung
  - Stimme leise (aber nicht monoton), deutliche Aussprache
  - Wenige, aber präzise Anweisungen
  - Training immer mit Körpergrundspannung beenden

- **Ausgangspositionen**
  - Die Rückenlage ist günstig zum Erlernen der Entspannung.
  - Seitenlage (linke Seite empfehlen)
  - Sitz (Schneidersitz auf einem bequemen Stuhl, rittlings auf einem Stuhl)
  - Unterschenkel-Ellbogenstütz entlastet die Wirbelsäule
  - Stand (bei ausreichender Übungserfahrung)

- **Körperwahrnehmung durch Vorstellungsübungen**
  - Durchleben vergangener Erfahrungen unter Einsatz von Phantasie und Erinnerungsvermögen
  - Anfänglich einige Handlungen durchspielen, später genügt die Vorstellung bestimmter Abläufe, um Körperreaktionen zu spüren.

- **Entspannung durch Nachspüren der Auflagepunkte (Eutonie)**
  - Kein eigentliches Üben, sondern ein gedankliches Nachvollziehen
  - Schulung des Körperbewußtseins und der Körperempfindlichkeit
  - Nachspüren des Gewichts bestimmter Körperabschnitte ohne vorherige Anspannung
  - Anfangs einzelne Auflagepunkte, abschließend das Gesamtgewicht des Körpers erspüren
  - Durch die Verbesserung des Körpergefühls werden Spannungen wahrgenommen und gelöst.

- **Entspannung über Muskelanspannung**
  - Für den Übungsanfang günstig
  - Sensibilisierung für verschiedene Spannungszustände
  - Vier Teilschritte: Wahrnehmung bestimmter Muskelgruppen – Anspannung – Halten der Spannung – Entspannen
  - Ermüdungsprozeß der angespannten Muskulatur, Wärme- und Schweregefühl werden spürbar.

- **Differenzierende Entspannung**
  - Anspannung eines oder mehrerer Körperteile bei bewußter Entspannung des übrigen Körpers
  - Konzentration der Übenden auf die entspannte Muskulatur
  - Partner kontrolliert die Entspannung
  - **Achtung:** Die Augen bleiben geöffnet! Die Atmung bleibt gleichmäßig!

- **Entspannung über Atemwahrnehmung**
  - Bewußtmachen: Regelmäßigkeit der Atmung, Drei-Phasen-Rhythmus
  - Spüren: Arbeit der Atem- und Atemhilfsmuskeln
  - Erleben: Durchströmung der Atemwege bis in die Alveolen
  - Entspannen: Mit jedem Atemzug, der bewußt wahrgenommen, gespürt und erlebt wird, wird der Körper immer mehr entspannt.
  - **Achtung:** Keine bewußte Steuerung, sondern passives Geschehenlassen der Atmung!

- **Entspannung durch Vermittlung eines Wärmeerlebnisses**
    - Methode aus dem autogenen Training
    - Direkte Einflußnahme auf das vegetative Nervensystem
    - Das Wärmegefühl wird durch Gefäßerweiterung verursacht.

- **Entspannung durch Berührung**
    - Grundlage ist die nonverbale Kommunikation des Paares.
    - Spannungen werden gemeinsam gespürt und gelöst.
    - Das Auflegen der Hand des Partners löst das Signal „zur Hand hin entspannen" aus.
    - **Achtung:** Der Partner kontrolliert nicht nur die Entspannung, sondern muß die Spannung auch spüren und sich an ihrer Lösung beteiligen!

- Die verschiedenen Techniken schließen einander nicht aus, sondern ergänzen sich gegenseitig.

3.5 Atemschulung

- **Ziele**
    - Wahrnehmung des Atemvorgangs
    - Bewußtmachen der Veränderungen der Atmung bei Änderungen des Körpergefühls (Freude, Ausgeglichenheit, Schreck, Nervosität, Angst)
    - Senkung der Atemfrequenz bei der Steigerung des Atemzugvolumens
    - Verbesserung des Drei-Phasen-Rhythmus
    - Erhöhung des Wohlbefindens durch optimale Sauerstoffversorgung
    - Erwerb von Grundlagenwissen für den gezielten Einsatz von Atemtechniken während der Geburt

> **Achtung:**
> – Atmung als passiven Vorgang wahrnehmen und keine unnatürliche Atmung provozieren!
> – Der individuelle Atemrhythmus sollte nicht verändert werden.
> – Hyperventilation vermeiden!
> – Das Ausatmen nicht durch Anspannen der Bauchmuskeln verstärken!
> – Die Übungen für die Austreibung sollten den Gegebenheiten der jeweiligen Geburtsklinik angepaßt werden (Pressen oder Schieben).

- **Übungshinweise**

    – Bewußte Atmung und Entspannung sind eng miteinander verbunden.
    – Stöhnen bedeutet Entspannung
    – Unterschiedliche Übungspositionen ausprobieren

- **Bauchatmung**

    – „Zielatmung" für die Eröffnungsperiode
    – Tief in den unteren Bauchraum hineinatmen
    – Zum Schmerz hinatmen (gleichgültig, ob die Wehen in der Kreuzbein- oder Leistenregion gespürt werden)

- **Flankenatmung**

    – „Reserveatmung" für die späte Eröffnungs- und Übergangsperiode
    – In den Rippenraum hineinatmen
    – Bei erhöhtem Sauerstoffbedarf indiziert

- **Brustatmung**

    – „Ausweichatmung" für die Übergangs- und Austreibungsperiode
    – In den oberen Brust- und Schlüsselbeinraum hineinatmen
    – Die Brustatmung empfehlen, wenn es unmöglich erscheint, in den Bauch zu atmen (Höhepunkt einer Wehe)

- **Hechelatmung**

    – „Zweckatmung" für die Austreibungsperiode

3.5 Atemschulung

- Flach in den Hals-, Nasen- und Rachenraum hineinatmen
- Wenn der Preßdrang veratmet werden muß und keine andere Atemform möglich ist
- Muster: tiefer Atemzug – 10 bis 15 sec hecheln – Atemzug – erneut hecheln (4–6 mal wiederholen, je nach Wehendauer) – Erfrischungsatemzug am Ende der Kontraktion

● **Übungsvorschlag zum Erlernen**

- Schneidersitz, Rücken zum Partner, Schultern locker, Gesicht und Hände entspannt
- Die Hände des Partners geben das Atemziel an:
  Bauch – neben der Lendenwirbelsäule
  Flanken – neben den unteren Teil der Brustwirbelsäule
  Brust – auf die Schulterblätter
  Hecheln – auf die Schultern, Mittelfinger berühren die Schlüsselbeine

● **Atmen und Singen**

- „Tönen" bis zum Einsatz der Preß- oder Schiebeatmung
- Tiefe Einatmung – während der Ausatmung Dreier-Tonfolge summen oder einen Vokal („i" ungeeignet) singen

● **Erfrischungsatemzug** (nach *E. v. Staehr*)

- „Der große Atemzug fürs Kind" nach jeder Wehe
- Muster: einatmend den Bauchraum, dann die Flanken und schließlich den Brustraum mit Luft füllen – ausatmend erst den Bauchraum, dann die Flanken und zuletzt den Brustraum leeren – abschließend das Becken lockern

● **Preßatmungsmuster**

- Bei Wehenbeginn schnell tief einatmen – Mund schließen – Kinn auf das Brustbein senken – Luft über 15 bis 20 sec anhalten (Zwerchfell bleibt in Einatemposition) – Atemluft ausblasen und erneut schnell tief einatmen (2–3 mal wiederholen, je nach Wehendauer) – Erfrischungsatemzug am Ende der Kontraktion

Achtung: Beim Üben nicht wirklich pressen!

- **Schiebeatmungsmuster**
  - Leichte natürliche Einatmung – beim Ausatmen die Luft durch leicht gespitzte Lippen langsam gleichmäßig ausströmen lassen (5–6 mal wiederholen, je nach Wehendauer) – Erfrischungsatmung
  - Übungsvorschlag: Gebärposition einnehmen – Partner simuliert durch Druck auf den Oberschenkel die Dauer und Intensität einer Kontraktion

3.6 Massagen

- **Ziele**
  - Verbesserung des allgemeinen Wohlbefindens
  - Verbesserung der Durchblutung, Stoffwechselanregung
  - Erhaltung der Muskelspannkraft, Verhinderung von Fuß- bzw. Beinkrämpfen
  - Erhöhung der Gewebeelastizität, Vorbeugen von Striae gravidarum
  - Vorbeugung bzw. Verminderung von Ödemen
  - Linderung von Beschwerden während der Schwangerschaft (Dehnungs-, Ischiasschmerzen, Darmträgheit)
  - Schmerzlinderung, Druckminderung und Beruhigung während der Geburt
  - Vermittlung von Geborgenheit durch spürbare zärtliche Zuwendung

- **Voraussetzungen**
  - Kenntnisse über den Bau und die Funktion des Skelett- und Muskelapparates
  - Saubere, trockene Hände, kurze Fingernägel
  - Die zu behandelnden Körperpartien der Schwangeren sollten ebenfalls sauber und trocken sein.
  - Gleitfähigkeit durch Puder, Öle oder Fettcremes erhöhen

- **Grifftechniken**

  Streichungen:
  - Großflächige Bewegungen mit leichtem Druck einer oder beider Hände, der Fingerspitzen oder der Handknöchel

- Die Muskulatur wird in Faserrichtung von der herzfernen zur herznahen Ansatzstelle ausgestrichen.
- Die Hand schmiegt sich der Beschaffenheit der jeweiligen Region an.
- Die Bewegungen sollten ruhig und langsam (3 sec pro Strich) ausgeführt werden.

Knetungen:
- Tiefere, intensivere Bewegungen einer oder beider Hände in Zangenhaltung (Daumen abgespreizt, Finger geschlossen)
- Komprimierung, Dehnung oder Windung einzelner Muskelgruppen quer oder schräg zum Faserverlauf
- Schnellere Ausführung (eine Arbeitsphase beider Hände pro Sekunde)

Reibungen:
- Intensive, kleinflächige Bewegungen mit Daumen oder Fingerkuppen, die besonders bei Verhärtungen notwendig werden
- Kreisförmige oder elliptische Bewegungen mit Druckverstärkung in die gewünschte Gewebstiefe
- Rasche Ausführung (3 Zirkelungen pro Sekunde)

- **Behandlungen**

  - Füße und Beine: Streichungen, weiche Knetungen, leichte Reibungen
  - Bauchdecke: Streichungen, oberflächliche Knetungen, Hautfaltenabhebungen
  - Brust: leichte, kreisende Fingerspitzenstreichungen
  - Rücken: Hand-, Handballen- oder Handknöchelstreichungen mit unterschiedlichem Druck

- **Kontraindikationen**

  - Starke Varizen und andere Gefäßerkrankungen
  - Akute Entzündungen
  - Infektionskrankheiten

> **Achtung:** Ärztlich verordnete Massagen dürfen nur von erfahrenen Masseuren vorgenommen werden!

3.7 Schwangerenschwimmen

- **Ziele**

    - Linderung von Schwangerschaftsbeschwerden, Steigerung des Wohlbefindens
    - Anregung der Durchblutung und des Stoffwechsels
    - Lockerung, Dehnung und Kräftigung der Muskulatur
    - Bewußtmachen des eigenen Atemrhythmus, Ganzkörperentspannung
    - Varikosisprophylaxe

- **Vorteile**

    - Der Kältereiz bewirkt eine Anregung des Kreislaufs und die Abhärtung des Organismus.
    - Kräftigung des gesamten Bewegungsapparates durch den Reibungswiderstand des Wassers
    - Die Auftriebskraft verändert das Bewegungsempfinden und die Druckverhältnisse im Körper positiv.

- **Voraussetzungen**

    - Anwesenheit eines Rettungsschwimmers
    - Wassertemperatur zwischen 26 und 30 °C
    - Trennung vom übrigen Badebetrieb der Schwimmhalle
    - Gewährleistung einer individuellen Anleitung und einer optimalen Betreuung der Schwangeren

- **Gestaltung**

    - Vollendung der 12. SSW abwarten
    - Die Gruppenstärke hängt von den vorhandenen Kapazitäten ab (Schwimmfläche, Übungselemente, Ausbildungskräfte).
    - 30–40 Minuten reine Übungszeit ein- bis zweimal/Woche
    - Schwimmen und Wassergymnastik sind bis zum Ende der Schwangerschaft empfehlenswert.

- **Stundenaufbau (Schema)**

    -   5–10 min Einschwimmen (Anpassung)
    - 25–30 min Gymnastik (Steigerung der Intensität mit fortschreitender Stundenzahl)
    -   5–10 min Ausschwimmen (freie Bewegung im Wasser)

- **Hilfsmittel**
    - Schwimmflossen, -bretter, -kragen, -stäbe, -ringe
    - Aufblasbare Armmanschetten
    - Gymnastikbälle
    - Beckenwand

- **Übungshinweise**
    - Übungsgrundlage sind Elemente der klassischen Schwangerengymnastik.
    - Maximal 10 verschiedene Übungen pro Kursstunde, Wiederholung 3–5 mal
    - Kein Übungszwang oder Leistungsdruck
    - Die Übungen sollten nicht schnell und hektisch absolviert werden, die Atmung sollte gleichmäßig bleiben.
    - Ruhepause nach dem Schwimmen ermöglichen

- **Kontraindikationen**
    - Akute entzündliche Erkrankungen, akutes Asthma bronchiale
    - Blutungen, Zervixinsuffizienz, vorzeitige Wehentätigkeit
    - Chronische Nephritis und Hepatitis
    - Anfallsleiden
    - Gastroenterale Störungen
    - Offene Wunden
    - Dekompensierte Herz-Kreislauf-Erkrankungen, nur bedingt: arterielle Hypertonie

4 Pathologie der Schwangerschaft

4.1 Leitsymptome und Differentialdiagnosen

Blutungen

- Extrauteringravidität
- Abort
- Abtreibungsversuch
- Blasenmole
- Frühgeburt
- Placenta praevia
- Vorzeitige Plazentalösung
- Nicht gestationsbedingt:
  - Kolpitis
  - Zervixpolyp
  - Zervixkarzinom

Schmerzen

- Kindsbewegungen
- Wehen (Abort, Frühgeburt)
- Abtreibungsversuch
- Extrauteringravidität
- Vorzeitige Plazentalösung
- Schwere Präeklampsie (Kopfschmerzen)
- Drohende Eklampsie (Schmerzen im Oberbauch, Kopfschmerzen)
- HELLP-Syndrom (Schmerzen im Oberbauch)
- Akutes Hydramnion
- Nicht gestationsbedingt:

- Thrombose (Beckenvenen, Ober- und Unterschenkel)
- Wadenkrämpfe
- Appendizitis
- (Zysto-)Pyelonephritis
- Nierenkolik
- Gallenkolik
- Akute Pankreatitis
- Ileus
- Stieldrehung (Ovarialtumor, Myom)

Fieber

- Amnioninfektionssyndrom
- Fieberhafte Fehlgeburt
- Abtreibungsversuch
- (Zysto-)Pyelonephritis
- Erkältung
- Angina tonsillaris (Rachenring)
- Bronchitis, Pneumonie
- Infektionskrankheit

Diskrepanz zwischen Uterusgröße und Gestationsalter

- **Uterus größer als dem Gestationsalter entsprechend**

  - Blasenmole
  - Mehrlinge
  - Hydramnion
  - Großes Kind
  - Fehlerhafte Terminbestimmung
  - Großer Uterus myomatosus

- **Uterus kleiner als dem Gestationsalter entsprechend**

  - Fetale Wachstumsretardierung
  - Oligohydramnion, Anhydramnie
  - Blasensprung
  - Fruchttod
  - missed abortion
  - Fehlerhafte Terminbestimmung

Extreme Gewichtsveränderungen

- **Gewichtszunahme**
  - Ödeme (Spätgestose)
  - Mehrlinge
  - Hydramnion
  - Adipositas

- **Gewichtsabnahme**
  - Hyperemesis
  - Fetale Wachstumsretardierung
  - Übertragung
  - Diabetes mellitus
  - Andere, nicht gestationsbedingte Begleitkrankheit

Ikterus

- **Schwangerschaftsbedingt**
  - Hyperemesis
  - Intrahepatische Cholestase
  - Präeklampsie mit Leberbeteiligung
  - Akute Schwangerschaftsfettleber

- **Nicht schwangerschaftsbedingt**
  - Hepatitis
  - Leberzirrhose
  - Toxische Lebererkrankung (Alkohol, Bakterientoxine)
  - Verschlußikterus (Gallenstein)
  - Hämolytischer Ikterus u. a.

4.2 Fehlgeburt (Abort)

- **Definition**

  Vorzeitige Ausstoßung des Uterusinhaltes innerhalb der ersten 24 SSW, wenn der Fetus (das Fehlgeborene) weniger als 500 g wiegt und keine Lebenszeichen nachweisbar sind

4.2 Fehlgeburt (Abort)

- **Ursachen**
  - Häufig unbekannt
  - Abortiveier (Molen): nicht entwicklungsfähige Schwangerschaftsprodukte, z. B. durch Chromosomenanomalie oder äußere Einflüsse
  - Störungen von seiten des Uterus (Fehlbildungen, Myome, Zervixinsuffizienz, Zustand nach Abrasio)
  - Hormonelle Störungen (Corpus luteum-Insuffizienz, Diabetes mellitus, Schilddrüsenerkrankungen)
  - Störungen der Immuntoleranz
  - Allgemeinerkrankungen der Mutter (fieberhafte virale/bakterielle Infektionen, bösartige Tumoren, Anämie u. a.)
  - Intrauterine Infektionen
  - Physisches oder psychisches Trauma
  - Illegaler Eingriff (Abtreibung)
  - Die Ursachen von Spätaborten sind vielfach mit den Ursachen der Frühgeburten identisch.

- **Symptome**
  - Blutung
  - Uterine Kontraktionen
  - Sonographisch: fehlende Vitalitätszeichen
  - Zervixeröffnung
  - Ausstoßung des Uterusinhaltes
  - Der Uterus ist kleiner als dem Gestationsalter entsprechend.

- **Klinischer Verlauf**
  - **Einzeitig** meist beim Frühabort (bis zur 12. SSW): Ausstoßen des Embryo zusammen mit Amnion- und Chorionhüllen
  - **Zweizeitig** beim Spätabort (13.–24. SSW): getrenntes Ausstoßen von Fetus und Plazenta
  - Abgrenzbare (Verlaufs-)**Stadien:** drohender, nicht aufzuhaltender, unvollständiger oder vollständiger Abort (Abortus imminens, incipiens, incompletus, completus)
  - Bei **lokaler Infektion:** fieberhafter Abort
  - Bei **Infektion der Nachbarorgane** (Adnexe, Parametrien): komplizierter Abort
  - Bei einer vom Uterus ausgehenden **Allgemeininfektion:** septischer Abort
  - Als **habitueller Abort** bei ≥ 3 aufeinanderfolgenden spontanen Fehlgeburten

- Als **missed abortion** bei einer abgestorbenen, nicht ausgestoßenen (verhaltenen) Frucht

- **Therapieprinzipien**

  - Je nach den Ursachen ist die Therapie konservativ, medikamentös oder operativ.
  - Bei fehlenden Vitalitätszeichen wird die Ausstoßung (medikamentös) gefördert.
  - Nachkürettage bei unvollständiger Entleerung des Uterus
  - ggf. Rh-Prophylaxe
  - Abstillen
  - Ursache ermitteln (Obduktion des Fehlgeborenen, Histologie der Plazenta, bakteriologische Abstriche, Serologie, Chromosomenanalyse)

- **Komplikationen**

  - Psychisches Trauma
  - Blutungen
  - Infektion
  - Chorionkarzinom
  - Antikörperbildung (Rh-System)
  - Wiederholungsrisiko
  - Sterilität
  - Bei nachfolgenden Schwangerschaften und Geburten: Placenta praevia, ausbleibende Plazentalösung, unvollständige Plazenta

- **Aufgaben der Hebamme**

  - Beistand bei Spätaborten
  - Versorgung des Fehlgeborenen
  - Hilfe bei der Konfliktbewältigung
  - Risikofaktor Fehlgeburt bei späteren Schwangerschaften und Geburten beachten

4.3 Frühgeburt

- **Defintion**

Geburt vor der vollendeten 37. SSW, Geburtsgewicht ≥ 500 g

4.3 Frühgeburt

- **Häufigkeit:** 6–8 %

- **Ursachen (= Risikofaktoren)**

    - **Sozio-ökonomische Faktoren:**
      Alter < 18 Jahre oder > 35 Jahre, niedriger sozialer Status, keine Schwangerenberatung, Nikotinabusus; berufliche, physische und psychische Überbelastung
    - **Anamnestische Risikofaktoren:**
      vorausgegangene Früh- oder Totgeburten, >2 Fehlgeburten, Abruptio, Multiparität
    - **Mütterliche Ursachen:**
      Kolpitis, Zervizitis, Zervixinsuffizienz, Uterusfehlbildungen, Operationen am Uterus (Konisation, plastische Op bei Uterusfehlbildung), uterine Blutung, Gestose, Anämie, Harnwegsinfektion, Diabetes mellitus, Infektionskrankheiten (Hepatitis, Toxoplasmose, Lues u. a.)
    - **Fetoplazentare Ursachen:**
      intrauterine Infektion, vorzeitiger Blasensprung, Mehrlinge, Hydramnion, fetale Fehlbildungen, chromosomale Störungen, Placenta praevia, Plazentainsuffizienz, Einstellungs- und Lageanomalien (BEL, QL)

- **Prophylaxe**

    - Ausschluß bzw. Minimierung von Risikofaktoren
    - Aufklärung über bestehende Risiken
    - Einschränkung körperlicher (sportlicher) Aktivitäten
    - Engmaschige Schwangerenbetreuung (Intensivschwangerenbetreuung)
    - Kontrolle des vaginalen pH-Wertes (normal < 4,4), Scheidensanierung
    - Prophylaktische Liegekur
    - Cerclage
    - Frühzeitig totaler Muttermundsverschluß bei belasteter Anamnese

- **Diagnose der drohenden Frühgeburt**

    - Anamnese
    - Palpation uteriner Kontraktionen
    - Externes CTG: > 5 Kontraktionen/h von mindestens 30 sec Dauer

- Zervix: zunehmende Verkürzung und/oder Eröffnung (Bishop-Score: vorzeitige Zervixreifung)
- Nachweis/Ausschluß eines Blasensprungs (s. Kap. 5.2)
- Entzündungsparameter (Leukozyten, CRP)
- Scheiden-/Zervixabstriche (Bakteriologie)
- Vaginaler pH-Wert ansteigend ($\geq 4,4$)

- **Therapie der drohenden Frühgeburt**
  - Strenge Bettruhe, keine Kohabitationen
  - Stationäre Aufnahme
  - i. v. Tokolyse mit Fenoterol (s. Kap. 13.7), alternativ Ritodrin (Pre-par®), Hexoprenalin (Tokolysan®) u. a.
  - Kontraindikationen zur Tokolyse beachten, Intensivüberwachung erforderlich (s. Kap. 13.7)
  - Tokolysedauer nach Möglichkeit mindestens bis zur abgeschlossenen Lungenreife-Induktion
  - Bei nachlassender Wehentätigkeit ggf. Übergang auf eine orale Tokolyse
  - Zusatztherapie mit Magnesium (s. Kap. 13.8)
  - Induktion der fetalen Lungenreife (bis 35. SSW) mit Betamethason (s. Kap. 13.3) oder Ambroxol (s. Kap. 13.2)
  - Wiederholung der Lungenreifeinduktion nach 10 Tagen
  - ggf. Sedativa, z. B. Diazepam (s. Kap. 13.5)
  - Gleichzeitig kausale Therapie anstreben: Scheidensanierung, Anämie oder Harnwegsinfekt behandeln, Cerclage am wehenlosen Uterus oder Pessareinlage
  - Bei einem vorzeitigen Blasensprung Lungenreife-Induktion anstreben, dann Schwangerschaft beenden (indizierte Geburtseinleitung, Kap. 5.8.2)
  - Bei einem Amnioninfektionssyndrom (s. Kap. 6.3) ist eine baldige Beendigung der Schwangerschaft notwendig (indizierte Geburtseinleitung).
  - ggf. Verlegung der Schwangeren in ein perinatologisches Zentrum (Uterus ist die beste „Transportcouveuse")

- **Geburtsleitung bei nicht aufzuhaltender Frühgeburt**
  - Aufklärung der Mutter/Eltern (Überlebenschancen des Feten, Besonderheiten der Geburt)
  - Neonatologen informieren
  - Individuelle Entscheidung über den Geburtsmodus

> **Grundsatz:** Geburtstrauma minimal halten und Hypoxie vermeiden

- Vaginale Spontangeburt nur bei Schädellage und beim Fehlen zusätzlicher Risikofaktoren
- Fruchtblase möglichst lange erhalten
- Überwiegend externe CTG-Überwachung
- Protrahierten Geburtsverlauf und rasche Geburt vermeiden (vorsichtige Anwendung von Wehenmitteln)
- Episiotomie anlegen
- Breites hinteres Spekulum zur Dehnung des Dammes
- Postnatalen Wärmeverlust vermeiden
- **Indikationen zur Schnittentbindung:** sehr kleines Frühgeborenes (< 1500 g), Einstellungs- oder Lageanomalien, fetale Hypoxie, protrahierter Geburtsverlauf, vorzeitiger Blasensprung und/oder Amnioninfektionssyndrom bei unreifer Zervix, vorzeitige Plazentalösung, Placenta praevia

- **Besondere Gefährdung des unreifen Feten unter der Geburt** durch

    - Mechanische Belastung (Geburtstrauma)
    - Hypoxie, Azidose
    - Medikamentengabe an die Mutter (Analgetika, Narkotika)
    - Infektion

> **Beachte:** Das Gestationsalter ist für die Prognose des Frühgeborenen wichtiger als das geschätzte/gemessene Gewicht!

4.4 Zervixinsuffizienz

- **Definition**

    Verkürzung und/oder teilweise Eröffnung der Zervix vor der 37. SSW durch eine Störung des zervikalen Verschlußapparates, im weiteren Sinn auch vorzeitige Zervixreifung durch vorzeitige Wehentätigkeit

- **Ursachen**

    - Anlagebedingte Gewebsschwäche
    - Vorausgegangene Operationen an der Zervix (Konisation)

- (Riß-)Verletzung der Zervix (bei Schwangerschaftsabbruch, vaginal operativen Entbindungen, Spontangeburten)
- Mehrlingsschwangerschaft
- Vorübergehende und/oder unterschwellige Wehentätigkeit
- Infektion von Vagina und Zervix (Kolpitis, Zervizitis)

- **Komplikationen**

  - Vorzeitiger Blasensprung
  - (Spät-)Abort
  - Frühgeburt

- **Therapie**

  - Bettruhe (Fußende hoch)
  - Scheidensanierung
  - Pessareinlage
  - Zervixverschlußoperation (Cerclage nach *Shirodkar, McDonald,* totaler MM-Verschluß nach *Saling* oder andere Verfahren)
  - Der Eingriff muß dokumentiert werden (Mutterpaß).
  - Entfernung von Pessar bzw. Cerclagefaden: bei vorzeitiger Wehentätigkeit, Kolpitis, in der 38. SSW

4.5 Plazentainsuffizienz

- **Definition**

  Funktionell oder anatomisch bedingte Leistungsminderung der Plazenta, die mit einer mangelhaften respiratorischen (den Gasaustausch betreffenden) und/oder nutritiven (die Ernährung betreffenden) Versorgung des Feten einhergeht

- **Pathogenese**

  - Funktionelle Störung der utero-plazentaren Blutzirkulation (z. B. durch Nikotin, Hyper-, Hypotonie, Wehen u. a.)
  - Funktionelle Einschränkung der zellulären Stoffwechselleistung (z. B. bei Reifungsstörungen, Überalterung)
  - Anatomisch: Reduktion der Austauschfläche der Plazenta (z. B. durch Nidations-, Wachstumsstörungen, Formanomalien, Degeneration, Thromben, Infarkte, Fibrin-, Kalkablagerungen u. a.)

– Häufig findet man eine Kombination funktioneller und anatomischer Ursachen.

- **Verlaufsformen:** akut, subakut, chronisch

4.5.1 Akute (respiratorische) Plazentainsuffizienz

Sie entwickelt sich innerhalb von wenigen Minuten bis Stunden.

- **Ursachen**
  - Vorzeitige Lösung der Plazenta
  - (Wehen-)Belastung bei chronischer Plazentainsuffizienz
  - Hypertone, hyperaktive Wehentätigkeit (Überdosierung von Wehenmitteln)
  - Im weitesten Sinne auch Vena cava inferior-Syndrom, Schockzustand der Mutter, eklamptischer Anfall

- **Folgen für den Feten**
  - Hypoxie
  - Intrauteriner Fruchttod

- **Diagnostik**
  - Pathologische FHF-Muster im CTG
  - Azidose bei der Mikroblutgasuntersuchung

- **Therapie**

  In Abhängigkeit von der Ursache:
  - Baldige Schwangerschafts-/Geburtsbeendigung
  - Tokolyse bei pathologischer Wehentätigkeit
  - Seitenlagerung beim Vena cava inferior-Syndrom
  - Behandlung einer Präeklampsie/Eklampsie
  - Kreislaufstabilisierung bei einem mütterlichen Schockzustand

4.5.2 Subakute Plazentainsuffizienz

Sie entwickelt sich innerhalb von wenigen Tagen.

- **Typisches Krankheitsbild**
    - Übertragung (s. Kap. 4.7)

- **Diagnostik**
    - Ruhe-, Belastungs-CTG (Streßtest)
    - Doppler-Sonographie
    - Biophysikalisches Profil: Kombination von CTG- und Sonographie-Daten (FHF-Muster, fetale Bewegungsaktivität, Fruchtwassermenge, Plazentastruktur)

4.5.3 Chronische (nutritive) Plazentainsuffizienz

Sie entwickelt sich im Laufe von Wochen bis Monaten.

- **Ursachen**
    - Morphologische Veränderungen der Plazenta: kleine Plazenta, Infarkte, Verkalkung u. a.
    - Morphologische Veränderungen des Uterus: Fehlbildungen, Hypoplasie
    - Fetale Fehlbildungen, chromosomale Störungen
    - Intrauterine Infektionen
    - Schwangerschaftshypertonie, Präklampsie, nichtgestationsbedingte mütterliche Erkrankungen (z. B. Herz-, Nierenkrankheiten, Diabetes mellitus)
    - Mehrlinge
    - Mißbrauch von Nikotin, Alkohol, Drogen
    - Mütterliche Mangelernährung

- **Folgen für den Feten**
    - Intrauterine Wachstumsretardierung, Untergewichtigkeit
    - Nachlassende Vitalität (KBW)
    - Abnahme des Fruchtwassers
    - Übergang in eine (sub-)akute Plazentainsuffizienz, vor allem unter (Wehen-)Belastung
    - Intrauteriner Fruchttod

- **Symptome bei der Mutter**
    - Mangelnde Gewichtszunahme
    - Mangelnde Zunahme des Leibesumfangs

- Abnehmende Kindsbewegungen
- Uterus kleiner als dem Gestationsalter entsprechend

- **Diagnostik und Überwachung**

    - Mögliche Ursachen eruieren
    - Klinische Untersuchung: Symphysen-Fundus-Abstand, Fundusstand, Leibesumfang, Körpergewicht, Kindsbewegungen
    - Kardiotokographie: Ruhe-CTG, Streßtest
    - Sonographie: fetale Biometrie, Fruchtwassermenge beurteilen, Doppler-Sonographie
    - Biophysikalisches Profil
    - Bei schwerer Wachstumsretardierung: Chromosomenanalyse

- **Therapie**

    - Aufklärung der Mutter/Eltern über den fetalen Gefahrenzustand
    - Grunderkrankung behandeln
    - Bettruhe (verbessert die Uterusdurchblutung)
    - Hospitalisierung
    - Medikamentöse Förderung der Uterusdurchblutung (z. B. Magnesium, Tokolyse)
    - ggf. Lungenreifeinduktion
    - Individuelle Festlegung des Geburtstermins in Abhängigkeit von der Ursache und vom fetalen Zustand
    - Indizierte Geburtseinleitung
    - Geburtsmodus: hohe Rate operativer Entbindungen

4.6 Intrauterine Wachstumsretardierung

- **Definition**

    Abweichen des kindlichen Geburtsgewichtes unter die 10. (leichte bis mäßige Retardierung) bzw. 3. Gewichtsperzentile (schwere Retardierung) der Standardwachstumskurve, bezogen auf das Gestationsalter
    Synonyma: intrauterine Mangelentwicklung, Mangelgeborenes, fetale Hypotrophie, Dystrophie, small-for-date-baby, small-for-gestational-age (SGA), intrauterine growth retardation

- **Diagnose**
  - **Pränatal:** Das sonographisch geschätzte fetale Gewicht liegt um ≥ 2 Wochen hinter dem Normwert zurück.
  - **Postnatal:** Geburtsgewicht und Gestationsalter werden mit den Perzentilenwerten der Standardgewichtskurve verglichen.

- **Ursachen, Symptome, Überwachung und Therapie**

  (s. chronische Plazentainsuffizienz, Kap. 4.5.3)

- **Komplikationen und Prognose**
  - Intrauterine Hypoxie
  - Intrauteriner Fruchttod
  - Frühgeburtlichkeit
  - Häufig Störungen der geistigen Entwicklung

4.7 Übertragung, Terminüberschreitung

- **Definitionen**
  - **Übertragung:** mit Plazentainsuffizienz einhergehende Überschreitung des Geburtstermins (echte Übertragung, Überreife, Postmaturität)
  - **Terminüberschreitung:** Überschreitung des Geburtstermins um ≥ 10 Tage (rechnerische Übertragung)

- **Komplikationen**
  - **Übertragung:** intrauterine Hypoxie, intrauteriner Fruchttod, Anstieg der perinatalen Mortalität
  - **Terminüberschreitung:** Entwicklung einer Übertragung möglich

- **Diagnostik**
  - **Überprüfung des Geburtstermins:**
    Zyklusanamnese, letzte Regel, Konzeptionstermin, Tastbefund bei Feststellung der Gravidität, Sonographiebefunde vor der 20. SSW, Zeitpunkt der ersten KBW, Zeitpunkt des Fundusstandes am Nabel
  - Engmaschige Überwachung ab Geburtstermin:
    bis 41. SSW zweitägig, danach täglich

- Anamnestisch: Kontrolle der Kindsbewegungen (Zähle bis 10!)
- Klinische Untersuchung: Körpergewicht, Leibesumfang, Fundusstand
- Kardiotokographie: Ruhe-CTG, Streßtest
- Sonographie: Fruchtwassermenge, Plazentamorphologie, Doppler-Sonographie
- Biophysikalisches Profil
- Amnioskopie, Östrogenbestimmungen
- Differentialdiagnose s. Tab. 4.1

Tab. 4.1 Differentialdiagnostische Abgrenzung von Terminüberschreitung und Übertragung

	Terminüberschreitung	Übertragung
Gestationsalter Körpergewicht Leibesumfang	ab 41/3 SSW wenig verändert wenig verändert	ab Geburtstermin abnehmend abnehmend
Fruchtwasser Menge Aussehen	normal flockig, trüb, klar	reduziert oder fehlend keine Vernix caseosa-Flocken, evtl. grün, erbsbreiartig
Plazenta Funktion Reife (sonographisch)	intakt vorhanden oder fehlend	Plazentainsuffizienz vorhanden, unterschiedliche Reifegrade
Kind Bewegungen	unauffällig	abnehmend
Herzfrequenz (Ruhe-CTG, Streßtest)	unauffällig	suspekt, Hypoxie-Zeichen
Blutfluß (Doppler-Sonographie)	unauffällig	pathologische Flußmuster
Befunde post natum	unauffällig	Übertragungszeichen (Clifford-Symptomatik)

> **Beachte:** Die Zervixbeurteilung kann zur Diagnose einer echten Übertragung nicht herangezogen werden, da eine unreife Zervix eine Plazentainsuffizienz nicht ausschließt!

- **Therapie**
    - **Übertragung:** Priming, indizierte Geburtseinleitung (Kap. 5.8.2) kontinuierliche CTG-Überwachung unter der Geburt
    - **Terminüberschreitung:** abwarten, ggf. programmierte Geburtseinleitung (Kap. 5.8.1)

4.8 Mehrlinge

- **Häufigkeit**
    - Verhältnis Mehrlings- zu Einlingsgeburten (Hellinsche Regel): Gemini 1:85, Drillinge $1:85^2$, Vierlinge $1:85^3$
    - Gehäuftes Auftreten nach einer Sterilitätsbehandlung (medikamentöse Ovulationsauslösung, Gametentransfer, Embryotransfer)
    - Gehäuft, wenn Mehrlinge in der Familie der Mutter vorkommen
    - Zwillinge: 25 % eineiig (monozygot), 75 % zweieiig (dizygot)

- **Plazentationsformen**
    - **Eineiige Zwillinge** (erbgleich, gleichgeschlechtlich):
      monochorisch-monoamniotisch (1 Plazenta, 1 Amnionhöhle, sehr selten)
      monochorisch-diamniotisch (1 Plazenta, 2 Amnionhöhlen)
      dichorisch-diamniotisch (2 Plazenten, 2 Amnionhöhlen)
    - **Zweieiige Zwillinge** (erbungleich, gleich- oder verschiedengeschlechtlich):
      dichorisch-diamniotisch (2 Plazenten, 2 Amnionhöhlen)
    - Gefäßkommunikation bei Zwillingen mit gemeinsamer Plazenta möglich (sog. 3. Kreislauf), Gefahr des feto-fetalen Transfusionssyndroms
    - Bei genetischer Diagnostik und Rh-Unverträglichkeit müssen beide Amnionhöhlen getrennt punktiert werden.

4.8 Mehrlinge

- **Diagnostik**
  - Sonographie: Der frühzeitige Sonographiebefund erlaubt außerdem die Unterscheidung zwischen einer di- und monochorischen Plazentaanlage.
  - Simultane FHF-Registrierung (CTG) mit unterschiedlichen Frequenzen und unterschiedlichem Muster
  - Der Uterus ist größer als dem Gestationsalter entsprechend.
  - Leopoldsche Handgriffe: 3 große Teile tastbar
  - Leibesumfang > 105 cm
  - KBW gleichzeitig an verschiedenen Stellen des Bauches
  - Eine frühzeitige Diagnose ist wichtig für die Betreuung, den Verlauf und den Ausgang der Mehrlingsschwangerschaft.

- **Besonderheiten des Schwangerschaftsverlaufs**
  - Mechanische und funktionelle Mehrbelastung
  - Gehäuftes Auftreten einer Zervixinsuffizienz
  - Die Schwangerschaftsdauer ist verkürzt: häufig Frühgeburten/Spätaborte.
  - Körperliche Belastung der Schwangeren: Kurzatmigkeit (Zwerchfellhochstand), Varizen, Ödeme, Anämie
  - Die Schwangerschaftshypertonie-/Präklampsie-Rate ist erhöht.
  - Eine Wachstumsretardierung beider Feten oder ein diskordantes Wachstum (Wachstumsdifferenz der Feten) ist möglich.
  - Zusätzliche Komplikation, vorwiegend bei monochorischen Zwillingen: akutes oder chronisches **feto-fetales Transfusionssyndrom,** das beim Empfänger (Akzeptor) zu einer vermehrten Blutzufuhr, Makrosomie, Herzvergrößerung, -insuffizienz und zum Hydrops, beim Spender (Donator) zu Anämie, Wachstumsretardierung und Oligohydramnion führen kann. Dabei besteht immer die Gefahr des intrauterinen Fruchttodes eines Feten.
  - Bei monoamniotischen Zwillingen ist eine gegenseitige Nabelschnurverwicklung möglich.

- **Betreuung in der Schwangerschaft**
  - Bis zur 28. SSW 14tägige, danach wöchentliche Kontrollen
  - Großzügige Herausnahme aus dem Arbeitsprozeß
  - Eine prophylaktische Hospitalisierung zwischen der 26. und 32. SSW ist empfehlenswert (Liegekur).

- Die stationäre Aufnahme ist obligat bei belasteter Anamnese, Zervixinsuffizienz, vorzeitiger Wehentätigkeit, Spätgestose, Wachstumsrückstand eines Fetus.
- Vaginale Untersuchung bei jedem Beratungstermin (Zervixstatus, Infektionsdiagnostik)
- Sonographie einschließlich Doppler-Sonographie bis zur 30. SSW 14tägig, danach wöchentlich (Erfassung eines fetalen Wachstumsrückstandes und/oder eines feto-fetalen Transfusionssyndroms)
- CTG ab der 28. SSW wöchentlich
- Induktion der fetalen Lungenreife bei drohender Frühgeburt
- Ab der 37. SSW klinische Überwachung und Festlegen des Entbindungsmodus
- Betreuung höhergradiger Mehrlinge in einem Perinatalzentrum

- **Besonderheiten des Geburtsverlaufs**
  - Gehäuftes Vorkommen von Komplikationen wie Lage- und Einstellungsanomalien
  - Vorzeitiger Blasensprung
  - Nabelschnurvorfall
  - Primäre und/oder sekundäre Wehenschwäche
  - Verhaken der Kinder
  - Gefahr der vorzeitigen Plazentalösung nach der Geburt von Zwilling I
  - Verstärkte Lösungsblutung in der Plazentarperiode
  - Atoniegefahr

- **Geburtsleitung**
  - Klinisch und sonographisch exakte Lage- und Einstellungsdiagnostik vor Geburtsbeginn
  - Indizierte Geburtseinleitung in der 38. SSW
  - Simultane CTG-Kontrolle beider Kinder
  - Sectio-Bereitschaft
  - Neonatologie-Bereitschaft: personelle und apparative Vorbereitungen abhängig von der Anzahl der Mehrlinge
  - **Nach der Geburt von Zwilling I:** Nabelschnur markieren, Lagekontrolle von Zwilling II durch äußere und vaginale Untersuchung
    bei Längslage: Oxytocin-Infusion, CTG-Überwachung, Bla-

sensprengung, wenn der vgT in das Becken eingetreten ist, kein Zeitlimit bei unauffälligem KTG
bei Querlage: äußere Wendung, ggf. kombinierte innere und äußere Wendung, Manualhilfe oder ganze Extraktion. Nur selten ist eine Sectio zur Geburt von Zwilling II indiziert.
- **Nach der Geburt von Zwilling II:** Oxytocin-Infusion zur Beschleunigung der Plazentalösung fortsetzen
- Postplazentar-Periode: Atonie-Prophylaxe, Uterus kontrollieren
- **Indikationen zur primären Schnittentbindung:**
  Höhergradige Mehrlinge (> 2 Kinder), Tragzeit ≤ 34. SSW, Zwilling I in BEL oder QL, Wachstumsretardierung eines oder beider Kinder (> 500 g Gewichtsdifferenz), mütterliche Begleiterkrankungen

4.9 Rh-Unverträglichkeit, Rh-Prophylaxe

4.9.1 Rh-Unverträglichkeit (Inkompatibilität)

- **Definition**

  Übertritt von irregulären (erworbenen) mütterlichen Antikörpern gegen das Rhesus-System (Anti-D-Immunglobulin) auf den Feten mit der Folge einer hämolytischen Erkrankung unterschiedlichen Schweregrades bei Rh(D)-positiven Feten

- **Ursachen**
  - Feto-maternale Transfusion des Rhesusantigens D (an Erythrozyten gekoppelt) durch Schwangerschaft und Geburt, Abort, Abruptio, Extrauteringravidität oder durch eine Fehltransfusion (Transfusion von inkompatiblem Blut) bei einer **rh(d)-negativen Mutter**
  - Sensibilisierung der rh(d)-negativen Mutter gegen das Rhesusantigen D, Bildung von Antikörpern
  - Die Einschwemmung von < 0,1 ml fetalen Rh(D)-positiven Erythrozyten reicht zur Antikörperbildung aus.
  - Bei der nachfolgenden Schwangerschaft kommt es zum Übertritt der plazentagängigen Anti-D-Antikörper auf den Fetus.
  - Entwicklung eines Morbus haemolyticus fetalis/neonatorum (Synonym: Erythroblastose) bei **Rh(D)-positiven Feten**

- Antikörperbildung auch gegen andere Rhesusantigene (C, E) sowie gegen die Antigene Kell, Duffy, Kidd, Lewis u. a. möglich

- **Erscheinungsformen und Schweregrade des Morbus haemolyticus neonatorum (M. h. n.)**
  - Anämie
  - Schwerer Ikterus
  - Hydrops von Fetus und Plazenta
  - Hydramnion
  - In schweren Fällen kommt es zum intrauterinen Fruchttod.

- **Diagnostik in der Schwangerschaft**
  - Bestimmung von Blutgruppe, Rh-Faktor und Antikörpersuchtest bei der Erstuntersuchung der Schwangeren (MuSchR)
  - Spezifizierung und Titerbestimmung von Anti-D-Antikörpern und Antikörpern gegen andere Blutgruppeneigenschaften (Kell, Duffy, Kidd, Lewis)
  - **Mutter rh(d)-negativ, kein Anti-D:** Wiederholung der Antikörperbestimmung in der 24.–27. SSW (MuSchR)
  - **Mutter rh(d)-negativ, Anti-D positiv:** Titerbestimmung und 14tägige Kontrollen der Titerbewegung
  - Bei ansteigenden oder hohen Anti-D-Titern: ab der 20.–22. SSW Untersuchung des Fruchtwassers (Amniozentese) auf Bilirubinoide
  - Beurteilung der fetalen Gefährdung anhand der Höhe des Bilirubinoid-Gehalts, bezogen auf das Gestationsalter (Liley-Schema)
  - Bei gesunden Feten oder leichter Hämolyse (Liley-Zone I): Wiederholung der Fruchtwasserentnahme in 2–4wöchigen Abständen
  - Bei einem **mittelschweren Morbus haemolyticus fetalis (Liley-Zone II):**
    Fruchtwasserentnahme in kürzeren Abständen, Kordozentese zur Bestimmung von Blutgruppe, Rh-Faktor und Hk-Wert des Feten, ggf. Entbindung anstreben
  - Bei einem **schweren M. h. f.:** je nach Gestationsalter intrauterine Transfusionen über die Nabelschnur oder Schwangerschaftsbeendigung (indizierte Geburtseinleitung)
  - Begleitend: Sonographie zum Nachweis von Hydrops, Hydramnion, Wachstumsretardierung, CTG-Überwachung
  - Betreuung und Entbindung in spezialisierten Zentren

4.9.2 Rh-Prophylaxe

- **Prinzip**

  Die Gabe von Anti-D-Immunglobulin an die Mutter kurz nach einer feto-maternalen Transfusion (z. B. bei einer Geburt) bewirkt einen Abbau (Inaktivierung) der Rh(D)-positiven fetalen Erythrozyten, so daß die mütterliche Antikörperbildung ausbleibt.

- **Indikationen**
  - Ausschließlich bei rh(d)-negativen Schwangeren / Müttern ohne Anti-D-Antikörper
  - Präpartal in der 28.–30. SSW sowie nach transabdominaler Amniozentese, Chorionzottenbiopsie, Kordozentese, äußerer Wendung und Blutungen
  - Postpartal bei einem Rh(D)-positiven Kind
  - Nach Abort, Abruptio, Extrauteringravidität
  - Die Indikationen sind in den MuSchR festgelegt.

- **Durchführung**
  - Injektion von 300mg Anti-D-Immunglobulin (z. B. Partobulin®, Rhesogam®) i. m.
  - Zeitlimit von 72h nach Geburt, Abort, Abruptio, Beendigung einer Extrauteringravidität einhalten
  - Durch die Bestimmung des freien Anti-D-Immunglobulin im Serum der Mutter innerhalb von 24h nach der Injektion wird kontrolliert, ob die Dosis ausreicht.
  - ggf. Wiederholung der Prophylaxe

4.10 Hydramnion (Polyhydramnion)

- **Definition**

  Fruchtwassermenge > 1,5 l

- **Ursachen**
  - Mütterlich: Diabetes mellitus, Lues, Nierenerkrankungen, Rh-Unverträglichkeit mit schwerem Morbus haemolyticus fetalis

- Kindlich: Fehlbildungen des ZNS (Anenzephalus, Meningozele, Myelomeningozele, Spina bifida) und des Verdauungstraktes (Ösophagus-, Darmatresie)
- Plazentare Ursachen
- Gehäuftes Auftreten bei Mehrlingen
- Die Ursache ist nicht immer feststellbar (idiopathisches Hydramnion).

- **Diagnostik**
  - Uterus größer als dem Gestationsalter entsprechend
  - Abdomen prall, gespannt; Uterus druckempfindlich, derb
  - Abnorme Beweglichkeit des Kindes, Lageanomalien; die Kindsteile sind schwierig oder nicht zu tasten.
  - Sonographie

- **Klinischer Verlauf und Symptome**
  - Meist nach der 24. SSW auftretend
  - **Chronisch:** allmähliche Zunahme der Fruchtwassermenge über Wochen
  - **Akut:** Fruchtwasserzunahme innerhalb von wenigen Tagen, Entwicklung eines bedrohlichen Beschwerdebildes mit erheblichen Kompressionserscheinungen im Abdomen, Erbrechen, Subileus, Oligurie, Schmerzen, Kurzatmigkeit, Zyanose und Unruhe
  - Vermehrte Striaebildung, Varikosis, Ödeme

- **Geburtshilfliche Komplikationen**
  - Lageanomalien
  - Vorzeitige Wehentätigkeit
  - Vorzeitiger Blasensprung
  - Vorfall der Nabelschnur
  - Vorzeitige Plazentalösung nach Abfließen des Fruchtwassers
  - Wehenschwäche, protrahierter Geburtsverlauf
  - Atonie

- **Therapie**
  - Eine ursächliche Behandlung ist nur selten möglich (z. B. bei Diabetes mellitus).
  - Bei einem akuten Hydramnion erreicht man eine Volumenverminderung durch eine transabdominale Amniozentese.

- Dabei ist eine langsame Druckentlastung wichtig (Gefahr von vorzeitiger Wehentätigkeit und Plazentalösung).
- Bei kindlichen Fehlbildungen erfolgt eine individuelle Festlegung von Geburtstermin und -modus.

4.11 Oligohydramnion

- **Definition**

  Fruchtwassermenge < 200 ml, im Extremfall kann das Fruchtwasser fehlen (Anhydramnie).

- **Ursachen**

    - Fehlbildungen der fetalen Nieren (Aplasie, polyzystische Nieren) und der ableitenden Harnwege (Verschluß)
    - Plazentainsuffizienz
    - Übertragung
    - Vorzeitiger Blasensprung

- **Diagnostik**

    - Uterus kleiner als dem Gestationsalter entsprechend
    - Wenig Kindsbewegungen
    - Sonographie

- **Komplikationen**

    - Mangelnde Ausbildung der Lungen (Lungenhypoplasie)
    - Fehlstellung der Extremitäten durch die intrauterine Zwangshaltung
    - Fetale Wachstumsretardierung

- **Therapie**

    - Evtl. Auffüllen der Amnionhöhle mit physiologischer Kochsalzlösung
    - Nach Fehlbildungen fahnden
    - Prognose einschätzen und Geburtsleitung festlegen

4.12 Trophoblasttumoren

4.12.1 Blasenmole

- **Definition**

    Erkrankung der Chorionzotten mit blasigen traubenartigen Auftreibungen bis Bohnengröße. Der Fetus fehlt oder ist abgestorben. Bei einer partieller Blasenmole ist eine Austragung der Schwangerschaft möglich.

- **Symptome**
    - Der Uterus ist größer als dem Gestationsalter entsprechend und sehr weich.
    - Keine Vitalitätszeichen
    - Hohe HCG-Spiegel
    - Uterine Blutung, Abgang von „Bläschen"
    - Wehenartige Schmerzen
    - Häufig Hyperemesis
    - Bildung von Ovarialzysten (Luteinzysten)

- **Therapie**
    - Spontanausstoßung auslösen, Uterusinhalt absaugen, Nachkürettage
    - HCG-Spiegel über Wochen nachkontrollieren

- **Komplikationen**
    - Lebensbedrohliche Blutung
    - Perforationsgefahr bei der Kürettage
    - Unvollständige Uterusentleerung
    - Entwicklung eines Chorionkarzinoms

4.12.2 Chorionepitheliom (Chorionkarzinom)

- **Definition**

    Neubildung von Trophoblastgewebe, das im Anschluß an eine Blasenmole, nach einem Abort, während oder nach einer normalen Schwangerschaft auftritt und als bösartige Geschwulst in die Umgebung einwächst und Metastasen bildet

- **Symptome**
  - Unregelmäßige, anhaltende Blutung nach einer Blasenmole, einer Abortausräumung oder im Wochenbett
  - Mangelhafte Uterusrückbildung, großer, weicher Uterus
  - Hohe HCG-Spiegel
  - Metastasierung in Lunge, Vagina und Vulva, auch in Leber und Gehirn mit entsprechender Symptomatik

- **Therapie:** Zytostatika (Chemotherapie)

4.13 Hyperemesis gravidarum

- **Definition**

  Häufiges, nicht stillbares Erbrechen im 1. Trimenon

- **Ursachen**
  - Endokrine Faktoren: hohe HCG-Spiegel (besonders bei Mehrlingen und Blasenmole)
  - Psychische Faktoren: Ängste, Verunsicherung, Ablehnung der Schwangerschaft

- **Symptome**
  - Erbrechen (häufiger als 5 mal / Tag)
  - Rasche Gewichtsabnahme
  - Exsikkose durch Flüssigkeitsverlust, trockene Zunge, Durst
  - Mundgeruch (Azeton)
  - Temperaturanstieg
  - Verschlechterung des Allgemeinzustandes: Ikterus, Oligurie, Schläfrigkeit, Bewußtseinsstörungen bis zum Koma möglich
  - Pathologische Laborwerte: Elektrolytverschiebungen, Anstieg der Leberwerte, Nachweis von Ketonkörpern (Azeton), Hk-Anstieg

- **Therapie**
  - Klinikeinweisung
  - Nahrungskarenz
  - Infusionstherapie: Flüssigkeit, Aminosäuren, Kohlenhydrate, Elektrolyte

- Antiemetika
- Psychotherapie

4.14 Hypertensive Erkrankungen in der Schwangerschaft (Gestosen)

- **Definition**

  Blutdruckerhöhung in der Schwangerschaft mit oder ohne Proteinurie, in schweren Fällen mit Krämpfen, gefolgt von Bewußtlosigkeit (Eklampsie)
  Synonyma: Spätgestose, EPH-Gestose (E = Ödeme, P = Proteinurie, H = Hypertonie), Schwangerschaftstoxikose u. a.

- **Häufigkeit**
  - Schwangerschaftshypertonie/Präeklampsie: bei 5–7 % aller Schwangeren
  - Eklampsie: 0,03–0,1 %
  - HELLP-Syndrom: ca. 0,3 %

- **Begünstigende Faktoren**
  - Erstgebärende, junge Schwangere (meist Schwangerschaftshypertonie oder Präeklampsie)
  - Ältere Schwangere (meist chronische Hypertonie, Pfropfgestose)
  - Mehrlingsschwangerschaften, Blasenmole, Hydramnion (meist Schwangerschaftshypertonie, Präeklampsie)
  - Vorbestehende Erkrankungen wie Hypertonie, Nierenleiden, Lebererkrankungen, Diabetes mellitus (meist Pfropfgestose)
  - Familiäre Disposition

- **Einteilungsprinzipien**
  - Hypertonie: wichtigster Befund, der bei allen Krankheitsformen nachweisbar ist
  - Proteinurie: weiteres objektiv meßbares Zeichen mit eigenem Krankheitswert, daher separate Klassifikation
  - Krämpfe und HELLP-Syndrom sind Sonderformen.
  - Ödeme bleiben in der modernen Einteilung unberücksichtigt.
  - Klassifikation und Definition s. Tab. 4.2

Tab. 4.2 Klassifikation hypertensiver Erkrankungen in der Schwangerschaft

Bezeichnung	Definition	Vorkommen in der Schwangerschaft
Schwangerschaftshypertonie (Synonyma: Schwangerschaftshochdruck Gestationshypertonie, schwangerschaftsinduzierte Hypertonie – SIH)	Hypertonie ohne Proteinurie	nach der 20. SSW, längstens 6 Wochen post partum andauernd
Präeklampsie	Hypertonie und Proteinurie	nach der 20. SSW, längstens 6 Wochen post partum andauernd
Sonderformen: Eklampsie	tonisch-klonische Krämpfe	Spätschwangerschaft, unter der Geburt, Wochenbett
HELLP-Syndrom	s. S. 107	Spätschwangerschaft
Chronische Hypertonie	Hypertonie schon vor Eintritt der Schwangerschaft	bei Feststellung der Gravidität, auf jeden Fall vor der 20. SSW, über die 6. Woche post partum hinaus fortbestehend
Pfropfgestose Pfropfhochdruck Pfropfpräeklampsie	Verschlechterung einer vorbestehenden Hypertonie mit zusätzlicher Proteinurie	vor der 20. SSW, über das Wochnbett hinausreichend
Sonstige hypertensive Komplikationen	chronische Nierenerkrankungen, Lupus erythematodes u. a. mit hinzutretender Hypertonie	während der gesamten Schwangerschaftsdauer und im Wochenbett

- **Symptome**
  - **Hypertonie (Leitsymptom):**
    Diastolischer Blutdruckwert ≥ 90 mmHg noch nach vierstündiger Ruhe nachweisbar (frühere Definition: Blutdruck ≥ 140/90 mmHg)
  - **Proteinurie:**
    > 0,3 g/l im 24 h-Urin oder
    > 1 g/l im Mittelstrahl- oder Katheterurin
  - **Ödeme:**
    Nur von geringem Krankheitswert, da Ödeme bei 50–80 % aller gesunden Schwangeren vorkommen, jedoch Risikohinweis bei einer Gewichtszunahme von > 500 g/Woche
  - **Laborwerte:**
    Anstieg von Transaminasen, Bilirubin, Harnsäure, Hk-Wert, Abfall von Thrombozyten, Serumalbuminen
  - Bei **drohender Eklampsie** zusätzlich:
    zerebrale Symptome (Unruhe, Kopfschmerzen, Ohrensausen, Schwindel), Augensymptome (Flimmern, Doppeltsehen, Gesichtsfeldeinschränkung, Blindheit) und gastrointestinale Symptome (Schmerzen im Oberbauch, Übelkeit, Erbrechen)
  - Bei **Eklampsie:**
    maximaler Blutdruckanstieg, tonisch-klonische Krämpfe, Zyanose, Bewußtlosigkeit, Koma, Zungenbiß

- **Schweregrade**
  - **Leichte Form:** Blutdruck maximal 160/100 mmHg, Proteinurie 0,3–1 g/l im 24 h-Urin
  - **Schwere Form:** Symptome der leichten Form werden überschritten, ferner generalisierte Ödeme, Oligurie (Urinausscheidung < 400 ml in 24 h), Hämokonzentration (Hk > 40), zerebrale, Augen- und/oder intestinale Symptome, drohende Eklampsie, pathologische Laborwerte
  - **Eklampsie**

- **Folgen**
  - **Minderdurchblutung lebenswichtiger Organe** aufgrund eines gesteigerten peripheren Gefäßwiderstandes (Arteriolenspasmus), einer Hämokonzentration und der Entwicklung von Mikrothromben
  - Zunächst gesteigerte Blutgerinnung (disseminierte intravasale Gerinnung, DIC) mit der Gefahr einer nachfolgenden

pathie)
- **Gehirn:** Ödem, Blutungen, Bildung von Fibrinthromben, lokale Gewebszerstörungen (Nekrosen), eklamptische Anfälle
- **Augenhintergrund:** Ödeme, Blutungen, klinisch Doppeltsehen, Blindheit
- **Niere:** Proteinurie, Oligurie, Anurie
- **Leber:** Ikterus, HELLP-Syndrom, Blutungen unter die Leberkapsel, Nekrosen
- **Plazenta:** Fibrinablagerung, Infarktbildung, Plazentainsuffizienz, vorzeitige Lösung
- **Fetus:** Wachstumsretardierung, Frühgeburt, intrauteriner Fruchttod, hohe perinatale Mortalität

- **Diagnostik**

  Der Umfang der Diagnostik hängt vom Schweregrad ab.
  - Blutdruckmessung mehrmals täglich, evtl. 24-h-Blutdruckprofil
  - Urinkontrolle (24-h-Urin): Eiweiß, Zucker, Sediment
  - Ödeme, Körpergewicht, Gewichtszunahme kontrollieren
  - Beurteilung des Augenhintergrundes
  - Bilanzierung von Einfuhr und Ausfuhr
  - Labor: Hb, Hk, Thrombozyten, Gesamteiweiß, Albumin, Blutzucker, Elektrolyte, Kreatinin, Harnsäure, Leberwerte (ALAT, ASAT), Gerinnungsstatus
  - Fetaler Zustand: CTG mehrmals täglich (evtl. Streß-Test), Sonographie wöchentlich (Wachstum, Fruchtwassermenge, Bewegungsmuster, Blutflußmessungen)

Therapie

- **Leichte Form**

  - Versuch einer ambulanten Behandlung
  - Arbeitsunfähigkeit, Ruhe, Bettruhe und eiweißreiche Kost
  - Orale Therapie mit Magnesium
  - Kontrolle zweimal wöchentlich

- **Schwere Form und / oder Risikofaktoren** (vorbestehende mütterliche Erkrankung, Mehrlinge, intrauterine Wachstumsretardierung, frühes Gestationsalter)
  - Immer stationäre Behandlung
  - Bettruhe in Seitenlage, eiweißreiche Kost
  - Medikamentöse Blutdrucksenkung mit unterschiedlichen Angriffspunkten und unterschiedlich raschem Wirkungseintritt: Dihydralazin (s. Kap. 13.6) oder α-Methyldopa
  - Krampfprophylaxe (Sedierung): Magnesium (s. Kap. 13.8), Diazepam (s. Kap. 13.5)
  - Infusionstherapie zur Entwässerung des Gewebes, Verbesserung der Mikrozirkulation und Eiweißsubstitution (Osmoonko-Therapie)
  - Bei Therapieresistenz und / oder fetaler Gefährdung indizierte Geburtseinleitung, ggf. nach Lungenreifeinduktion

- **Eklampsie**
  - Krampfanfall beseitigen, weitere Anfälle verhindern: Diazepam (s. Kap. 13.5), Magnesiumsulfat (s. Kap. 13.8)
  - Blutdrucksenkung. Dihydralazin (s. Kap. 13.6) ggf. Diazoxid
  - Diurese in Gang bringen bzw. aufrecht erhalten durch 20 % Humanalbumin i. v., evtl. Furosemid
  - Baldige Schwangerschafts- / Geburtsbeendigung: Sectio oder vaginale Entbindung mit Verkürzung der Austreibungsperiode; keine Sectio während des Anfalls. Das Leben der Mutter steht im Vordergrund!
  - Neonatologen informieren

> **Achtung:** Ein eklamptischer Anfall bedeutet eine akute Lebensgefahr durch Aspiration und Atemstillstand.
> Eine intensivmedizinische Behandlung und Überwachung ist immer erforderlich!

- **Allgemeine und pflegerische Maßnahmen bei einer Eklampsie**
  - Legen eines venösen Zugangs
  - Sitzwache
  - Äußere Reize vermeiden (dunkles Zimmer, keine Geräusche)
  - Nahrungskarenz
  - Kurzfristige Blutdruckkontrolle in 5–10 min Abstand

- Zentralvenendruck kontrollieren
- Pulskontrolle
- Gummikeil bereitlegen
- Atemwege frei halten, Beatmungsgerät bereitstellen
- Atemfrequenz auszählen, sie sollte 14–16/min nicht unterschreiten
- Mundpflege, Absaugen
- Infusion kontrollieren
- Dauerkatheter
- Bilanzierung von Ein- und Ausfuhr, Urinausscheidung nicht < 20–25 ml/h
- Überwachung des Feten
- Protokoll führen

- **HELLP-Syndrom**

  - Sonderform der Präeklampsie mit Hämolyse (H = hemolysis), erhöhten Leberenzymen (EL = elevated liver enzymes) und niedrigen Thrombozytenzahlen (LP= low platelet count)
  - **Leitsymptome:** Schmerzen im Oberbauch (rechts), Übelkeit mit und ohne Erbrechen, ggf. Kopfschmerzen und Sehstörungen
  - Sofortige Klinikeinweisung
  - Intensivüberwachung – klinisch, laborchemisch, medizintechnisch
  - Intensivtherapie, rasche Schwangerschaftsbeendigung
  - **Komplikationen:** Gerinnungsstörung, allgemeine Blutungsneigung, vorzeitige Plazentalösung, Nierenversagen, Leberruptur, Schocklunge
  - Hohe perinatale und mütterliche Mortalität!

4.15 Vena cava inferior-Syndrom

- **Definition**

  Bei Schwangeren in Rückenlage auftretende Schocksymptomatik und fetale Bradykardie durch Druck des Uterus auf die untere Hohlvene mit Behinderung des venösen Rückstroms zum Herzen

  Synonyma: Vena cava-Kompressionssyndrom, Rückenlage-Schock-Syndrom, Hypotensivsyndrom

- **Vorkommen:** in der Spätschwangerschaft und unter der Geburt

- **Symptome**
  - **Mutter:** Blutdruckabfall, Pulsanstieg, Schweißausbruch, Blässe, Atemnot, Schwindel, Schwarzwerden vor den Augen, Bewußtseinsverlust
  - **Kind:** Bradykardie, prolongierte Dezeleration („Badewannen"-CTG)

- **Therapie:** Linksseitenlagerung

> **Achtung:**
> Zur Vermeidung des Vena cava inferior-Syndroms während einer Sectio caesarea muß die Patientin in linker Seitenlage von 15° auf dem Operationstisch gelagert werden!

4.16 Nicht gestationsbedingte Erkrankungen

- **Allgemeines**
  - Diagnose und Therapie der nicht gestationsbedingten Erkrankungen sind ärztliche Aufgaben.
  - Häufig ist eine interdisziplinäre Zusammenarbeit zwischen Geburtshelfer und Ärzten anderer Fachrichtungen notwendig.
  - Die Erkrankung kann bereits vor der Schwangerschaft bestehen (präexistent) oder erst während der Gravidität auftreten.
  - Nicht gestationsbedingte Erkrankungen können ihren Verlauf und ihre Prognose durch die Schwangerschaft ändern.
  - Umgekehrt können Schwangerschaft und Geburtsverlauf durch die nicht gestationsbedingte Erkrankung beeinflußt werden (z. B. Diabetes mellitus).
  - Eine Schwangerschaft schränkt die diagnostischen (z. B. Röntgen) und therapeutischen Möglichkeiten ein (nicht alle Medikamente sind einsetzbar).
  - Bei einer vitalen Bedrohung kann ein Schwangerschaftsabbruch indiziert sein (medizinische Indikation).
  - Wichtige Erkrankungen sind im Mutterpaß registriert.

4.16.1 Herzkrankheiten

- **Grundsatz**

  Das schwangerschaftsbedingte zusätzliche Risiko hängt im wesentlichen von der Leistungsfähigkeit der herzkranken Patientin vor der Schwangerschaft ab und nicht von der Art der Herzkrankheit.

- **Häufigkeit:** 1–3 % der Schwangeren sind herzkrank
- **Körperliche Leistungsfähigkeit bei Herzerkrankungen und geburtshilfliches Risiko** (Einteilungsschema nach der New York Heart Association – NYHA)

  – Schweregrad I: Keine Einschränkung der körperlichen Leistungsfähigkeit – die Schwangerschaft bedeutet nur ein gering gesteigertes Risiko.
  – Schweregrad II: Leichte bis mäßige Leistungseinschränkung bei stärkerer körperlicher Aktivität – bei ausreichender Überwachung besteht nur ein gering gesteigertes Risiko für die Schwangere.
  – Schweregrad III: Deutliche Einschränkung der körperlichen Leistungsfähigkeit (Dekompensation) schon bei leichter körperlicher Aktivität – die Schwangerschaft stellt eine schwere Belastung dar, die Müttersterblichkeit ist erhöht.
  – Schweregrad IV: Einschränkungen der körperlichen Leistungsfähigkeit schon in Ruhe (Dekompensation) – von einer Schwangerschaft ist abzuraten, ein Schwangerschaftsabbruch (medizinische Indikation) dringend zu empfehlen

- **Besonderheiten der Überwachung von Schwangerschaft und Geburt**

  – Enge Zusammenarbeit mit dem Internisten
  – Medikamentöse Behandlung (herzwirksame Medikamente, Diuretika, Antikoagulantien, Antibiotika)
  – Großzügige stationäre Überwachung
  – **28.–34. SSW:** Klinikeinweisung, weil das Maximum der physiologischen Mehrbelastung von Herz und Kreislauf zur Dekompensation führen kann

- **2–3 Wochen vor dem Termin:** stationäre Aufnahme zur präpartalen Kontrolle und Liegekur, ggf. primäre Sectio
- **Eröffnungsperiode:** kardiologisches Intensivmonitoring, Schmerzreduktion (evtl. Periduralanästhesie), möglichst keine Wehenmittel, Minimierung der geburtsbedingten Kreislaufbelastung
- **Austreibungsperiode:** Forzeps zur Vermeidung des Mitpressens
- **Nachgeburtsperiode:** Vermeidung eines stärkeren Blutverlustes, aktive Leitung der NGP
- **Wochenbett:** Bettruhe; Gefahr der Dekompensation (Lungenödem) durch den vermehrten Rücktransport von venösem Blut aus dem uterinen Gefäßbett und den unteren Extremitäten sowie durch den Rückstrom des eingelagerten Körperwassers in das Gefäßsystem

4.16.2 Pyelonephritis gravidarum

- **Allgemeines**

    - Häufigkeit: ca. 2 % aller Schwangeren
    - Überwiegend im 2. und 3. Trimenon auftretend
    - Die Dilatation der Harnwege mit Verlangsamung des Urinabflusses (hormonell und mechanisch bedingt) begünstigt die Entstehung einer Pyelonephritis.
    - Eine asymptomatische Bakteriurie (4–7 % aller Schwangeren) und Zystitis gehen der Erkrankung häufig voraus.
    - Katheterbenutzung birgt das Risiko der Keimverschleppung.
    - Vorbestehende Nierenerkrankungen erfordern engmaschige Kontrollen in der Schwangerschaft.

- **Symptome**

    - Plötzlich auftretende hohe Temperaturen (> 38 °C), evtl. mit Schüttelfrost
    - Flankenschmerz, Schmerzen in der Nierengegend (rechts häufiger als links)
    - Schlechter Allgemeinzustand
    - Auch eine asymptomatische Bakteriurie oder eine chronische Verlaufsform ist möglich.

- **Diagnostik**
    - Klopfempfindliches Nierenlager
    - Harnsediment, Urinkultur, Erreger- und Resistenzbestimmung
    - Blutbild, Blutsenkung, Kreatinin im Serum
    - Nierensonographie (Form und Größe der Nieren, Steine, Harnstau)
    - Ein- und Ausfuhr kontrollieren

- **Folgen**
    - Vorzeitige Wehentätigkeit, Frühgeburt
    - Propfgestose
    - Pyonephrose, Urosepsis
    - Hohe Rezidivrate
    - Chronische Pyelonephritis, Schrumpfniere

- **Therapie**
    - Stationäre Einweisung
    - Bettruhe
    - Feuchtwarme Nierenwickel
    - Reichlich trinken
    - Antibiotika, möglichst nach Resistenzbestimmung

4.16.3 Erkrankungen der Leber

- **Intrahepatische Cholestase (idiopathischer Schwangerschaftsikterus)**
    - Häufigkeit: 0,2 %, im 3. Trimenon auftretend
    - Ursache unklar
    - Symptome: leichter Ikterus, Juckreiz, Müdigkeit
    - Labor: mäßige Erhöhung von Transaminasen und Bilirubin, Erhöhung der Gamma-Glutamyltransferase und der alkalischen Phosphatase
    - Perinatales Risiko: erhöhte Frühgeburtenrate, Wachstumsretardierung
    - Eine medikamentöse Behandlung ist möglich.
    - Im Wochenbett kommt es zu einer spontanen Rückbildung.

Achtung: von Hepatitis abgrenzen!

- **Gallenkolik**
  - Das Risiko einer teilweisen oder kompletten Verlegung der Gallenwege durch Steine (Cholelithiasis) ist infolge des Uteruswachstums erhöht.
  - **Symptome:** krampfartige Schmerzen im rechten Ober- und Mittelbauch, die in die rechte Schulter und in den Rücken ausstrahlen, ggf. Übelkeit, Erbrechen, leichter Ikterus (bei einem kompletten Verschluß zunehmend), Temperaturerhöhung
  - **Diagnostik:**
    Anamnese: frühere Gallenkoliken, heller Stuhl und dunkler Urin
    Klinik: lokaler Druck- und Klopfschmerz
    Labor: Bilirubin, Enzyme, Elektrolyte, Blutbild, Gerinnungs-, Urinstatus
    Oberbauchsonographie
  - **Therapie:** analgetisch, spasmolytisch, feucht-warme Wickel, Nahrungskarenz, nach der Schwangerschaft evtl. operative Entfernung der Gallenblase

- **Hepatitis** (s. Kap. 4.17.2)

- **HELLP-Syndrom** (s. Kap. 4.14)

- **Akute Schwangerschaftsfettleber**
  - Seltene, schwere Komplikation
  - Ursache unklar, vermutlich gibt es Beziehungen zur Präeklampsie.
  - Hohe mütterliche und fetale Mortalität
  - **Symptome:** Übelkeit, Erbrechen, Schmerzen im Oberbauch, Ikterus, später Nieren- und Leberversagen, Gerinnungsstörungen, Bewußtseinsstörungen bis zum Koma
  - Labor: stark pathologische Leber- und Gerinnungswerte, schwere Beeinträchtigung der Leberfunktion
  - **Therapie:** intensivmedizinisch, Schwangerschaftsbeendigung

4.16.4 Diabetes mellitus

- **Diabetes-Formen in der Schwangerschaft**
  - **Gestationsdiabetes:** Kohlenhydratstoffwechselstörung nur während der Schwangerschaft nachweisbar, mütterliche und

kindliche Komplikationen ähnlich wie bei manifestem Diabetes
Häufigkeit: 3–12 % der Schwangeren

- **Manifester Diabetes:** Erkrankung bereits vor der Schwangerschaft bestehend, häufig Verschlechterung der diabetischen Stoffwechsellage während der Gravidität
  Häufigkeit: 0,3 – 0,5 % der Schwangeren

- **Ausschluß einer Kohlenhydratstoffwechselstörung mit einem oralen Glukosetoleranztest** bei

  - Familiärer Diabetesbelastung
  - Vorangegangener Schwangerschaft mit übergewichtigem Kind (> 4000 g)
  - Zustand nach perinatal verstorbenem oder fehlgebildetem Kind
  - Adipositas
  - Glukosurie
  - Präeklampsie
  - Riesenkind (Makrosomie)
  - Hydramnion

- **Mütterliche Komplikationen**

  - Verschlechterung der diabetischen Stoffwechsellage
  - Beschleunigung diabetischer Früh- und Spätkomplikationen (Augen, Nieren)
  - Gehäuftes Auftreten von Harnwegsinfekten, Pyelonephritis
  - Propfgestose (Präeklampsie)
  - Neigung zu Pilzinfektionen von Vulva und Vagina

- **Kindliche Komplikationen**

  - Diabetische Embryopathie (erhöhte Fehlbildungsrate)
  - Diabetische Fetopathie (Makrosomie, Geburtsgewicht > 4000 g, „Vollmondgesicht", verzögerte Organreifung)
  - Erhöhte perinatale Mortalität (Plazentainsuffizienz, intrauteriner Fruchttod ab 34. SSW)
  - Frühgeburt
  - Hydramnion
  - Intranatal: Geburtsverletzungen (Schulterdystokie)
  - Postnatal: Adaptationsstörungen, Hypoglykämie, Atemnotsyndrom, Hypokalzämie, Ikterus neonatorum, Azidoseneigung

- **Schwangerenbetreuung bei Diabetes mellitus** (Prinzipien)
  - Enge Zusammenarbeit mit dem Internisten
  - Eine optimale Diabetesbehandlung reduziert die Komplikationsrate, der Insulinbedarf steigt während der Schwangerschaft an.
  - Früherkennung der mütterlichen und kindlichen Komplikationen
  - Frühzeitige stationäre Aufnahme bei Komplikationen
  - Stationäre Beobachtung in den letzten Wochen der Schwangerschaft
  - Individuelle Festlegung von Entbindungstermin und Geburtsmodus (meist indizierte Geburtseinleitung, keine Terminüberschreitung)
  - Intensivbetreuung des Neugeborenen durch den Neonatologen
  - Die Änderung des Insulinbedarfs im Wochenbett erfordert eine Neueinstellung des Diabetes.
  - Stillen ist im allgemeinen erlaubt.

4.17 Infektionskrankheiten in der Schwangerschaft

- **Obligate Infektionsdiagnostik laut MuSchR**
  - Lues-Suchreaktion
  - Bestimmung des Immunstatus bei Röteln
  - HBsAg-Nachweis nach der 32. SSW (möglichst nahe am Termin)
  - Zervixabstrich auf Chlamydien

- **Zusätzliche Diagnostik** ist angezeigt bei
  - Kontakt der Schwangeren mit erkrankten Personen
  - Tierkontakt (Toxoplasmose, Listeriose)
  - Unklaren Beschwerden wie Fieber, allgemeiner Abgeschlagenheit, Exanthem, Nierenbeschwerden, Durchfall, Lymphknotenschwellung
  - Intrauteriner Wachstumsretardierung (Röteln, Zytomegalie, Toxoplasmose u. a.)
  - Amnioninfektionssyndrom (Listeriose)

4.17 Infektionskrankheiten in der Schwangerschaft

- Fehl-, Früh-, Totgeburten
- Kindern mit angeborenen (konnatalen) Erkrankungen und Fehlbildungen
- Auf freiwilliger Basis: HIV-Test

> **Beachte:** Der Nachweis einer Infektion der Mutter bedeutet nicht, daß auch der Fetus in jedem Fall infiziert ist!

- **Wichtigste pränatale/intranatale Infektionen – TORCH-Komplex**
    - **T** = Toxoplasmose
    - **O** = Others (andere): Virushepatitis, Varizellen, Masern, Mumps, B-Streptokokken, Lues, Listeriose, Chlamydien, HIV-Infektion (AIDS) u. a.
    - **R** = Röteln
    - **C** = Zytomegalie
    - **H** = Herpes simplex

- **Untersuchungsmaterial**
    - Mütterliches Blut (Serum)
    - Abstriche: Rachen-, Zervix, Vagina und Lochien
    - Stuhl, Urin der Mutter
    - Fetalblut nach Kordozentese
    - Fruchtwasser nach einer transabdominalen Amniozentese
    - Post partum: kindliches Blut (Nabelschnur), Eihäute und Plazentagewebe

- **Diagnostische Methoden**
    - Erregernachweis (Zytomegalie, Herpes simplex, Listeriose, Chlamydien, Lues u. a.)
    - Antigennachweis (HBsAg, Chlamydien)
    - Antikörpernachweis qualitativ und quantitativ (Titer): direkter Nachweis von IgM- und IgG-Antikörpern, Nachweis mit Hilfe einer Antigen-Antikörper-Reaktion als Immunfluoreszenz-Test (IFT), Komplementbindungsreaktion (KBR), Hämagglutinations-Hemmungstest (HAH), Enzym-Test (RIA, ELISA) u. a.
    - Titer-Verlaufskontrollen

4.17.1 Toxoplasmose

- **Infektionsübertragung**
    - Erreger: Toxoplasma gondii (einzelliger Parasit)
    - Hohe Durchseuchungsrate in der Bevölkerung
    - Übertragung durch infizierte Tiere (Katzen, andere Haustiere, Schlachttiere) oder durch den Genuß von rohem Fleisch
    - Eine Gefahr für den Feten besteht nur bei einer primären Toxoplasmose-Erkrankung (Erstinfektion) der Mutter während der Gravidität (Parasitämie).
    - Das Risiko einer fetalen Infektion steigt mit dem Schwangerschaftsalter an, das Schädigungsrisiko nimmt dagegen im Verlauf der Gravidität ab.
    - Schwerwiegende kindliche Schäden treten demzufolge eher bei einer Infektion vor der 20. SSW auf.

- **Symptome bei der Mutter**
    - Uncharakteristische Erkältungssymptome (Fieber, Abgeschlagenheit, Durchfall)
    - Lymphknotenschwellung

- **Folgen für das Kind**
    - Klassische Trias: Hydrozephalus, Chorioretinitis (Auge), intrazerebrale Verkalkungen (Gehirn)
    - Leber-, Milzvergrößerung, Ikterus
    - Myokarditis, Enzephalitis
    - Fetale Wachstumsretardierung
    - Intelligenzdefekt

- **Diagnostik**
    - Toxoplasmose-Antikörpersuchtest bei der Mutter
    - Spezifischer IgM-Nachweis aus dem Nabelschnurblut (Kordozentese)
    - Sonographische Feindiagnostik

- **Therapie**
    - Medikamentöse Therapie möglich
    - Keine Indikation zur Abruptio

4.17.2 Hepatitis

- **Formen und Infektionsübertragung**

    - **Hepatitis B-Virus:**
      Übertragung parenteral durch Blut und Körpersekrete. Die akute Hepatitis B ist in der Schwangerschaft relativ selten, aber 0,5 % der deutschen und 5 % der ausländischen Schwangeren in Deutschland sind HBsAg-positiv und damit mögliche Hepatitis B-Virus-Dauerträger. Die Infektion des Feten erfolgt meist erst sub partu.
    - **Hepatitis A-Virus** und **Hepatitis C-Virus:**
      Übertragung fäkal-oral, ein Einfluß auf den Fetus ist nicht bekannt.

- **Erkrankung der Mutter (Hepatitis B)**

    - Akute und chronische Verlaufsform
    - Allgemeines Krankheitsgefühl, Müdigkeit
    - Muskel- und Gelenkschmerzen, leichtes Fieber
    - Ikterus, Leberzirrhose

- **Folgen für den Fetus/das Kind**

    - Erhöhte Abort- und Frühgeburtenrate; Totgeburtenrate nur bei akuter Hepatitis während der Schwangerschaft erhöht
    - Chronischer Trägerstatus (auch bei chronischer Infektion der Mutter)
    - Chronischer Verlauf: chronische Hepatitis, Zirrhose, Leberkarzinom

- **Diagnostik (Screening)**

    - HBsAg-Nachweis nach der 32. SSW, möglichst nahe am Termin (MuSchR)
    - Nachweis des HBe-Antigens und weiterer Marker

- **Besonderheiten bei Schwangeren mit positivem HBsAg**

    - Besondere Hygiene-Maßnahmen: Handschuhe, wegwerfbare Bekleidung tragen, Einwegmaterialien
    - Kein internes CTG (Kopfschwartenelektrode), keine Mikroblutgasuntersuchung (Gefahr der Infektion über Verletzungsstellen)

- Mütterliches Blut, Plazenta und Nabelschnurblut als infektiös ansehen
- Das Neugeborene sollte unmittelbar nach der Geburt aktiv und passiv gegen Hepatitis B geimpft werden.
- Stillen: nach Immunisierung erlaubt

4.17.3 Lues (Syphilis)

- **Infektionsübertragung**
  - Erreger: Treponema pallidum (Bakterium)
  - Übertragung durch sexuellen Kontakt, Schleimhautkontakt
  - Übertritt auf den Feten transplazentar oder unter der Geburt

- **Erkrankung der Mutter**
  - Verlauf der Infektion in Stadien
  - Primäraffekt mit Geschwürbildung an der Eintrittspforte und Schwellung regionaler Lymphknoten
  - Sekundärstadium: Hautausschlag (syphilitisches Exanthem), Schleimhautdefekte, im Genitalbereich Condylomata lata (breite Warzen)
  - Spät-, Tertiärstadium: unterschiedliche Verlaufsformen

- **Folgen für den Feten / das Kind**
  - Spätabort, Tot- oder Frühgeburt
  - **Angeborene Lues (Lues connata):** syphilitischer Schnupfen, Blasenbildung (Pemphigus) an Handtellern und Fußsohlen, Hornhauterkrankung des Auges (Keratitis), Hydrops fetalis, Vergrößerung von Leber und Milz, Sattelnase, Zahnfehlbildungen, Schwerhörigkeit

- **Diagnostik**
  - Serologischer Suchtest ist vorgeschrieben (MuSchR).
  - Bei positivem Test: Bestätigung der Infektion durch weitere Untersuchungen

- **Therapie:** Antibiotika

4.17.4 Listeriose

- **Infektionsübertragung**

    - Erreger: Listeria monocytogenes (Stäbchenbakterium)
    - Übertragung: Schmutz-, Schmierinfektion, infizierte Nahrungsmittel (Fleisch, Milch, Butter, Quark, Käse)
    - Infektion des Feten über die Plazenta (transplazentar)

- **Symptome bei der Mutter**

    - Fieberhaftes, grippeähnliches Krankheitsbild (Schüttelfrost, Kopf-, Gliederschmerzen)
    - Durchfall
    - Lymphknotenschwellung
    - Harnwegsinfekt
    - Amnioninfektionssyndrom

- **Folgen für den Fetus/das Kind**

    - Fieberhafter Abort, Tot- oder Frühgeburt
    - Schwerkrankes Neugeborenes: Sepsis, papulöses Exanthem (entzündliche Knötchen) am ganzen Körper, Meningitis, Trinkschwäche, Erbrechen, Krämpfe

- **Diagnostik**

    Erregernachweis in Blut, Harn, Fruchtwasser, Nabelschnurblut, Plazenta, Zervixabstrich oder Lochialsekret

- **Therapie:** Antibiotika

4.17.5 Röteln

- **Infektionsübertragung**

    - Erreger: Rötelnvirus
    - Tröpfcheninfektion
    - Eine transplazentare Infektion des Feten ist nur bei einer Erstinfektion während der Schwangerschaft möglich.

- **Symptome bei der Mutter**

    - Fleckiges Exanthem
    - Lymphknotenschwellung (Nacken)

- **Folgen für den Fetus**
  - Hohe Schädigungsrate nach einer Infektion in den ersten 17 SSW
  - Der Schweregrad der Erkrankung nimmt mit zunehmendem Gestationsalter ab.
  - **Rötelnembryopathie:** Sehstörungen, Katarakt, Schwerhörigkeit bis Taubheit, Herzfehler (Gregg-Syndrom: Auge, Ohr, Herz), ferner Hirnschädigung, Mikrozephalus, Debilität, Wachstumsretardierung

- **Diagnostik**
  - Serologische Bestimmung des Immunstatus vorgeschrieben (MuSchR)
  - Nachweis einer frischen Rötelninfektion: ansteigende Antikörpertiter, Nachweis des spezifischen Röteln-IgM

- **Prophylaxe und Therapie**
  - **Vor einer Schwangerschaft/im Wochenbett:** aktive Impfung von Mädchen/Frauen ohne durchgemachte Röteln-Erkrankung (seronegativ)
  - **Während der Schwangerschaft:** passive Immunisierung von seronegativen Schwangeren sofort nach einem Kontakt mit Rötelnkranken
  - **Infektion bis zur 14. SSW:** Abruptio-Indikation
  - **Infektion zwischen 15.–17. SSW:** relative Abruptio-Indikation, alternativ IgM-Antikörperbestimmung im fetalen Blut (Kordozentese)

4.17.6 Zytomegalie

- **Infektionsübertragung**
  - Erreger: Zytomegalievirus
  - Übertragung: Schmutz-, Schmierinfektion
  - Hoher Durchseuchungsgrad der Bevölkerung
  - Nur bei Erstinfektion in der Schwangerschaft: Embryo- oder Fetopathie

- **Symptome bei der Mutter**
  - Uncharakteristisches Fieber
  - Lymphknotenschwellung

- **Folgen für den Fetus**
  - Intrauteriner Fruchttod
  - Geistige und körperliche Retardierung
  - Mikrozephalie, Augen-, Hörschäden, Intelligenzdefekt
  - Vergrößerung von Leber und Milz, Ikterus, Pneumonie

- **Diagnostik**
  - Antikörpernachweis bei der Mutter, Titeranstieg
  - Virusnachweis aus dem Fruchtwasser
  - Antikörpernachweis im fetalen Blut (Kordozentese)
  - Post partum: Virusisolierung aus dem Nabelschnurblut sowie aus dem Urin oder Rachensekret des Kindes

- **Therapie:** nicht bekannt

4.17.7 Herpes simplex

- **Infektionsübertragung**
  - Erreger: Herpes simplex-Virus (HSV) Typ 1 und Typ 2
  - HSV Typ 1 verursacht Herpes („Fieberbläschen") an Lippen, Mundschleimhaut oder Augenbindehaut sowie (seltener) eine neonatale Herpesinfektion.
  - HSV Typ 2 führt zu einer genitalen und neonatalen Herpesinfektion.
  - Hoher Durchseuchungsgrad
  - Die Übertragung von HSV Typ 2 erfolgt durch sexuellen Kontakt.
  - Die Infektion des Kindes geschieht während der Geburt durch den infizierten Geburtskanal, selten transplazentar.
  - Eine aufsteigende Infektion des Kindes nach dem Blasensprung ist möglich.
  - Weitere Ansteckungsquellen: andere infizierte Säuglinge, Pflegepersonal

- **Symptome bei der Mutter**
    - Primärinfektion: schmerzhafte Bläschen und Geschwürsbildung (bei HSV Typ 2 im Genitalbereich), Lymphknotenschwellung
    - Fieber, Kopf- und Muskelschmerzen
    - Danach lebenslange Latenzphase mit Rezidivrisiko

- **Folgen für das Neugeborene**
    - Hohes Erkrankungs- und Sterblichkeitsrisiko durch die Infektion während der Geburt
    - Die Infektion (septische Herde) kann in nahezu allen Organen und Organsystemen lokalisiert sein.
    - Schwere Defekte bei überlebenden Kindern möglich

- **Diagnostik**

    Klinisches Bild, Virus-, Antikörpernachweis

- **Prophylaxe und Therapie**
    - Primäre Schnittentbindung bei einer erkennbaren genitalen Herpesinfektion (Bläschen, Läsionen) der Mutter
    - Nach dem Blasensprung: Sectio innerhalb von 4 Stunden
    - Keine Kopfschwartenelektrode, keine Mikroblutuntersuchung, weil eine Verletzung die Infektion des Kindes begünstigt
    - Bei mütterlichem Herpes labialis: Abdecken der Bläschen vor dem Kontakt mit dem Neugeborenen
    - Erkranktes Pflegepersonal: Kontakt zu Neugeborenen vermeiden
    - Behandlung mit Virostatika, Immunglobulinen

4.17.8 HIV-Infektion (AIDS)

- **Infektionsübertragung**
    - Erreger: human immunodeficiency virus (HIV)
    - Übertragung: sexuell (Sperma, Zervixsekret) und durch Kontakt mit infiziertem Blut (Transfusion, Injektionsbestecke)

4.17 Infektionskrankheiten in der Schwangerschaft

- Lange Latenzzeit bis zum Ausbruch der Erkrankung
- Die fetale Infektion kann transplazentar und während der Geburt über die Geburtswege erfolgen.
- Auch eine Infektion des Neugeborenen beim Stillen ist möglich.

- **Folgen für die Mutter**
  - Erworbene Immunschwäche (**a**cquired **i**mmuno**d**eficiency **s**yndrome – AIDS)
  - Lymphknotenschwellung, Fieberschübe, Gewichtsverlust
  - Verminderte Infektabwehr gegen Parasiten, Bakterien, Pilze und Viren
  - Auftreten von Malignomen (Kaposi-Sarkom)
  - Eine Schwangerschaft verschlechtert die Prognose der Erkrankung.

- **Folgen für das Kind**
  - Neugeborene von HIV-positiven Müttern sind in bis zu 50 % der Fälle infiziert.
  - Geistige und körperliche Retardierung, Mikrozephalie, Leber- und Milzvergrößerung
  - Infektanfälligkeit, Lungenentzündung, Durchfälle, Malignome (Kaposi-Sarkom)

- **Therapie**

  Nur begrenzt möglich

- **Empfehlungen**
  - HIV-positiven Frauen sollte von einer Schwangerschaft abgeraten werden.
  - HIV-Antikörper-Suchtest: freiwillig im Rahmen der Schwangerenvorsorge nach einem Beratungsgespräch und mit dem Einverständnis der Schwangeren
  - Bei einem positiven Befund: Schwangerschaftsabbruch diskutieren
  - Interdisziplinäre Betreuung von HIV-positiven Schwangeren
  - Invasive pränatale Diagnostik vermeiden, keine Kopfschwartenelektrode, keine MBU (fetales Infektionsrisiko erhöht)

- **Entbindung der HIV-infizierten Schwangeren:**
  separater Kreißsaal, umfangreiche Schutzmaßnahmen für Hebammen und Ärzte, doppelte Handschuhe, langer wasserdichter Kittel, Schürze, Armstulpen, Mundschutz, Brille bzw. Gesichtsschild
- Primär abstillen
- Langzeitüberwachung der Kinder

5 Physiologie der Geburt – Geburtshilfe

5.1 Vorgeburtsperiode

- Senkung des Fundus uteri
- Kopfeintritt (bei I. Para)
- Vorwehen
- Zervixreifung
- „Zeichnen"
- Druck auf Blase und Darm
- Allgemeine Unruhe
- Erbrechen, Durchfall, Appetitlosigkeit, diskrete Gewichtsabnahme
- Nachlassen der Kindsbewegungen

5.2 Blasensprung

- **Nachweis** (s. auch Kap. 6.2)
  - **Klinische Sicherung:** Ablaufen von Fruchtwasser, keine Vorblase tastbar
  - **Klinik nicht eindeutig:**
    Lackmusprobe, Bromthymoltest, AMNI-CHECK®, Farnkrauttest, Nachweis fetaler Zellen im Vaginalsekret

- **Sofortmaßnahmen**
  - Kindliche Herztöne kontrollieren
  - Fruchtwassermenge, -farbe und -geruch beurteilen (Tab. 5.1)
  - Erhebung des geburtshilflichen Befundes durch äußere und innere Untersuchung
  - Transport in die Klinik organisieren (liegend bei vgT über BE!)

- **Komplikationen**
  - Nabelschnurvorfall
  - Insertio velamentosa-Blutung
  - Aufsteigende Infektion

> **Hinweis:** Nach dem Blasensprung befindet sich die Schwangere unter der Geburt.

Tab. 5.1 Fruchtwasserbefunde

Fruchtwasserbefund	(Verdachts-) Diagnose
klar oder milchig, mit oder ohne Vernix caseosa-Flocken, geruchlos Menge: 0,2–1,5l	physiologisch
nur einmaliger Flüssigkeitsabgang	falscher Blasensprung
Fruchtwasserabgang tröpfchenweise (Palpation: Vorblase tastbar)	hoher Blasensprung
Menge: > 1,5l < 0,2l	Hydramnion Oligohydramnion
Farbe: grün bis erbsbreiig gelblich bräunlich, fleischwasserfarben blutig	fetale Hypoxie, Übertragung Morbus haemolyticus fetalis totes Kind vorzeitige Plazentalösung, Insertio velamentosa-Blutung
Geruch: fötide	Amnioninfektionssyndrom

Tab. 5.2 Arten des Blasensprungs

Blasensprung	Zeitpunkt
vorzeitiger	vor Wehenbeginn
frühzeitiger	während der Eröffnungsperiode
rechtzeitiger	bei vollständigem MM
verspäteter	während der Austreibungsperiode
„Glückshaube"	Geburt des Kindes mit erhaltener Fruchtblase
hoher	Die Blase springt oberhalb des inneren MM, wobei der untere Eipol erhalten bleibt.
doppelter (zweizeitiger)	Nach einem hohen Blasensprung kommt es zum Einreißen des unteren Eipols.
falscher	Entleerung einer Flüssigkeitsansammlung zwischen Amnion und Chorion oder Chorion und Dezidua

5.3 Wehen

- **Nachweis**
    - Palpation
    - Tokographie (Kap. 1.8)

- **Charakterisierung**
    - Frequenz (antepartal Anzahl/30 min, intrapartal Anzahl/10 min)
    - Intensität (in mmHg)
    - Rhythmik (zeitliche Aufeinanderfolge, koordiniert, diskoordiniert)
    - Dauer (in sec)
    - Dauer der Wehenpause (in min)
    - Basaltonus (in mmHg)

Tab. 5.3 Wehenarten

Typ	Zeitpunkt des Auftretens	Frequenz / Rhythmik	Intensität	Wirkung
Schwangerschaftswehen	gesamte Schwangerschaft	4–10/Tag	bis 20 mmHg	Förderung der uteroplazentaren Durchblutung
Alvarez-Wellen	ab 2. Schwangerschaftshälfte	5–10/10 min sporadisch salvenartig	< 5 mmHg	Wachstumsreiz für das Myometrium
Braxton-Hicks-Kontraktionen	ab 20.–28. SSW	Intervalle von mehreren Stunden, unregelmäßig	10–30 mmHg	Förderung von Uteruswachstum und Durchblutung, Einfluß auf die Kindslage
Vorwehen, Senkwehen	3–4 Wochen vor dem Geburtstermin	2–6/30 min, diskoordiniert	bis 30 mmHg, ungleichmäßig	Zervixreifung Tiefertreten des Kindes
Eröffnungswehen	Geburtsbeginn	3–5/10 min, regelmäßig	bis 60 mmHg (Dauer 30–60 sec)	Muttermundseröffnung
Austreibungs-, Preßwehen	Muttermund vollständig eröffnet	bis 6/10 min, koordiniert	60 bis > 100 mmHg (Dauer bis 90 sec)	Austreibung des Kindes bei Preßwehen mit Beteiligung der Bauchpresse
Nachgeburtswehen	Plazentar- und Postplazentarperiode	Dauerkontraktion		Lösung, Ausstoßen der Plazenta, Blutstillung
Nachwehen	im frühen Wochenbett während des Stillens	Dauerkontraktion und spontane, rhythmische, schmerzhafte Kontraktionen schmerzhafte „Reizwehen"		Rückbildung des Uterus, Lochialfluß

- **Wehenarten** (s. Tab. 5.3)

- **Wirkungen auf den Uterus**
  - Kontraktion des Myometriums
  - Retraktion (Zurückziehen) der Muskulatur in Fundusrichtung
  - Distraktion (Dehnung, Erweiterung) der Zervix

- **Wirkungen auf den Feten**
  - Halten der Frucht in Längslage
  - Intermittierende Beeinträchtigung des plazentaren Gasaustausches (Folge: phasenweiser Sauerstoffmangel) infolge Kompression der Plazentargefäße durch das Myometrium, abhängig von der Wehenintensität
  - Erhöhung des Kopfdruckes
  - Austreibung des Kindes

5.4 Geburtsmechanik (bei vorderer Hinterhauptslage)

- Eintritt des Kopfes in das (mütterliche) kleine Becken mit quer verlaufender Pfeilnaht (Rücken steht seitlich)
- Passage der Beckenhöhle durch schraubenförmiges Tiefertreten des Kindes (Progressionsbewegung und innere Rotation) unter gleichzeitiger Flexion des Kopfes
  Die Pfeilnaht dreht sich dabei über einen schrägen Durchmesser in Beckenmitte in den geraden Durchmesser auf Beckenboden.
- Steht der Kopf auf dem Beckenboden, befindet sich der Rücken vorn und die Schultern treten mit quer verlaufender Schulterbreite in das kleine Becken ein.
- Geburt des Kopfes durch Deflexion unter weiterem Tiefertreten des Kindes
- Nach der Rückdrehung (äußere Rotation) gelangt der Rücken wieder auf die Seite, so daß die Schulterbreite auf Beckenboden gerade verläuft. Es erfolgt zuerst die Geburt der vorderen, dann der hinteren Schulter.
- Zwanglose Geburt des Rumpfes

5.5 Geburtsdauer

- **Empfohlene Zeitbegrenzung**

– **Eröffnungsperiode:**	Erstgebärende	12 h
	Mehrgebärende	8 h
– **Austreibungsperiode:**	Erstgebärende	60 min
	Mehrgebärende	30 min
davon aktive Preßperiode:		maximal 20 min
– **Nachgeburtsperiode:**		30 min
– **Postplazentarperiode:**		120 min

- **Einflüsse**
    - Physische und psychische Einstellung der Kreißenden
    - Parität
    - Beckenmaße
    - Beschaffenheit der Weichteile
    - Dehnbarkeit der Zervix
    - Größe, Lage, Haltung und Einstellung des Kindes
    - Wehenqualität
    - Zeitpunkt des Blasensprungs
    - Gebärposition
    - Medikamentöse Beeinflussung durch Wehenförderung und/ oder -hemmung

5.6 Geburtsverlauf

- **Eröffnungsperiode**
    - Beginn: Einsetzen regelmäßiger, zervixwirksamer Wehen
    - Ende: vollständig eröffneter Muttermund
    - **Verlauf:** Die Muttermundseröffnung erfolgt nicht linear, sondern erst langsam (Latenzphase), dann beschleunigt (Akzelerationsphase), wobei die Wehenintensität zunimmt. Wehenintensität und Muttermundseröffnung beeinflussen sich gegenseitig.

- **Austreibungsperiode**
    - Beginn: vollständige Eröffnung des Muttermundes
    - Ende: Geburt des Kindes
    - **Verlauf:** maximale Erweiterung des Weichteilrohres, maxi-

male Aufdehnung von Vulva und Damm beim Ein- und Durchschneiden des kindlichen Kopfes. Als letzte Phase der Austreibungsperiode ist die Preßperiode abgrenzbar: höchste Weheintensität und Bauchpresse führen dabei zu intrauterinen Druckwerten von > 200 mmHg.

> **Achtung:** Die Austreibungsperiode ist die gefährlichste Phase für das Kind (Hypoxiegefahr)!

- **Nachgeburtsperiode**
  - Beginn: nach der Geburt des Kindes
  - Ende: vollständige Ausstoßung von Plazenta und Eihäuten
  - **Verlauf:** Die Verkleinerung des Uterus und damit die Verkleinerung der Plazentahaftfläche durch die Nachgeburtswehen führt zu einer fortschreitenden Ablösung der Plazenta. Dieser Vorgang wird durch die Ausbildung eines retroplazentaren Hämatoms unterstützt.
  - **Arten der Plazentalösung**
    Zentral (Modus Schultze): Die Plazentamitte erscheint zuerst in der Vulva, die Lösungsblutung ist gering. Häufigkeit 80%
    Lateral (Modus Duncan): Zuerst erfolgt die Geburt des unteren Plazentarandes, die Lösungsblutung ist deutlich.
  - **Blutverlust:** Bis 500 ml sind physiologisch.
  - **Blutstillung:** durch Gefäßkompression (Nachgeburtswehen, Nachwehen) und Thrombusbildung in den Uteroplazentargefäßen

- **Postplazentarperiode**
  - Beginn: nach der Geburt der Plazenta
  - Dauer: mindestens 2 h
  - **Verlauf:** Adaptation der Frischentbundenen (Uterustonus, Gerinnung, Kreislauf, Atmung) an den Zustand post partum, Blutstillung, Versorgung der Geburtsverletzungen.
    Schon in der Nachgeburtsperiode beginnend Hautkontakt zum Kind zur Förderung der Mutter-Kind-Beziehung (Bonding). Erstes Anlegen zur Unterstützung der Plazentalösung / Blutstillung und zur Förderung des Stillens

> **Achtung:** Nachgeburtsperiode und Postplazentarperiode sind die gefährlichsten Phasen für die Mutter (Verblutungsgefahr)!

5.7 Überwachung und Betreuung, Geburtserleichterung

- **Geburtshilflicher Aufnahmebefund**

  - Kindliche Herztöne, Aufnahme-CTG
  - Wehenqualität
  - Rektale / vaginale Untersuchung
  - Fruchtwassermenge, -farbe, -geruch
  - Leopoldsche Handgriffe
  - Leibesumfang
  - Beckenmaße, Michaelissche Raute
  - Sonographie
  - Amnioskopie (zunehmend überholt)

- **Allgemeinmedizinischer Befund**

  - Größe, Gewicht, Allgemeinzustand
  - Blutdruck, Puls, Temperatur
  - Varizen, Ödeme
  - Auskultation von Herz und Lunge

- **Anamnese**

  - Anamnese bis zum Beginn der jetzigen Schwangerschaft (s. Kap. 1.3)
  - Letzte Regel, Konzeptions-, voraussichtlicher Geburtstermin
  - Wehenbeginn
  - Blasensprung
  - Mutterpaß einsehen
  - Blutgruppe, Rh-Faktor, Antikörper-Nachweis
  - Schwangerschaftsverlauf (Risikofaktoren beachten)

5.7 Überwachung und Betreuung

- **Pflegerische Maßnahmen**
  - Rasur der Schamhaare im Vulvabereich
  - Abspülen des äußeren Genitale vor der vaginalen Untersuchung (z.B. Kamillosan®-Lösung), ggf. Desinfektion (z.B. Octenisept®)
  - Einlauf (z.B. Practo-Clyss®)
  - Vollbad oder Duschbad (bei Blasensprung)

- **Betreuung in der Eröffnungsperiode**
  - Psychosomatische Geburtsleitung: Anwesenheit einer Vertrauensperson, Berücksichtigung individueller Wünsche, Information und Aufklärung
  - Überwachungsmaßnahmen wie in Tab. 5.4 angegeben
  - Flüssigkeitszufuhr nach Bedarf: z. B. Mineralwasser, Tee mit Traubenzucker oder Infusion
  - Nahrungskarenz wegen möglicher Narkose
  - Auf regelmäßige Blasenentleerung achten

Tab. 5.4 Überwachung in der Eröffnungsperiode

Parameter	Kontrollhäufigkeit bei physiologischen Befunden
Fetale Herzfrequenz	Auskulation im Abstand von 15 min (Minimum, heute nicht mehr ausreichend!), 30 min CTG-Registrierung im Abstand von 30 min, fortlaufende CTG-Registrierung (Standard)
Wehentätigkeit	stündlich, mindestens 10 minütige Palpation bzw. fortlaufende CTG-Registrierung
Blutdruck, Puls	stündlich
Temperatur	2 stündlich
Muttermundsweite, Zervixbeschaffenheit, Fruchtwasser, Einstellung und Höhenstand des vgT	1–2 stündlich, mindestens bei Aufnahme, Blasensprung und vollständigem MM

- **Geburtserleichterung durch**
  - Einfühlsame Betreuung
  - Bewegungsfreiheit: z. B. Beckenwiegen, Bauchtanz, Umhergehen, Vierfüßlerstand
  - Einsatz von Hilfsmitteln: Pezzi-Ball, Pezzi-Ei, Freischwinger, Gebärhocker, -stuhl, ROMA-Geburtsrad u. a.
  - Atemtechnik, Entspannung, Massagen (s. auch Kap. 3), Vollbad
  - Individualisierte Schmerzerleichterung, keine überflüssigen Medikamente

- **Schmerzlinderung und Beruhigung**
  - Spasmolytika (z. B. Buscopan®, s. Kap. 13.4)
  - Analgetika (z. B. Pethidin®, s. Kap. 13.11)
  - Tranquilizer (z. B. Diazepam®, s. Kap. 13.5)
  - Homöopathie
  - Akupunktur

- **Schmerzausschaltung**
  - Pudendusblock
  - Damminfiltration
  - Periduralanästhesie
  - Allgemeinnarkose (nur bei operativen Entbindungen)

- **Betreuung in der Austreibungsperiode**
  - Kontrolle der fetalen Herzfrequenz in jeder Wehenpause (Minimum), optimal ist eine kontinuierliche CTG-Registrierung (Standard).
  - Lagerung der Kreißenden (Gebärposition einnehmen, Tab. 5.5)
  - Anleitung zum Pressen oder „Schieben" (s. Kap. 3.5)
  - **Voraussetzungen für die aktive Austreibungsperiode:**
    Muttermund vollständig
    Kopf auf Beckenboden
    Pfeilnaht im geraden Durchmesser
    Fruchtblase gesprungen
  - Hinweis: Die Harnblase sollte leer sein!
  - Dammschutz, Entwicklung des Kindes
  - Förderung des sofortigen Kontaktes zwischen Mutter und Kind
  - Abnabeln und Erstversorgung

Tab. 5.5   Körperhaltung unter der Geburt

Haltung	Vorteile	Nachteile
konventionell **„horizontal"** (liegend, während der AP auf dem Rücken)	Sicht und Zugang zum Genitale gut vaginale Operationen sind sofort möglich ununterbrochene CTG-Ableitung leicht möglich größerer Komfort für Hebamme/Arzt	kaum Bewegungsfreiheit Geburtsarbeit gegen die Schwerkraft verlängerte Geburtsdauer (umstritten) verlängerte Preßperiode verminderte sensomotorische Koordination Vena cava inferior-Syndrom möglich
alternativ **„vertikal"** (stehend, laufend, während der AP sitzend, hockend, kniend)	häufiger Bewegungswechsel möglich Schwerkraft wird ausgenutzt kürzere Geburtsdauer (nicht eindeutig bewiesen) bessere Koordination von Wahrnehmung und aktiver Mitarbeit	Zugang zum Genitale eingeschränkt operativer Eingriff erst nach Lagerung möglich kontinuierliche CTG-Ableitung ist erschwert unbequemer für Hebamme/Arzt

- **Maßnahmen zur Verkürzung der Austreibungsperiode**
  - Oxytocin-Gabe
  - Episiotomie
  - Hinterdammgriff

- **Erstversorgung des Neugeborenen** (s. Kap. 10.2)

- **Leitung der Nachgeburtsperiode**
  - Klassisch-konservativ oder aktiv-medikamentös (Tab. 5.6)
  - Kombination beider Methoden üblich
  - Eine **medikamentöse Prophylaxe** wird empfohlen bei:
    Zustand nach Abrasio, Abruptio, Sectio, Atonie
    Multipara, schnell aufeinanderfolgenden Geburten
    Überdehnung des Uterus (großes Kind, Gemini, Hydramnion)
    lange Geburtsdauer, Wehenschwäche

- **Plazentalösung kontrollieren:**
  Kantungszeichen nach *Schröder*
  Nabelschnurzeichen nach *Küstner*
  Nabelschnurzeichen nach *Ahlfeld*
  Telegraphenzeichen nach *Strassmann*
  Plazentazeichen (Afterbürde)
  (Lösungsblutung)
- **Blutverlust** messen bzw. schätzen

• **Beurteilung von Plazenta und Eihäuten**

  - **Mütterliche Seite**
    Dezidua: glatter Überzug oder Defekte
    Gewebe: Fett-, Kalkinfarkt, altes / frisches Hämatom
    evtl. Nebenplazenten
  - **Kindliche Seite**
    Eihäute: vollständig oder fehlend
    Gefäßverteilung: mit / ohne Unterbrechungen
    Nabelschnuransatz: zentral, lateral, marginal,
    Insertio velamentosa
    Nabelschnurgefäße: Anzahl
  - Gewicht der Plazenta
  - Länge der Nabelschnur, Knoten

Tab. 5.6 Leitung der Nachgeburtsperiode

klassisch-konservativ	aktiv-medikamentös
Sandsack hinter den Fundus uteri „Hände weg vom Uterus!"	Sofort nach der Geburt des Kindes 3 IE Oxytocin oder 0,2 mg Methylergometrin langsam i.v. (Achtung: Zwillingsschwangerschaft ausschließen!)
Kontrolle der Lösungszeichen	
Exprimieren der Plazenta durch Bauchpresse und / oder Baerschen Handgriff	Entfernung der Plazenta mit Handgriff nach *Brandt-Andrews* (sog. cord traction)
	Nach der Geburt der Plazenta 0,2 mg Methylergometrin i.m. oder i.v.

> **Achtung:** Pathologischer Verlauf der Nachgeburtsperiode (Kap. 6.14), wenn
> – Plazenta nach 30 min nicht gelöst
> – Blutverlust > 500 ml
> – Plazenta unvollständig

- **Maßnahmen in der Postplazentarperiode**

    - Damm inspizieren
    - Riß oder Episiotomie versorgen (s. Kap. 7.9)
    - Erstes Anlegen des Kindes
    - Lagerung nach *Fritsch*
    - Fundusstand und Uteruskontraktion prüfen (physiologisch: Fundus uteri N-2 bis N)
    - Blutverlust kontrollieren
    - Blutdruck, Puls, Temperatur messen
    - Allgemeinbefinden beobachten

- **Dokumentation**

    - Partogramm, Geburtsbericht: fortlaufende Eintragung sämtlicher Befunde und Maßnahmen (einschließlich Indikation), Gabe von Arzneimitteln protokollieren
    - CTG-Streifen: Name, Datum, genaue Uhrzeit vermerken
    - Geburtsanzeige (für das Standesamt)
    - Kinderuntersuchungsheft („gelbes Heft")
    - Perinatalbogen (Qualitätskontrolle)
    - Hebammentagebuch (bei Hausgeburten)

5.8 Geburtseinleitung

5.8.1 Programmierte (terminierte) Geburt

- **Definition**

Geburtseinleitung am Termin bei Schädellage, reifem Kind und reifer Zervix

- **Vorteile**
  - Individuelle Planung von Geburtstermin und Wehenbeginn
  - Meist kurze Geburtsdauer
  - Die Geburt erfolgt (tagsüber) unter günstigen personellen Voraussetzungen.

- **Nachteile, Risiken**
  - Fehlerhafte Einschätzung von Zervixreife und Reife des Kindes (Gefahr der Frühgeburt!)
  - Überdosierung von Wehenmitteln

- **Praktisches Vorgehen**
  - Erhebung des aktuellen geburtshilflichen Befundes
  - Aufnahme-CTG
  - Vorbereitung zur Geburt (pflegerische Maßnahmen)
  - Digitale Zervixdehnung, Eipolablösung
  - Oxytocininfusion bis eine effektive Wehenqualität erreicht ist (s. Kap. 13.10)
  - Amniotomie
  - CTG- und klinische Überwachung

- **Achtung:** Das Einverständnis der Schwangeren muß vorliegen!

5.8.2 Indizierte Geburtseinleitung

- **Definition**

  Beendigung einer Risikoschwangerschaft aus mütterlicher und/oder kindlicher Indikation, unabhängig von Gestationsalter und Zervixbefund. Eine vaginale Entbindung wird angestrebt.

- **Indikationen**
  - **Kindliche:** intrauterine Wachstumsretardierung, Plazentainsuffizienz, Übertragung, suspekte CTG-Befunde, Mehrlinge, Morbus haemolyticus fetalis, Fehlbildungen, vorzeitiger Blasensprung
  - **Mütterliche:** Schwangerschaftshypertonie, Präklampsie; Diabetes mellitus u. a. nicht gestationsbedingte Erkrankungen; auch späte Erstgebärende, Status nach Sterilitätsbehandlung, Status nach belasteter Anamnese (totes Kind)

– Häufig liegen gleichzeitig mütterliche und kindliche Indikationen vor.

- **Praktisches Vorgehen**
  – Aufklärung der Schwangeren über vorliegende Indikationen und vorgesehene Maßnahmen, Einverständnis einholen
  – ggf. Lungenreifeinduktion (Kap. 13.2 und 13.3)
  – ggf. Portio-Priming (Kap. 13.12)
  – Neonatologen informieren, Sectio-Bereitschaft herstellen
  – Das weitere Vorgehen entspricht dem einer programmierten Geburt.
  – Kontinuierliche CTG-Überwachung
  – Klinische Überwachung unter Berücksichtigung der Indikation zur Geburtseinleitung

- **Nachteile**
  – Häufig Frühgeburtlichkeit
  – Hohe Rate operativer Entbindungen
  – Erhöhte perinatale Morbidität und Mortalität

6 Pathologie der Geburt

6.1 Leitsymptome und Differentialdiagnosen

Blutungen

- „Zeichnen"
- Placenta praevia einschließlich tiefer Sitz der Plazenta
- Vorzeitige Plazentalösung
- Randsinusblutung („Plazentarandblutung")
- Insertio velamentosa-Blutung
- Unvollständige Plazenta
- Rißverletzung (Zervix, Vagina, Damm)
- Atonie
- Uterusruptur
- Blutgerinnungsstörung
- Nicht gestationsbedingte Ursachen:
  - Zervixpolyp
  - Varizenblutung (Vagina, Vulva)
  - Zervixkarzinom

Schmerzen

- Wehen, uterine Hyperaktivität, „Wehensturm"
- Drohende Uterusruptur
- Vorzeitige Plazentalösung
- Schwangerschaftshypertonie, schwere Präeklampsie (Kopfschmerzen)
- Drohende Eklampsie (Kopfschmerzen, Magenschmerzen)
- HELLP-Syndrom (Schmerzen im Oberbauch)
- Post partum: Uterusinversion
- Nicht gestationsbedingte Ursachen:
  - Appendizitis
  - (Zysto-)Pyelonephritis

- Nierenkolik
- Gallenkolik
- Peritonitis
- Ileus
- Trauma

Fieber

- Amnioninfektionssyndrom
- Septischer Abort
- Extragenitale Ursachen:
  - (Zysto-)Pyelonephritis
  - Angina tonsillaris (Rachenring)
  - Bronchitis
  - Pneumonie
  - Infektionskrankheiten u. a.

Kollaps, Schock

- Hämorrhagischer Schock durch hohen Blutverlust bei Placenta praevia, vorzeitiger Plazentalösung, Uterusruptur, Atonie
- Septischer Schock durch Bakterientoxine bei septischem Abort, Amnioninfektionssyndrom, anderen schweren Infektionen
- Anaphylaktischer Schock (akute allergische Allgemeinreaktion) durch Medikamente, Fremdeiweiße
- Vena cava inferior-Syndrom (relativer Volumenmangel)
- Fruchtwasserembolie
- Peritonealer Schock durch Reizung des Bauchfells bei Blutungen in den Bauchraum, Uterusruptur, -inversion
- Akute Schmerzzustände
- Hypoglykämischer Schock

Bewußtseinstrübung, Koma, Krämpfe

- Eklampsie
- Epilepsie
- Meningitis
- Urämie
- Hyperglykämie (Coma diabeticum)
- Tetanus

- Schock
- Medikamente, Drogen

Geburtsstillstand

- Anomalien der Wehentätigkeit (primäre/sekundäre Wehenschwäche, Koordinationsstörungen)
- Erschöpfung der Kreißenden, Energiemangel, Fieber unter der Geburt
- Volle Harnblase
- Überdehnung des Uterus (großes Kind, Mehrlinge, Hydramnion, Hydrozephalus)
- Anomalien der Lage (Querlage, Schräglage), der Haltung (Deflexionslagen), der Stellung (hintere Hinterhauptslage) und der Einstellung (tiefer Querstand, hoher Geradstand, Scheitelbeineinstellung, Beckenendlage)
- Anomalien des knöchernen Beckens (alle Formen des engen Beckens, vorspringendes Steißbein, Status nach Beckenfrakturen)
- Weichteilanomalien (rigide Weichteile, Status nach Zervixkonisation, straffer Damm, Tumor als Geburtshindernis)
- Fehlbildungen des Uterus
- Fetale Fehlbildungen

Fetale Hypoxie

- **Mütterliche Ursachen** („präplazentar")

  - Erkrankungen der Mutter (schwere Anämie, Herzkrankheiten, Diabetes mellitus)
  - Schwere Schwangerschaftshypertonie/Präeklampsie, Eklampsie
  - Vena cava inferior-Syndrom
  - Hypertonie, Schock
  - Hyperaktive und/oder hypertone Wehen
  - Protrahierter Geburtsverlauf
  - Uterusruptur

- **Fetale Ursachen** („postplazentar")

  - Nabelschnurkompression (Umschlingung, Knoten, Vorfall)
  - Morbus haemolyticus fetalis

- Insertio velamentosa-Blutung
- Feto-fetale Transfusion

- **Plazentare Ursachen**
  - Plazentainsuffizienz
  - Vorzeitige Plazentalösung

6.2 Vorzeitiger Blasensprung

- **Definition**

  Abgang von Fruchtwasser vor Wehenbeginn

- **Häufigkeit:** 10–20 % aller Geburten

- **Ursachen und begünstigende Faktoren**
  - Infektionen des unteren Genitaltraktes (Kolpitis, Zervizitis), des unteren Eipols, Amnioninfektionssyndrom
  - Zervixinsuffizienz
  - Lage-, Einstellungsanomalien (QL, BEL)
  - Kindsbewegungen
  - Mehrlinge
  - Hydramnion
  - Gewalteinwirkung von außen (Trauma)

- **Nachweis**
  - Abgang von reichlich klarer oder trüber Flüssigkeit mit oder ohne Vernix caseosa-Flocken
  - Rektale / vaginale Untersuchung: keine Vorblase tastbar
  - Spekulum-Einstellung: Abgang von Flüssigkeit aus der Zervix, Flüssigkeitspool im hinteren Scheidengewölbe
  - Änderung des Scheiden-pH: Blaufärbung von rotem Lackmuspapier oder Bromthymol-Lösung
  - Nachweis von Fruchtwasserproteinen in der Vagina: AMNI-CHECK®
  - Nachweis fetaler Zellen im Vaginalsekret (Nilblaufärbung)
  - Farnkrauttest: getrocknetes Fruchtwasser ergibt auf einem Objektträger ein farnkrautähnliches Muster
  - Sonographie: Oligo-, Anhydramnie
  - Fibronectin-Nachweis (nicht spezifisch für den Blasensprung)

- **Differentialdiagnose:** Urinabgang, Fluor

- **Weitere Diagnostik und Verlaufskontrollen**
    - Kindliche Herztöne kontrollieren, CTG (täglich)
    - Klinische Untersuchung: geburtshilflicher Befund, Zervixstatus
    - Wehentätigkeit ausschließen bzw. objektivieren
    - Bakteriologische Untersuchung des Scheideninhalts: Erreger-, Resistenzbestimmung
    - Temperaturmessung (mehrmals täglich)
    - Labor: CRP, Leukozyten (zweimal täglich), Blutbild, Thrombozyten

- **Komplikationen**
    - Amnioninfektionssyndrom
    - Nabelschnurvorfall
    - Vorzeitige Wehentätigkeit, Frühgeburt
    - Lageanomalie, Haltungsanomalie
    - Zwangshaltung der fetalen Extremitäten und Lungenhypoplasie bei lange andauerndem Fruchtwasserverlust

- **Therapie**
    - Klinikeinweisung
    - **Vor der 22. SSW:** strenge Bettruhe
    - **Zwischen 22/1 bis 33/0 SSW:**
      strenge Bettruhe, Lungenreifeinduktion, ggf. Tokolyse, prophylaktische Antibiotikagabe erwägen
    - **Zwischen 33/1 bis 35/0 SSW:**
      strenge Bettruhe, bei Wehenbeginn Entbindung anstreben
    - **Ab 35/1 SSW:** Geburtseinleitung 12 h nach dem Blasensprung
    - Schwangerschaftsbeendigung bei manifester Infektion oder ansteigenden Entzündungsparametern (CRP, Leukozyten, Temperatur, Puls, fetale Tachykardie)

> **Beachte:** Eine intrauterine Infektion ist für die Prognose eines Frühgeborenen ungünstiger als die Unreife! Die Vorteile einer rechtzeitigen Schwangerschaftsbeendigung überwiegen den Nutzen der medikamentösen Lungenreifeinduktion!

6.3 Amnioninfektionssyndrom

- **Definition**

  Infektion von Fruchtwasser, Eihäuten, Plazenta und Fetus vor oder während der Geburt
  Synonyma: Fruchtwasserinfektion, Chorionamnionitis, Fieber unter der Geburt

- **Ursachen**
  - Aufsteigende Infektion nach Blasensprung
  - Bei stehender Blase: extraamniale Infektion über die Eihäute oder hämatogene Infektion über die Plazenta
  - Amniozentese
  - **Begünstigend wirken:**
    vorzeitiger Blasensprung, protrahierter Geburtsverlauf, internes CTG, häufige vaginale Untersuchungen, ungünstiges Keimspektrum der Vagina

- **Symptome und Diagnostik**
  - Temperaturanstieg, Pulsbeschleunigung
  - Fetale Tachykardie
  - Übelriechendes, evtl. erbsbreiartiges Fruchtwasser
  - Druckschmerzhafter Uterus
  - Uteruskontraktionen
  - Labor: Leukozytose, CRP-Anstieg, Gerinnung kontrollieren
  - Bakteriologie des Scheideninhalts: Erreger-, Resistenzbestimmung
  - Blutkultur

- **Komplikationen**
  - **Mutter:** vorzeitige Wehentätigkeit, Frühgeburt, Endomyometritis, Sepsis, septischer Schock, Blutgerinnungsstörung
  - **Kind:** Unreife (Frühgeburt), beeinträchtigte Vitalität (Depression), Adaptationsstörungen, Hyperthermie, Zyanose, Pneumonie, Meningitis, Sepsis, Apnoe-Anfälle, Krämpfe

- **Therapie**
  - Baldige Schwangerschaftsbeendigung (je nach Vorbedingungen Geburtseinleitung und Spontangeburt oder Sectio)

- Vermeidung eines protrahierten Geburtsverlaufes
- Antibiotika

6.4 Anomalien der Lage, Haltung, Stellung und Einstellung

- **Haltungsanomalien** (Abweichungen von der normalen (Beuge-) Haltung des Kopfes)
  - Deflexionslagen (Vorderhauptslage, Stirnlage, Gesichtslage), die als (meist) dorso-posteriore „Lagen" auch eine Anomalie der Stellung aufweisen
  - Roederersche Kopfhaltung (auch als Roederersche Einstellung bezeichnet)

- **Einstellungsanomalien** (Abweichungen von der normalen Beziehung des vorangehenden Kindsteils zum Geburtskanal)
  - Tiefer Querstand
  - Hoher Geradstand
  - Vordere Scheitelbeineinstellung (verstärkte Naegelesche Obliquität)
  - Hintere Scheitelbeineinstellung (verstärkte Litzmannsche Obliquität)
  - Beckenendlagen (Anomalien der Poleinstellung)

- **Stellungsanomalien** (Abweichungen von der normalen Stellung des kindlichen Rückens)
  - Hintere Hinterhauptlage (gleichzeitig Einstellungsanomalie)
  - Schulterdystokie

- **Lageanomalien** (Abweichungen von der Längslage des Kindes)
  - Querlage
  - Schräglage

- **Allgemeine Grundsätze**
  - Anomalien der Lage, Haltung, Stellung und Einstellung sind häufig mit einem erhöhten Risiko für Mutter und Kind verbunden.

6.4 Anomalien der Lage, Haltung, Stellung und Einstellung

- Der erste Schritt zur Diagnose ist der ungewöhnliche, von der „Routine" abweichende Untersuchungsbefund.
- Anamnese, äußere Untersuchung einschließlich Beckenmessung und sorgfältige vaginale Palpation führen fast immer zur Diagnose.
- Bei Regelwidrigkeiten muß ein Arzt über die vorliegende Anomalie informiert werden (Dokumentation).
- Die Sonographie kann den Befund objektivieren und ergänzen.
- QL und BEL: Diagnosestellung möglichst vor Geburtsbeginn (Frage der Hospitalisation), rechtzeitige Aufklärung der Schwangeren über Risiken, Entbindungsmodus und alternative Behandlungsmöglichkeiten, Einwilligung einholen, Dokumentation
- Deflexionslagen, hoher Geradstand, Scheitelbeineinstellung: Diagnosestellung möglichst frühzeitig während der Eröffnungsperiode
- Bei gegebener Indikation operative Entbindung vorbereiten

Geburtsunmögliche Lage-, Einstellungs- und Haltungsanomalien
- Quer-, Schräglage
- Hoher Geradstand
- Hintere Scheitelbeineinstellung
- Naso-posteriore (dorso-anteriore) Stirnlage
- Mento-posteriore (dorso-anteriore) Gesichtslage

6.4.1 Regelwidrige Haltung und Einstellung des Kopfes

- **Allgemeine Grundsätze**
  - Nicht alle Regelwidrigkeiten der Kopfhaltung und -einstellung erfordern ein aktives Eingreifen.
  - Die abwartende (konservative) Behandlung besteht in der Seitenlagerung und der vorsichtigen Gabe von Oxytocin.
  - Häufig kommt es zu einem protrahierten Geburtsverlauf mit der Gefahr der mütterlichen und kindlichen Infektion, der fetalen Hypoxie und Hirnblutung.
  - Eine großzügige Episiotomie reduziert die starke Anspannung des Dammes in Längs- und Querrichtung.

6 Pathologie der Geburt

Tab. 6.1 Hintere Hinterhauptslage und Deflexionslagen – Befund, Geburtsmechanik, Behandlungsprinzip

Diagnose	Leitstelle	Stemmpunkt	Kopfaustritt	Größter Kopfumfang beim Durchtritt	Leitsymptom Befund	Behandlung	Differentialdiagnose
Hintere Hinterhauptslage (hi HHL)	kleine Fontanelle, Scheitelgegend	große Fontanelle bis Stirnhaargrenze	erst Beugung, dann Streckung	C. suboccipitobregmatica (32 cm)	Geburtsstillstand in BM oder BA; kleine Fontanelle hinten tastbar	Seitenlagerung auf die Seite des Hinterhauptes, evtl. Wehenmittel, ausgiebige Episiotomie	VoHL
Vorderhauptslage (VoHL)	große Fontanelle	Stirnhaargrenze bis Nasenwurzel	erst Beugung, dann Streckung	C. frontooccipitalis (34 cm)	protrahierter Geburtsverlauf; große Fontanelle tastbar	Seitenlagerung auf die Seite des Hinterhauptes, evtl. Wehenmittel	hi HHL
Stirnlage (SL)	Stirn	Oberkiefer oder Jochbein	erst Beugung, dann Streckung	C. maxilloparietalis, C. zygomaticoparietalis (35–36cm)	protrahierter Geburtsverlauf; Augenbrauen, Nasenwurzel, große Fontanelle tastbar, äußere Untersuchung: siehe GL	Lage des kindlichen Rückens beachten, **Nasoanteriore SL**: Sectio empfohlen, Spontangeburt nur in 30–40% der Fälle zu erwarten **Nasoposteriore** (=dorsoanteriore) **SL**: Sectio caesarea	Stirnhaltung bei im BE stehenden Kopf als Übergangshaltung zur GL
Gesichtslage (GL)	Kinn	Zungenbein	reine Beugung	C. hyoparietalis, C. tracheoparietalis (34 cm)	protrahierter Geburtsverlauf; Kinn, Mund, Nase, Augenbrauen tastbar, äußere Untersuchung: Hinterhaupt auffallend hervorstehend, palpabler Einschnitt zwischen Kopf und Rücken, Herztöne auf der Seite der kleinen Teile	**Mentoanteriore GL**: Seitenlagerung auf die Seite des Kinns, Spontangeburt häufig problemlos **Mentoposteriore** (= dorsoanteriore) **GL**: Sectio caesarea	Steißlage

6.4 Anomalien der Lage, Haltung, Stellung und Einstellung

Tab. 6.2 Einstellungsanomalien des Kopfes – Befund und Behandlungsprinzip

Diagnose	Leitsymptome	Befund	Behandlung
Tiefer Querstand	Geburtsstillstand auf Beckenboden, "Verharren" im tiefen Querstand	Kopf auf BB, Pfeilnaht quer, also kleine Fontanelle rechts oder links tastbar (rechter bzw. linker tiefer Querstand)	Seitenlagerung auf die Seite der kleinen Fontanelle, evtl. Oxytocin, abwarten; Forzeps/Vakuumextraktion
Hoher Geradstand	Diskrepanz zwischen fortschreitender MM-Eröffnung einerseits und fehlendem Eintreten des Kopfes andererseits	Kopf auf dem BE, Pfeilnaht im geraden Durchmesser, kleine Fontanelle vorn (= vorderer hoher Geradstand) oder hinten am Promontorium (= hinterer hoher Geradstand) tastbar; äußere Untersuchung: Kopf überragt die Symphyse	Sectio caesarea
Vordere Scheitelbeineinstellung (verstärkte Naegelesche Obliquität)	verlängerte Eröffnungsperiode	Kopf auf/im BE, Pfeilnaht querverlaufend und dem Kreuzbein genähert (asynklitisch) tastbar, Konfiguration der Scheitelbeine (Stufenbildung), Kopfgeschwulst auf dem vorn liegenden Scheitelbein	Seitenlagerung, evtl. Oxytocin, Geburtsfortschritt abwarten
Hintere Scheitelbeineinstellung (verstärkte Litzmannsche Obliquität)	überstehender Kopf, verlängerte Eröffnungsperiode bzw. Geburtsstillstand in der EP	Kopf auf BE, Pfeilnaht querverlaufend und der Symphyse genähert tastbar, vorderes Scheitelbein an der Symphyse anstoßend; äußere Untersuchung: Kopf überragt die Symphyse	Sectio caesarea
Roederersche Einstellung	verlängerte Eröffnungsperiode, lange Geburtsdauer	(hochgradige) Beugehaltung des Kopfes schon im BE, kleine Fontanelle steht in allen Ebenen des Geburtskanals in Beckenführungslinie	Seitenlagerung auf die Seite des kindlichen Rückens, evtl. Oxytocin

– Die Entscheidung zur operativen Geburtsbeendigung bei gebärunfähigen Lagen oder anderen zusätzliche Komplikationen sollte so früh wie möglich getroffen werden.

- **Ursachen**
    - Häufig ungeklärt
    - Beckendeformitäten, enges Becken
    - Besonders schlaffe oder besonders straffe Weichteile
    - Uterusfehlbildungen, Myome
    - Tiefer Plazentasitz
    - Wehenschwäche
    - Frühgeburt, kleines Kind
    - Anomalien der kindlichen Kopfform
    - Kindliche Fehlbildungen oder Erkrankungen (z. B. Struma)
    - Vorliegen kleiner Teile (Hand, Arm)
    - Totes Kind

- **Befund, Geburtsmechanik und Behandlungsprinzipien**

    (s. Tab. 6.1 und 6.2)

6.4.2 Schulterdystokie

- **Definition**
    - Geburtsstillstand nach der Geburt des Kopfes infolge einer Einstellungsanomalie der Schulterbreite/Stellungsanomalie des Rückens
    - **Hoher Schultergeradstand:** Stehenbleiben der Schultern im geraden Durchmesser über dem Beckeneingang hinter bzw. oberhalb der Symphyse nach Geburt des Kopfes
    - **Tiefer Schulterquerstand:** Stehenbleiben der Schulterbreite im queren Durchmesser auf Beckenboden nach Geburt des Kopfes

- **Ursachen und begünstigende Faktoren**
    - Großes Kind (> 4000 g), die Häufigkeit nimmt mit dem Geburtsgewicht zu
    - Diabetes mellitus (fetale Makrosomie, „Riesenkind")
    - Adipöse Schwangere
    - Verlängerte Austreibungsperiode, Geburtsstillstand in Beckenmitte
    - Vaginal-operative Entbindungen aus Beckenmitte

6.4 Anomalien der Lage, Haltung, Stellung und Einstellung

- **Diagnose**
  - Die äußere Drehung des Kopfes nach der Geburt ist behindert.
  - Der geborene Kopf scheint sich in den Vulva-Damm-Bereich zurückzuziehen.
  - Die Schulter läßt sich nicht entwickeln, „hängt" oberhalb der Symphyse (hoher Schultergeradstand).

- **Therapie bei hohem Schultergeradstand**
  - Große Episiotomie anlegen bzw. Episiotomie erweitern
  - Nicht Kristellern, nicht am Kopf ziehen
  - Druck auf die oberhalb der Symphyse stehende Schulter von außen
  - ggf. Tokolyse
  - Geraden Beckendurchmesser verändern (erweitern): wiederholt beide Beine der liegenden Kreißenden in gestrecktem Zustand nach dorsal führen und anschließend forciert im Hüftgelenk beugen oder Hockposition einnehmen lassen
  - Drehung der vorn stehenden Schulter nach seitlich durch Überdrehung des kindlichen Kopfes mit flach an den Kopf gelegten Händen (bei 1. Lage Drehung des Hinterhauptes nach rechts, bei 2. Lage Drehung des Hinterhauptes in Uhrzeigerrichtung)
  - In Narkose die dem kindlichen Rücken entsprechende Hand vaginal einführen und durch Druck auf die vordere Schulter die Schulterbreite in den queren Durchmesser bringen
  - Die der Bauchseite des Kindes entsprechende Hand vaginal einführen und die hintere Schulter nach seitlich drücken oder
  - Den hinten liegenden Arm des Kindes über die Brust nach außen bringen (Ziel: Verminderung der Schulterbreite), ggf. Entwicklung des vorderen Armes

> **Hinweis:** Eine exakte Dokumentation über Geburtsverlauf, Kindslage, Maßnahmen und Uhrzeiten ist notwendig!

- **Therapie bei tiefem Schulterquerstand**
  - Episiotomie anlegen bzw. erweitern
  - Mit zwei Fingern von vaginal die kindliche Schulterbreite in den geraden Durchmesser drücken

- **Komplikationen**
  - Fetale Hypoxie
  - Kindliche Verletzungen: Klavikula-, Oberarmfraktur, Plexuslähmung, bleibende Nervenschädigungen
  - Mutter: Rißverletzungen, Damriß III.°

- **Prophylaxe:** Sectio bei großem Kind

6.4.3 Beckenendlage

- **Definition**

  Einstellungsanomalie, bei der das kaudale Körperende des Kindes führt (Anomalie der Poleinstellung)

Tab. 6.3 Einteilung der Beckenendlagen

Bezeichnung	Befund	Führender Teil	Umfang des vorangehenden Teils
Reine Steißlage (extended legs)	Beine an der Bauchseite hochgeschlagen	Steiß	27 cm
Vollkommene Steiß-Fußlage	Beine neben dem Steiß angehockt	Steiß und Füße	32 cm
Unvollkommene Steiß-Fußlage	ein Bein hochgeschlagen, ein Bein angehockt	Steiß und ein Fuß	30 cm
Vollkommene Fußlage	beide Beine gestreckt	beide Füße	24 cm
Unvollkommene Fußlage	ein Bein gestreckt, ein Bein hochgeschlagen	ein Fuß	< 24 cm
Vollkommene Knielage	beide Beine in den Knien gebeugt	beide Knie	25 cm
Unvollkommene Knielage	ein Bein hochgeschlagen, ein Knie gebeugt	ein Knie	< 25 cm

6.4 Anomalien der Lage, Haltung, Stellung und Einstellung

- **Häufigkeit:** 3 – 5 % aller Geburten
  Mehr als die Hälfte aller Beckenendlagen findet man bei Erstgebärenden.
- Geburtsmechanisch **günstigste Form** der BEL bei vaginaler Geburt: vollkommene Steiß-Fußlage (Umfang 32 cm!)
- Geburtsmechanisch **ungünstigste Form** der BEL: Fußlagen (geringer Umfang des vorangehenden Teils)

- **Ursachen**
  - Häufig unbekannt
  - Frühgeburt (physiologische Selbstwendung noch nicht eingetreten)
  - Abweichungen von der normalen Gestalt der Frucht: Hydrozephalus, Anenzephalus, abnorme Kopfformen, Tumor am kaudalen Körperende
  - Abweichungen von der normalen Gestalt des Uterus: Fehlbildungen, Myome, Placenta praevia, schlaffer Uterus (Mehrgebärende)
  - Abnorm gesteigerte oder eingeschränkte Beweglichkeit des Kindes: Hydramnion, Oligohydramnie, Mehrlinge, großes Kind
  - Enges Becken: fehlender Auffangmechanismus für den kindlichen Kopf

- **Diagnostik**
  - Anamnese: KBW häufig schmerzhaft, im Unterbauch lokalisiert
  - **Äußere Untersuchung:** vorangehender Teil weich, klein, ballotiert nicht („Kopfgefühl" fehlt); Ballotement im Fundus nachweisbar („Gegenprobe")
  - **Innere Untersuchung:** Steiß, Füße (Fuß) oder Knie tastbar
    Kennzeichen des Steißes: weicher Kindsteil mit Crista sacralis media
    Kennzeichen des Fußes: Fersenzeichen (winkliger Übergang vom Unterschenkel zum Fuß), Zehenzeichen (Zehen sind gleichmäßig und kürzer als Finger), Fehlen des Daumenzeichens (große Zehe nicht abspreizbar)
    Kennzeichen des Knies: Kniescheibe beweglich, Unterschenkel läßt sich bis zum Fuß verfolgen
  - Auskultation: Herztöne in Nabelhöhe oder darüber zu hören
  - Sonographie: Bestätigung der klinischen Diagnose und Gewichtsschätzung

- **Differentialdiagnose:** Gesichtslage, Querlage (Schulter), Hydrozephalus

- **Geburtsmechanismus**
  - **Eintritt des Steißes in den Beckeneingang:**
    Rücken steht vorn seitlich (rechts oder links, Hüftbreite leicht schräg), in dieser Stellung Vorrücken des Steißes bis auf den Beckenboden
  - **Überwindung des Knies des Geburtskanals, Geburt des Steißes:**
    Die Hüftbreite dreht sich auf BB in den geraden Durchmesser (Steiß stellt sich „auf die Kante"), der Rücken steht seitlich. Lateralflexion des kindlichen Rumpfes („über die Kante abbiegen"). Die vordere Hüfte wird zum Hypomochlion, die vordere Gesäßbacke erscheint in der Vulva und bleibt stehen, bis die hintere Gesäßbacke über den Damm geboren ist. Dann wird der Steiß weiter vorgeschoben. Er zeigt entsprechend der Beckenführungslinie steil nach vorn.
  - **Geburt des Rumpfes:**
    Nach dem Herausgleiten der Beine erfolgt eine Drehung des kindlichen Rückens nach vorn. In dieser Stellung wird der Rumpf um die Symphyse herum entsprechend der Beckenführungslinie geboren. Gleichzeitiger Eintritt der Schultern in den BE (mit querverlaufender Schulterbreite)
  - **Geburt der Schultern:**
    Der Rücken des Kindes dreht sich während der Beckenpassage der Schultern wieder zur Seite, so daß die Schulterbreite in den geraden Durchmesser kommt. Zuerst Geburt der vorderen, dann der hinteren Schulter. Beim Sichtbarwerden des Unterrandes des vorderen Schulterblattes tritt der Kopf in das kleine Becken ein (mit querverlaufender Pfeilnaht).
  - **Geburt des Kopfes:**
    Das Hinterhaupt dreht sich beim Durchtritt durch das Becken von der Seite nach vorn (Pfeilnaht kommt vom queren in den geraden Durchmesser), gleichzeitig gelangt der bereits geborene, seitlich stehende Rücken wieder nach vorn. Unter Beugehaltung des Kopfes (kleinster Kopfumfang) werden nacheinander Kinn, Mund, Nase, Stirn, Vorder- und Hinterhaupt über den Damm geboren.

6.4 Anomalien der Lage, Haltung, Stellung und Einstellung

- **Komplikationen**
  - Vorzeitiger Blasensprung
  - Nabelschnurvorfall
  - Wehenschwäche, protrahierter Geburtsverlauf, mangelhafte Dehnung der mütterlichen Weichteile
  - Hypoxie infolge einer Nabelschnurkompression durch den Kopf bei geborenem Rumpf
  - Hypoxie durch vorzeitige Plazentalösung nach der Geburt des Rumpfes
  - Hochschlagen der Arme
  - Geburtstraumatische Schäden (Hirnblutung, Armplexuslähmung) durch Weichteilschwierigkeiten und Manualhilfe
  - Die perinatale Mortalität ist bei Geburten aus einer Beckenendlage erhöht.

- **Maßnahmen vor Geburtsbeginn**
  - Stationäre Aufnahme
  - Äußere Wendung erwägen
  - Aufklärung der Schwangeren über Risiken des vaginalen und abdominalen Geburtswegs (Entscheidungshilfe geben)
  - Ausschluß zusätzlicher Risiken vor der Entscheidung zum vaginalen Geburtsweg
  - Dokumentation von Aufklärung und Einwilligung

- **Unterstützung der spontanen Wendung**
  - Beckenhochlagerung, „Indische Brücke"
  - Moxibustion
  - Akupunktur

- **Äußere („prophylaktische") Wendung**
  - **Voraussetzungen**:
    Gestationsalter 38. SSW (optimal), stehende Fruchtblase, kein Oligohydramnion, keine Uterusfehlbildung, keine Vorderwandplazenta, keine Placenta praevia, Sectiobereitschaft
  - **Durchführung:**
    Venösen Zugang legen
    CTG-Kontrolle vor und nach der Wendung
    Beckenhochlagerung
    i.v. Tokolyse
    Wendung des Feten über „Rolle vorwärts" oder „Rolle rückwärts"

- Bei rh-negativer Mutter: Immunprophylaxe
- Wendung in ca. 50–60 % erfolgreich

- **Geburtsleitung bei einer vaginalen Geburt**
  - Anästhesie-, Neonatologie- und Sectiobereitschaft
  - CTG-Überwachung
  - Venösen Zugang legen
  - Oxytocin-Infusion zur Unterstützung der Austreibungsperiode
  - Steinschnittlage
  - Große Episiotomie
  - Hilfsperson für Kristellerschen Handgriff notwendig
  - Forzeps (am nachfolgenden Kopf) und breiten hinteren Spiegel (De Leescher Spiegelhandgriff) bereitlegen
  - Abwartendes Verhalten bis zur Geburt des Steißes
  - **Assistierte Spontangeburt:**
    Zurückhalten des Steißes, bis das Kind möglichst in einer Preßwehe spontan geboren werden kann. Anschließend Halten des Kindes nach Art des Brachtschen Handgriffs und Gleitenlassen in Beckenführungslinie ohne zu kristellern
  - **Wenn eine assistierte Spontangeburt nicht möglich ist:**
    Entwicklung nach *Bracht* (Druck auf den Fundus, „Kristellern")
  - **Wenn der Brachtsche Handgriff nicht gelingt:**
    Armlösung nach *Müller*, *Lövset* oder (besonders bei hochgeschlagenen Armen) klassische Armlösung, Kopfentwicklung nach *Veit-Smellie* (s. Kap. 7.6)
  - Großzügige Indikation zur sekundären Sectio (auch noch bei vollständigem MM)

- **Indikationen zur primären Sectio**
  - Mißverhältnis, enges Becken, Beckenanomalien
  - Großes Kind
  - Reine Steißlage, Fuß- oder Knielage
  - Frühgeburt < 36. SSW
  - Zusatzrisiken (späte Erstgebärende, Plazentainsuffizienz, schwere Schwangerschaftshypertonie, Präeklampsie, suspektes/pathologisches antenatales CTG, Status nach Sterilitätsbehandlung)
  - Erkrankungen der Mutter wie Diabetes mellitus, schwerer Herzfehler u. a.

- **Indikationen zur sekundären Sectio**
    - Vorzeitiger Blasensprung bei niedrigem Zervixscore
    - Nabelschnurvorfall
    - Protrahierter Geburtsverlauf
    - Suspektes/pathologisches CTG, Azidose

6.4.4 Querlage

- **Definition**

    Kindslage, bei der die Längsachse des Kindes die der Mutter rechtwinklig oder spitzwinklig (Schräglage) schneidet

- **Häufigkeit:** 0,5–1 % aller Geburten

- **Einteilung**
    - **Nach der Lage des Kopfes:**
      Kopf links = I. Querlage, Kopf rechts = II. Querlage
    - **Nach der Stellung des Rückens:**
      dorso-anteriore QL (Rücken vorn), dorso-posteriore QL (Rücken hinten), dorso-susperiore QL (Rücken funduswärts), dorso-inferiore QL (Rücken beckenwärts)

- **Ursachen**
    - Abnorm große Bewegungsmöglichkeit des Kindes: Mehr-, Vielgebärende (schlaffe Uteruswand, schlaffe Bauchdecken), Hydramnion, kleines Kind, Frühgeburt, totes Kind
    - Behinderung der Einstellung in Längslage: enges Becken, Placenta praevia, Gemini, Anomalien des Uterus (Fehlbildungen, Myome)

- **Diagnostik**
    - Inspektion: querovaler Leib
    - Palpation: Fundus tiefstehend, kindlicher Kopf seitlich (rechts oder links) tastbar, kein vorangehender Teil über dem BE
    - Auskultation: Herztöne in der Umgebung des Nabels hörbar
    - Innere Untersuchung: kleines Becken leer
    - Sonographie

- **Komplikationen**
    - Gebärunfähige Lage
    - Chronische Plazentainsuffizienz, gestörte Hämodynamik
    - Vorzeitiger Blasensprung, Infektion
    - Nabelschnurvorfall
    - Armvorfall
    - **Verschleppte Querlage:** vollständiger MM, gesprungene Blase, stark überdehntes unteres Uterinsegment, federnd eingekeilte Schulter, „Wehensturm", drohende Uterusruptur, schlechter Allgemeinzustand der Kreißenden, intrauteriner Fruchttod
    - Uterusruptur

- **Therapie**
    - Vermeidung von körperlichen Belastungen, Beckenhochlagerung
    - Klinikeinweisung ab der 38. SSW
    - CTG-Überwachung, Doppler-Sonographie
    - Äußere Wendung, ggf. indizierte Geburtseinleitung
    - **Sectio caesarea bei:** erfolgloser Wendung, suspektem/pathologischem CTG, Blasensprung, Nabelschnurvorfall, Armvorfall, zusätzlichen Komplikationen (Placenta praevia, enges Becken, Uterusfehlbildung, Status nach Sectio u. a.)

6.5 Mißverhältnis

- **Definition**

    Bei einem Mißverhältnis ist das mütterliche Becken entweder zu eng oder/und das Kind zu groß, so daß die Geburt dadurch regelwidrig verläuft oder der vaginale Geburtsweg unmöglich ist (zephalo-pelvine Disproportion).

- **Ursachen**
    - Allgemein verengtes Becken
    - Plattes bzw. platt-rachitisches Becken
    - Quer verengtes Becken
    - Schräg verengtes, asymmetrisches Becken
    - Trichterbecken
    - Assimilations- oder langes Becken

- Zustand nach Beckenfraktur
- Großes Kind
- Hydrozephalus, andere fetale Fehlbildungen

- **Diagnostik**

  - **Anamnese:** Erkrankungen von Knochen und Hüftgelenk, Lähmungen der unteren Extremitäten, Beckenfrakturen, Verlauf vorangegangener Geburten
  - **Beckenmessung:** ungleichmäßiger Abstand der gemessenen Distanzen, Conjugata vera < 11 cm
  - **Beurteilung der Michaelisschen Raute:** Spindelform (quer oder allgemein verengtes Becken) oder Drachenform (plattrachitisches Becken)
  - **Palpation:** 4. Leopoldscher Handgriff (kindlicher Kopf hat keine Beziehung zum mütterlichen Becken), Zusatzhandgriff (Kopf überstehend oder auf Symphysenhöhe)
  Innere Beckenaustastung: Abstand der Spinae ischiadicae, Form von Kreuz- und Steißbein
  Beurteilung des Schambogenwinkels: spitzwinklig (allgemein verengtes Becken), stumpfwinklig (plattrachitisch)
  - **Funktionelle Beckenbeurteilung:** kombinierte innere und äußere Untersuchung nach Blasensprung und unter Wehen
  - **Sonographie:** fetale Biometrie (großes Kind, Hydrozephalus)
  - **Röntgenologische Beckenmessung:** unter der Geburt nur noch selten indiziert, Klärung von Beckenveränderungen möglichst vor oder nach einer Schwangerschaft
  - **Magnetresonanztomographie** (Kernspintomographie): bildgebendes Verfahren ohne Belastung durch Röntgenstrahlen, auch zur Beurteilung des Beckens während der Schwangerschaft geeignet

- **Hinweiszeichen und Komplikationen**

  - Abhängig von Ursache und Schweregrad der Deformität
  - Vorzeitiger Blasensprung
  - Nabelschnurvorfall
  - Armvorfall
  - Wehenschwäche
  - Protrahierter Geburtsverlauf
  - Aufsteigende Infektion

- Ödem der (vorderen) Muttermundslippe, Drucknekrose
- Urinverhaltung durch Kompression des Blasenhalses
- Erhöhter Kopfdruck, Konfiguration der Scheitelbeine, Hirnblutung
- Regelwidrigkeiten der Lage (QL), der Haltung (SL, GL, Roedersche Kopfhaltung), der Einstellung (hoher Geradstand, Scheitelbeineinstellung, BEL)
- (drohende) Uterusruptur

- **Therapie**
  - Primäre oder sekundäre Sectio caesarea
  - Konservativer Behandlungsversuch (bei geringgradiger Beckenverengung): Lagerungswechsel, Seitenlagerung, ggf. Oxytocin
  - Bei ausgeprägtem Hydrozephalus: Punktion und Versuch einer vaginalen Geburt

6.6 Vorliegen / Vorfall eines Armes

- **Definition**

  Arm oder Hand liegen vor oder neben dem vorangehenden Kindsteil, vor dem Blasensprung (Vorliegen) oder nach gesprungener Blase (Vorfall).

- **Ursachen**
  - Hochstehender Kopf
  - Hydramnion
  - Enges Becken bei Schädellage
  - Lage-, Haltungsanomalien

- **Komplikationen**
  - Kopfeintritt, -durchtritt nicht möglich (Geburtshindernis)
  - Geburtsstillstand
  - Uterusruptur

- **Therapie**
  - Beim **Vorliegen eines Armes:** Beckenhochlagerung und Seitenlagerung auf die dem vorliegenden Arm entgegengesetzte Seite

- **Armvorfall bei Schädellage:** Repositionsversuch in Knie-Ellenbogenlage bei möglichst vollständigem MM, wenn Kopfeintritt oder -durchtritt behindert ist
- Sectio caesarea bei Geburtsstillstand und/oder nicht gelungener Reposition
- Häufig Spontangeburt möglich, der Arm reponiert sich selbst.

6.7 Pathologie der Wehentätigkeit

- **Definition**

  Abweichungen von der normalen Frequenz, Dauer, Stärke und Koordination uteriner Kontraktionen im Sinne einer Verminderung (Wehenschwäche), Steigerung (Hyperaktivität) oder Fehlsteuerung (Diskoordination) mit Gefährdung der Mutter und/oder des Kindes
  Synonyma: Dystokie (Geburts-/Wehenstörung) durch Anomalien der Uteruskontraktion, uterine Dystokie

- **Einteilung**

  - **Hypokinetische Wehenstörung:** Wehenschwäche
    primär: von Geburtsbeginn an
    sekundär: im Verlauf der Geburt auftretend
  - **Hyperkinetische Wehenstörung:** hyperaktive Form (uterine Hyperaktivität) und/oder hypertone Form (uterine Hypertonie), Wehensturm (Tetanus uteri), Dauerkontraktion
  - **Koordinationsstörungen:** Fehlsteuerung des Wehenablaufs, eine exakte Differentialdiagnose ist nur durch interne (direkte) Tokometrie möglich.

- **Ursachen und Diagnostik** (s. Tab. 6.4)

- **Komplikationen**

  - Protrahierter Geburtsverlauf, Geburtsstillstand
  - Aufsteigende Infektion
  - Ermüdung, Erschöpfung der Kreißenden
  - Fetale Hypoxie
  - Uterusruptur (bei hyperkinetischen Wehenstörungen)

Tab. 6.4 Ursachen, Befund und Therapiemöglichkeiten bei Wehenstörungen

Art der Störung	Tokometrie und Klinik			Ursachen	Therapiemöglichkeiten
	Frequenz	Amplitude	Basaltonus		
Wehenschwäche (primär, sekundär)	< 30 / min	< 30 mmHg	8–12 mmHg	anlagebedingt hypoplastisches Myometrium Überdehnung des Uterus (großes Kind, Mehrlinge, Hydramnion, Hydrozephalus) Regelwidrigkeiten der Lage, Haltung, Stellung, Einstellung Geburtshindernis (Mißverhältnis, Tumor im kleinen Becken) mangelhafter Druck des vorangehenden Teils auf die Zervix (stehende Fruchtblase, BEL, Anenzephalus) Ermüdung (Verlust von Elektrolyten, Energieträgern)	abhängig von Ursache, zeitlichem Auftreten und aktuellem Befund: mehrstündige Ruhepause (ggf. medikamentöse Sedierung) Infusion (Flüssigkeit, Elektrolyte, Glukose als Energieträger) Blasensprengung Änderung der Gebärposition, Oxytocin, Prostaglandine geburtsbeendende Operation
	Klinischer Befund: Wehen zu schwach, zu kurz, zu selten				
Hyperaktive Wehen	> 5 / 10 min	> 50 mmHg	8–12 mmHg	Überdosierung von Oxytocin Geburtshindernis Regelwidrigkeiten der Lage, Haltung, Stellung, Einstellung	Oxytocin absetzen Tokolyse psychosomatische Anleitung evtl. Blasensprengung
	Klinischer Befund: Wehen zu kräftig, zu häufig, Extremfall: Wehensturm				
Hypertone Wehen	normal	niedrig	> 15 mmHg	Überdosierung von Oxytocin Überdehnung des Uterus vorzeitige Plazentalösung vegetative Fehlsteuerung bei ängstlichen Kreißenden	Periduralanästhesie, bei vorzeitiger Plazentalösung geburtsbeendende Operation
	Klinischer Befund: Uterus in der Wehenpause „gespannt"				

Tab. 6.4 Fortsetzung

Art der Störung	Tokometrie und Klinik			Ursachen	Therapiemöglichkeiten
	Frequenz	Amplitude	Basaltonus		
Koordinationsstörungen	wechselnde Frequenz und Amplitude, ineinander übergehende "gedoppelte" Wehen mit einer größeren und einer kleineren Amplitude, sog. Mutter-Kind-Wehen, "Kamelwehen") Klinischer Befund: trotz "guter" Wehen kein Geburtsfortschritt schmerzhafte Wehen Engstellung des MM während der Wehe			keine fundale Dominanz fehlende und / oder unzureichende Koordination der Kontraktionen	Tokolyse Oxytocin Blasensprengung

- **Therapiegrundsätze**
    - Genaue Differenzierung der Wehenstörung vornehmen, Ursache feststellen
    - Stadium und Dauer der Geburt, Zustand der Fruchtblase (stehend, gesprungen) beachten
    - Wirksame **nichtmedikamentöse Behandlungsmethoden** (besonders bei Wehenschwäche) sind: Entleerung von Blase und Darm (ggf. Katheterisieren bzw. Einlauf), warmes Vollbad, Änderung der Gebärposition, psychosomatische Anleitung, Ruhe, Schlaf, Eröffnung der Fruchtblase.
    - Eine **medikamentöse Wehenförderung** (Oxytocin, Prostaglandine) oder Wehenhemmung (Tokolyse) sollte nur beim Vorliegen einer Indikation erfolgen (s. Kap. 13.7, 13.10. und 13.12).
    - **Keine Wehenmittel** gibt man bei hyperaktiver/hypertoner Wehentätigkeit, bei Vorliegen eines Geburtshindernisses und bei einem pathologischen CTG. Kontraindikationen zur Anwendung von Oxytocin s. Kap. 13.10
    - Auch Spasmolytika und Analgetika beeinflussen die Wehenqualität und den Geburtsfortschritt wirksam (z.B. Monzal®, Nubain®, s. auch Kap. 13.4 und 13.11).
    - Die Therapiemöglichkeiten bei den einzelnen Formen sind in Tab. 6.4 zusammengestellt.

6.8 Nabelschnurkomplikationen

- Nicht alle Nabelschnurkomplikationen gefährden den Fetus.
- Die Komplikationsdichte nimmt mit dem Geburtsfortschritt zu.
- Nabelschnurvorfall und Insertio velamentosa-Blutung treten erst nach dem Blasensprung auf.
- Inspektion und Längenmessung der Nabelschnur gehören zur Überwachung der Nachgeburtsperiode.
- Besonderheiten müssen dokumentiert werden.
- Fetale Gefährdung, Symptome und Maßnahmen bei Nabelschnurkomplikationen s. Tab. 6.5

Tab. 6.5 Fetale Gefährdung, Symptome und Maßnahmen bei Nabelschnurkomplikationen

Komplikation	Definition Befund	Symptome	Fetale Gefährdung durch	Maßnahmen
NS zu kurz	< 30 cm Länge	Geburtsstillstand variable Dezelerationen Bradykardie	vorzeitige Plazentalösung NS-Abriß Hypoxie (prä-, intrapartal)	Geburtsbeendigung
NS zu lang (NS-Umschlingung)	> 100 cm Länge	variable Dezelerationen Bradykardie	Umschlingung (relativ zu kurze Nabelschnur), Kompression, Strangulation, Knoten, Vorfall Hypoxie (prä-, intrapartal)	Seitenlagerung, Akuttokolyse Geburtsbeendigung
Knoten	echter Knoten	variable Dezelerationen Bradykardie	Hypoxie (prä-, intrapartal)	rasche Geburtsbeendigung
Falscher Knoten	umschriebenes Knäuel eines Gefäßes mit Verdickung der Warthonschen Sulze	keine	keine	keine
Vorliegen der NS	Blase steht NS liegt zwischen unterem Eipol und vorangehendem Kindsteil	keine	Vorfall (erst nach Blasensprung) Hypoxie	Beckenhochlagerung, Repositionsversuch Amniotomie in Sectiobereitschaft, langsames Ablassen des Fruchtwassers bei nicht gelungener Reposition: Sectio

Tab. 6.5 Fortsetzung

Komplikation	Definition Befund	Symptome	Fetale Gefährdung durch	Maßnahmen
Vorfall (Prolaps)	Blase gesprungen, NS in der Vagina oder vor der Vulva	variable Dezelerationen plötzliche Bradykardie nach Blasensprung oder -sprengung	Kompression Hypoxie	Beckenhochlagerung, Akuttokolyse, manuelles Hochschieben des vgT von vaginal zur Entlastung Schädellage: bei unvollständigem MM Schnellsectio, bei vollständigem MM vaginale (ggf. operative) Geburt möglich BEL und QL: Sectio caesarea
Insertio velamentosa, frei verlaufendes Gefäß	NS-Ansatz und Gefäßverlauf in den Eihäuten	Blutung bei Gefäßverletzung nach Blasensprung oder -sprengung	Hypoxie Verblutung	bei Gefäßverletzung sofortige Geburtsbeendigung (Schnellsectio), postnatal: Transfusion
Fehlen einer Arterie (Aplasie)	nur eine Arterie vorhanden (sonographisch antenatal nachweisbar)	keine	keine	nach weiteren fetalen Fehlbildungen fahnden

6.9 Fetale Hypoxie

- **Definition**

  Fetale Notsituation vor oder unter der Geburt durch eine akute Störung des materno-fetalen Gasaustausches, meistens in Kombination mit einem mütterlichen Gefahrenzustand (primär, sekundär)

- **Ursachen und Differentialdiagnose**

  Mütterliche (präplazentare), plazentare und fetale (postplazentare) Ursachen s. Kap. 6.1

- **Diagnostik und Gefährdungszeichen**
  - Nachlassende Kindsbewegungen („Zähle bis 10")
  - **CTG:** suspektes / pathologisches FHF-Muster, besonders Bradykardie, Tachykardie, späte Dezelerationen, schwere variable Dezelerationen, silenter Kurvenverlauf, sinusoidale Verrundungen, verminderte / fehlende Kindsbewegungsreaktionen

Tab. 6.6 Mögliche Komplikationen bei der Behandlung fetaler Notsituationen

	Schnellsectio	Vaginale Notoperationen	Akuttokolyse
Mütterliche Komplikationen	Narkoserisiko erhöht mangelhafte Asepsis mangelhafte operationstechnische Sorgfalt hoher Blutverlust	Zervix-, Scheiden-Damm-verletzungen	Herzrhythmusstörungen Blutdruckabfall Lungenödem
Kindliche Komplikationen	Verletzungen intrakranielle Blutung Hypoxie Atemnotsyndrom (nasse Lunge) Neugeborenendepression	intrakranielle Blutung Schädel-Hirn-Trauma Retinablutung Geburtsverletzungen (Fazialis-, Armplexus-Lähmung)	Zeitverzug bei falscher Indikationsstellung

- **Dopplersonographie:** suspektes / pathologisches Flußmuster
- Amnioskopie bzw. Blasensprung: grünes Fruchtwasser
- **Mikroblutgasuntersuchung:** Präazidose oder Azidose
- Ursachen ermitteln

- **Therapie**
  - Abhängig von der Ursache
  - **Konservativ:** Seitenlagerung, Beckenhochlagerung
  - **Medikamentös:** Akuttokolyse (intrauterine Reanimation) mit Fenoterol s. Kap. 13.7
  - **Operativ** je nach Vorbedingungen:
    Sectio caesarea („Schnellsectio"), Forzeps, Vakuumextraktion, Spekulumentbindung (*Bauereisen*), halbe Extraktion (Manualhilfe), ganze Extraktion
  - Komplikationen bei der Behandlung fetaler Notsituationen s. Tab. 6.6

- **Aufgaben der Hebamme**
  - Frühzeitige Erkennung der fetalen Notsituation
  - Pflicht zur rechtzeitigen Benachrichtigung des Arztes
  - Durchführung konservativer Therapiemaßnahmen
  - Vorbereitung und Assistenz bei medikamentösen und operativen Therapiemaßnahmen
  - Verabreichung von Medikamenten nur auf ausdrückliche Anordnung des Arztes bzw. unter seiner Überwachung
  - Selbständige Entscheidungen nur zur Abwendung unmittelbar drohender Gefahren und wenn kein Arzt zu erreichen ist
  - Dokumentation aller Befunde und Maßnahmen (Benachrichtigung des Arztes, Anordnungen und deren Durchführung mit Uhrzeiten, Name des Untersuchers und des Durchführenden, Kennzeichnung der CTG-Streifen, Vermerk über parallel laufende Geburten)
  - evtl. Duplikat von allen Aufzeichnungen anfertigen

6.10 Intrauteriner Fruchttod, Totgeburt

- **Definition**

  Vorgeburtliches Absterben eines Feten mit ≥ 500 g Geburtsgewicht

- **Ursachen**
  - Hypoxie: Plazentainsuffizienz (akut, chronisch), vorzeitige Plazentalösung, Nabelschnurkomplikation, Morbus haemolyticus fetalis, Uterusruptur
  - Gestationsbedingte (Gestose) und nicht gestationsbedingte mütterliche Erkrankungen (Diabetes mellitus)
  - Intrauterine Infektion
  - Fetale Fehlbildungen

- **Verlauf**
  - Intrauterine Autolyse (Mazeration): Ablösung der Haut, Hämolyse, Lockerung der Knochenverbindungen, Verflüssigung der inneren Organe
  - Fleischwasserähnliche Verfärbung des Fruchtwassers
  - Eine Mazeration erlaubt keine Rückschlüsse auf den Zeitpunkt des Fruchttodes.
  - Der spontane Wehenbeginn kann sich um Tage bis Wochen verzögern oder ganz ausbleiben.
  - Bei länger zurückliegendem Fruchttod: Blutgerinnungsstörung bei der Mutter!

- **Symptome**
  - Fehlende Kindsbewegungen
  - Abnahme von Fundusstand und Leibesumfang
  - Keine kindlichen Herztöne, keine FHF im CTG
  - Sonographie: keine Vitalitätszeichen
  - Labor: pathologische Gerinnungsparameter

Beachte: Registrierung der mütterlichen HF nicht irrtümlich als FHF ansehen!

- **Therapie**
    - Portiopriming, indizierte Geburtseinleitung
    - Bei der medikamentösen Geburtserleichterung sowie bei notwendigen geburtshilflichen Operationen muß keine Rücksicht auf das Kind genommen werden.
    - Abstillen

- **Psycho-soziale Betreuung der Mutter bzw. der Eltern**
    - Trost und Hilfe anbieten, ohne die eigene Hilflosigkeit zu verbergen
    - Die Gebärende sollte nicht allein gelassen werden, jedoch muß man erspüren, wann Fürsorglichkeit als aufdringlich empfunden wird.
    - Beistand rund um die Uhr ermöglichen (eine Hebamme im „Hintergrund-Dienst")
    - Der Partner sollte bei der Geburt anwesend sein.
    - ggf. Psychologen(-in) in die Betreuung einbeziehen
    - Todesursache mit einfachen Worten erläutern
    - Abschiednahme vom Totgeborenen ermöglichen
    - Trauerarbeit unterstützen, Gespräche, Kontaktadressen von Selbsthilfegruppen anbieten, Bücher/Broschüren empfehlen
    - Obduktion (Fetus, Plazenta, Eihäute) empfehlen, aber nicht erzwingen
    - Über die Möglichkeiten der Bestattung (Erd-, Feuerbestattung, stille Beisetzung) informieren
    - Die Entbundene sollte nicht in der Nähe der Säuglingsstation/mit anderen Wöchnerinnen untergebracht werden.
    - Wunsch nach frühestmöglicher Entlassung unterstützen
    - Nachsorge ermöglichen

> **Achtung:** Es gibt kein universelles Verhaltensmuster!
> Jede Frau/Familie verarbeitet den Tod eines Ungeborenen anders, so daß eine individuelle Betreuung erforderlich ist!

6.11 Placenta praevia

- **Definition**

    Implantation der Plazenta im unteren Uterinsegment, so daß der innere Muttermund ganz oder teilweise von ihr bedeckt ist

6.11 Placenta praevia

- **Häufigkeit:** 0,5 % aller Geburten

- **Einteilung**
  - **Placenta praevia totalis:**
    innerer MM vollständig von der Plazenta bedeckt
  - **Placenta praevia partialis:**
    innerer MM nur teilweise von der Plazenta bedeckt
  - **Placenta praevia marginalis:**
    unterer Plazentarand erreicht den inneren MM
  - **Tiefer Sitz:**
    Plazenta reicht nicht bis zum inneren MM heran

- **Ursachen, begünstigende Faktoren**
  - Schädigungen des Endometrium durch vorangegangene operative Eingriffe: Abrasio, Abruptio, Nachkürettage, manuelle Plazentalösung, Sectio caesarea
  - Schädigungen durch Erkrankungen des Endometrium: Endometritis puerperalis, Endometritis post abortum, Status nach Placenta praevia, nach Blasenmole
  - Mehr-, Vielgebärende, rasch aufeinander folgende Schwangerschaften

- **Symptome**
  - **Leitsymptom:** schmerzlose, rezidivierende uterine Blutung im letzten Schwangerschaftsdrittel („Warn-, Ansageblutung")
  - Die Blutung beginnt vor dem Blasensprung.
  - Die Blutungsstärke nimmt mit Wehenbeginn zu.
  - Die Kreislaufsituation von Mutter und Kind entspricht dem sichtbaren Blutverlust.

- **Diagnostik**
  - Allgemeinzustand, Puls, Blutdruck
  - Äußere Untersuchung: Uterus weich, meist wehenlos, häufig hochstehender Kopf, BEL oder QL
  - MM-Einstellung: Ausschluß anderer Blutungsursachen, manchmal ist Plazentagewebe sichtbar
  - Vaginale / rektale Palpation nur in Sectio Bereitschaft
  - Kind: FHF anfangs unauffällig, pathologisches KTG erst bei zunehmendem Blutverlust und zunehmender Ablösung der Plazenta

Tab. 6.7 Differentialdiagnose von Placenta praevia, vorzeitiger Lösung und Uterusruptur

	Placenta praevia	Vorzeitige Lösung	Uterusruptur
Vaginale Blutung	leicht bis stark, rezidivierend	fehlend bis mäßig stark, kontinuierlich	fehlend bis mäßig stark
Uterustonus	normal, evtl. Wehen	„bretthart"	kontrahiert (bei ausgestoßenem Feten)
Druckempfindlichkeit von Uterus und Abdomen	normal	druckschmerzhaft	Abwehrspannung
Allgemeinzustand der Mutter	vom Ausmaß des vaginalen Blutverlustes abhängig	schlecht, unabhängig vom vaginalen Blutverlust	schlecht, Schocksymptomatik
Fetale Herzfrequenz	anfangs unbeeinträchtigt, später Hypoxiezeichen	Hypoxiezeichen, intrauteriner Fruchttod	schwere Hypoxie, meist Fruchttod
Kindslage	vorangehender Teil hochstehend, BEL oder QL	unauffällig	Kindsteile unter den Bauchdecken tastbar

- Sonographie: Die Plazentalokalisation ist meist im Mutterpaß registriert, ggf. aktuelle Untersuchung veranlassen.
- Der sonographische Nachweis einer Placenta praevia im 2. Trimenon sollte nicht überbewertet werden, da Befundänderung zum Termin hin möglich ist.

- **Differentialdiagnosen**
  - zu Blutungen in der Schwangerschaft s. Kap. 4.1
  - zu Blutungen unter der Geburt s. Kap. 6.1
  - zu vorzeitiger Plazentalösung und Uterusruptur s. Tab. 6.7

- **Komplikationen**
  - Schwere Blutung, hämorrhagischer Schock
  - Infektion, Sepsis
  - Luftembolie
  - Fetale Hypoxie, fetale Anämie

- Atonie in der Nachgeburtsperiode
- Kindliche Mortalität bis 10 %
- Mütterliche Mortalität < 1 %

- **Maßnahmen bei einer Blutung in der Spätschwangerschaft und unter der Geburt**

    - Immer Klinikeinweisung
    - Venösen Zugang legen
    - Infusion, Volumenersatz vorbereiten (z. B. HAES steril® 6 %, Ringer-Lactat-Lösung)
    - Blutgruppenbestimmung (Blutgruppe im Mutterpaß)
    - Kreuzprobe; Erythrozytenkonzentrate, gerinnungsaktives Plasma bereitstellen lassen
    - Blutungsstärke objektivieren (Vorlagen sammeln)
    - Kreislaufkontrolle: Puls, Blutdruck, Allgemeinzustand
    - Ein- und Ausfuhr kontrollieren
    - CTG-Kontrollen
    - Vaginaler Blutausstrich zur Kontrolle des fetalen Blutverlustes (HbF-Zellen)
    - Aktuelle Sonographie
    - Laborparameter: Hb, Hk, Thrombozyten, Fibrinogen, Gerinnungsstatus, Elektrolyte, Kreatinin
    - Sectio-Bereitschaft herstellen

- **Therapie**

    - **Placenta praevia totalis** oder **partialis**: stationäre Aufnahme ab der 30. SSW, primäre Sectio in Terminnähe
    - **Placenta praevia marginalis** oder **tiefer Sitz:** vaginale Geburt in Terminnähe anstreben, Blasensprengung in Sectio-Bereitschaft, Oxytocin-Infusion (Kompression der Blutung durch tiefer tretenden Kopf)
    - **Leichte Blutung:** Bettruhe, Tokolyse, Transfusion, Induktion der fetalen Lungenreife
    - **Starke Blutung:** Sectio caesarea

6.12 Vorzeitige Plazentalösung

- **Definition**

Teilweise oder vollständige Ablösung der normal sitzenden Plazenta vor der Geburt des Kindes

- **Häufigkeit:** 0,4 % bis 0,8 % aller Geburten
- **Ursachen, begünstigende Faktoren**
  - Meist nicht bekannt
  - Schwangerschaftshypertonie, Präeklampsie
  - Vorzeitige Plazentalösung bei früheren Geburten (Rezidivrate um 5 %)
  - Rasche Volumenminderung des Uterus (Geburt des 1. Zwillings, Blasensprung bei Hydramnion)
  - Mechanische Faktoren: Bauchtrauma, äußere Wendung, zu kurze Nabelschnur

- **Symptome**
  - **Leitsymptom:** plötzlich auftretende, heftige, stechende Schmerzen im Unterbauch
  - An Stärke zunehmender Dauerschmerz
  - Gespannter, druckempfindlicher Uterus
  - Angstgefühl, Schwindel, Atemnot, Schocksymptomatik
  - Vaginale Blutung (in 75 % der Fälle)
  - Diskrepanz zwischen (geringem) vaginalem Blutverlust und schwer beeinträchtigtem Allgemeinzustand
  - Die Symptome hängen vom Ausmaß und von der Lokalisation der Plazentalösung ab.

- **Diagnostik**
  - Allgemeinzustand: Gesichtsfarbe, Blutdruck, Puls, Schocksymptomatik
  - Äußere Untersuchung: „brettharter", gespannter, druckempfindlicher Uterus („Holzuterus")
  - MM-Einstellung: uterine Blutung (vaginale Palpation nur nach Ausschluß einer Placenta praevia)
  - Blutiges Fruchtwasser
  - CTG: Hypoxiezeichen, intrauteriner Fruchttod
  - Sonographie: Nachweis eines retroplazentaren Hämatoms
  - Labor: Hb, Hk, Thrombozyten, Fibrinogen, Gerinnungsstatus, Elektrolyte, Kreatinin

- **Differentialdiagnosen**
  - zu Blutungen in der Spätschwangerschaft s. Kap. 4.1
  - zu Blutungen unter der Geburt s. Kap. 6.1
  - zu Placenta praevia und Uterusruptur s. Tab. 6.7

- **Gefahren**
  - Fetale Hypoxie, intrauteriner Fruchttod
  - Verblutung von Mutter und Kind, hämorrhagischer Schock
  - Gerinnungsstörung
  - Nierenversagen
  - Fruchtwasserembolie
  - Bei ausgedehnten Blutungen in das Myometrium (Couvelaire-Syndrom, Apoplexia uteri) ist ggf. eine Hysterektomie erforderlich.
  - Erhöhte kindliche und mütterliche Mortalität

- **Therapie**
  - Maßnahmen bei einer Blutung in der Spätschwangerschaft und unter der Geburt s. Kap. 6.11
  - Immer Klinikeinweisung
  - Venösen Zugang legen
  - Kreislaufstabilisierung: Volumenersatz, ggf. Bluttransfusion
  - Intensivüberwachung: Blutdruck, Puls, CTG, Einfuhr, Ausfuhr und Blutverlust kontrollieren
  - Bei **schwerer vorzeitiger Lösung** (Gefährdung der Mutter steht im Vordergrund): sofortige Sectio unabhängig vom Zustand des Kindes
  - Bei **mittelschwerem Krankheitsbild** rasche Schwangerschafts-/Geburtsbeendigung anstreben:
    Sectio bei lebendem Kind mit Überlebenschancen, vaginale Entbindung bei totem Kind oder fehlenden Überlebenschancen für das Kind (ggf. Blasensprengung, Oxytocin-Infusion)
  - Bei **leichter vorzeitiger Lösung:** Überwachung des Kindes, Tokolyse, evtl. Induktion der fetalen Lungenreife, vaginale Entbindung anstreben

6.13 Uterusruptur

- **Definition**

  Rißverletzung des schwangeren Uterus mit unterschiedlicher Lokalisation und unterschiedlicher Ausdehnung

- **Ursachen**
  - **Überdehnung der Uteruswand** (Überdehnungsruptur) durch:
    geburtsunmögliche Lage, Haltung oder Einstellung
    Mißverhältnis
    Geburtshindernis (Tumor im kleinen Becken)
    Hydrozephalus
    hyperaktive/hypertone Wehen, Wehensturm, Überdosierung von Wehenmitteln
  - **Schädigung der Uteruswand** (Narbenruptur) nach:
    Sectio caesarea
    Myomentfernung
    operativer Behandlung einer Uterusfehlbildung
    Keilexzision eines Eileiters
  - **Trauma, geburtshilfliche Eingriffe:**
    Unfälle, Wendungsoperation, Forzeps

- **Symptome**
  - **Drohende Uterusruptur:**
    Zunahme der Wehentätigkeit bis zum Wehensturm (Tetanus uteri)
    Geburtsstillstand
    (Druck-)Schmerzhaftigkeit und Überdehnung des unteren Uterinsegmentes, Bandlsche Furche tastbar
    Unruhe, Todesangst der Kreißenden
  - **Eingetretene Ruptur:**
    Schlagartiges Aufhören der Wehen
    Rupturschmerz
    Unruhe, Blässe, Atemnot (Lufthunger)
    Hämorrhagischer Schock durch Blutung nach innen
    Kindsteile dicht unter den Bauchdecken tastbar
    Kindliche Herztöne und Bewegungen nicht mehr nachweisbar
    Abwehrspannung des Abdomens
    Vaginale Blutung
  - **Stille Ruptur:** symptomarme Narbenruptur

Achtung: Jede unklare Schocksymptomatik unter oder nach der Geburt ist verdächtig auf eine (stille) Uterusruptur!
Eine Analgesie kann die Ruptur verschleiern!

- **Diagnostik**
    - Anamnese, Geburtsverlauf, Wehenqualität, Schmerzsymptomatik beachten
    - Schocksymptomatik (Blässe, Unruhe, Atemnot, Blutdruckabfall)
    - **Äußere Untersuchung:** druckschmerzhaftes unteres Uterinsegment, Abwehrspannung des Abdomens, bei eingetretener Ruptur Kindsteile direkt unter den Bauchdecken tastbar
    - **Vaginale Untersuchung**
      bei **drohender Ruptur:** vorangehender Teil dem BE federnd aufgepreßt, große Geburtsgeschwulst, MM wulstig
      bei **eingetretener Ruptur:** vorangehender Teil jetzt gut beweglich, nach oben abgewichen
    - Vaginale Geburt bei vorangegangener Sectio: manuelle Nachtastung nach Geburt der Plazenta

- **Differentialdiagnosen**
    - zu Blutungen in der Spätschwangerschaft s. Kap. 4.1
    - zu Blutungen unter der Geburt s. Kap. 6.1
    - zu Placenta praevia und vorzeitiger Lösung s. Tab. 6.7

- **Therapie**
    - Venösen Zugang legen
    - Bei **drohender Ruptur:** Tokolyse, Sectio
    - Bei **eingetretener Ruptur:** sofortige Laparotomie (auch bei totem Kind), ggf. Hysterektomie
    - Schockbehandlung: Volumenersatz (z. B. HAES-steril® 6 %, Ringer-Lactat-Lösung)
    - Bluttransfusion

6.14 Störungen in der Nachgeburtsperiode

- **Allgemeines**
    - **Leitsymptom** ist die Blutung (Blutverlust > 500 ml).
    - Nicht nur der absolute Blutverlust, sondern auch die Intensität der Blutung führen zu einem lebensbedrohlichen Zustand.
    - Die Blutung kann auch nach innen (Uteruskavum, Vagina, Parametrien) erfolgen.

- Eine rechtzeitige Diagnose und ein rascher Therapiebeginn bestimmen entscheidend die Prognose!
- Die häufigsten Ursachen sind Uterusatonie und Rißblutungen.
- **Erste diagnostische Maßnahmen:** Griff zum Uterus (-fundus), Ausschluß einer unvollständigen Plazenta, Ausschluß einer Rißverletzung (Spekulumeinstellung)
- **Erste therapeutische Maßnahmen:** venösen Zugang schaffen, Infusion anlegen (z.B. HAES steril® 6%), Eisblase
- Medikamentöse Therapie: Oxytocin, Methylergometrin, Prostaglandine (Anwendung und Dosierung s. Kap. 13.9, 13.10 und 13.12)
- Frühzeitig Blut bereitstellen lassen: Erythrozytenkonzentrate, fresh frozen plasma, Vollblut

- **Krankheitsbilder**
  - Ausbleibende Plazentalösung (totale Retention der Plazenta)
  - Unvollständige Plazenta (partielle Retention der Plazenta)
  - Rißverletzungen
  - Uterusatonie
  - Gerinnungsstörung
  - Differentialdiagnosen s. Tab. 6.8
  - Eine Kombination einzelner Krankheitsbilder ist möglich.

Tab. 6.8 Differentialdiagnose von Blutungen in der Nachgeburtsperiode

	Atonie	Rißverletzung	Gerinnungsstörung
Auftreten der Blutung	einige Minuten nach der Geburt des Kindes	sofort	später
Blutfluß	schwallartig	kontinuierlich	kontinuierlich
Uterustonus	weich	kontrahiert	kontrahiert
Wirkung von Wehenmitteln, Uterusmassage	langsam tonisierend	sofort kontrahierend	kontrahierend
Gerinnbarkeit des Blutes	normal	normal	Blut gerinnt nicht

6.14.1 Lösungsstörungen der Plazenta

- **Definition**

    Keine Ausstoßung der Plazenta innerhalb von 30 min nach der Geburt des Kindes oder Zurückbleiben eines Plazentarestes mit oder ohne Blutung (partielle bzw. totale Retention der Plazenta)

- **Ursachen**
    - Volle Harnblase
    - **Placenta adhaerens:** verzögerte Lösung durch Wehenschwäche (z.B. nach protrahiertem Geburtsverlauf, nach Überdehnung bei Mehrlingsgeburt u.a.) oder durch ungünstige Angriffsfläche der Nachgeburtswehen (Tubeneckenplazenta)
    - **Placenta accreta** (seltener): Plazenta mit der Uteruswand verwachsen durch Schädigung des Endometrium (nach Sectio, Kürettagen, Endometritis u.a.)
    - **Unvollständige Plazenta:** Abriß einzelner Kotyledonen, Nebenplazenta

- **Komplikationen beim Zurückbleiben eines Plazentarestes**
    - Blutung, Atonie
    - Plazentarpolyp
    - Infektion
    - Chorionepitheliom

- **Therapie bei einer unvollständigen Plazenta**
    - Nachtastung (manuell)
    - Nachkürettage

- **Therapie bei einer ausbleibenden Plazentalösung**
    - Entleerung der Harnblase
    - Eisblase
    - Wehenmittel i.v. (s. Kap. 13.9 und 13.10)
    - Credéscher Handgriff ohne Narkose/in Narkose
    - Manuelle Plazentalösung
    - Nachkürettage

6.14.2 Mütterliche Geburtsverletzungen

- **Definition und Einteilung**

  - **Dammriß I.°:** Riß der Scheiden-Damm-Haut und der oberflächlichen Schichten des Dammes ohne Verletzung der Muskulatur, meist an der hinteren Kommissur
  - **Dammriß II.°:** Riß der Damm-Muskulatur (M. bulvo-cavernosus, M. transversus perinei superficialis) bis maximal an den M. sphincter ani externus
  - **Dammriß III.°:** Riß des gesamten Dammes einschließlich des M. sphincter ani externus ohne und mit Verletzung der Rektumvorderwand (dann auch als Dammriß IV.° bezeichnet)
  - **Scheidenriß:** Verletzung der Scheidenhaut mit und ohne Dammriß
  - **Zervixriß:** größere Rißverletzung der Zervix meist bei 3 oder 9 Uhr, überwiegend nach vaginal-operativen Entbindungen Starke Blutungen sind möglich (A. uterina!).
  - **Klitorisriß:** starke Blutungen bei Einrissen der Schwellkörper
  - **Labien:** Risse und Abschürfungen
  - **Episiotomie:** glatter Entspannungsschnitt zur Erweiterung des Scheideneingangs (median, lateral oder medio-lateral)
  - **Hämatome** an Damm, Vulva, paravaginal, parazervikal, retro-peritoneal: nach Verletzungen oder unter intakter Oberfläche, nach ungenügender Blutstillung

- **Ursachen**

  - Überdehnung durch großen Kopfumfang
  - Überdehnung durch zu rasches Tiefertreten des vorangehenden oder nachfolgenden Teils
  - Vaginal-operative Entbindungen
  - **Episiotomie:** straffe Weichteile, ungünstige Durchtrittsebene des Kopfes, Verkürzung der Austreibungsperiode, Frühgeburt

- **Diagnostik**

  - Inspektion
  - Spekulum-Einstellung bei verstärkter Blutung, obligat nach vaginal-operativen Entbindungen
  - Hämatome: zunehmende Schmerzen, Druck auf Blase bzw. Rektum, Kollapsneigung

– Differentialdiagnose der Blutungen in der Nachgeburtsperiode s. Tab. 6.8

- **Nahtversorgung** (s. Kap. 7.9)

- **Nachbehandlung** (s. Kap. 8.1)

6.14.3 Atonie

- **Definition**

  Blutung aus dem nicht kontrahierten Uterus nach der Ausstoßung der Plazenta

- **Ursachen**
  – Plazentarest oder Nebenplazenta im Uteruskavum
  – Protrahierter Geburtsverlauf, Wehenschwäche
  – Überdehnung des Uterus (Mehrlinge, Hydramnion, großes Kind)
  – Zu schnell entleerter Uterus (operative Entbindungen)
  – Vielgebärende, rasche Geburtenfolge
  – Vorausgegangene Sectio caesarea
  – Medikamentös: falsche Dosierung von Wehenmitteln, Spasmolytika oder Anästhetika
  – Status nach Atonie
  – Uterusmyome

> **Achtung:** Nur ein leerer Uterus kann sich kontrahieren!

- **Diagnostik**
  – Blutung, Uterus nicht kontrahiert, „butterweich", evtl. Konsistenzwechsel
  – Hochsteigen des Fundus infolge Blutansammlung im Uteruskavum
  – Diskrepanz zwischen Stärke der Blutung nach außen und klinischem Bild (hämorrhagischer Schock bei Blutung in das Kavum)
  – Differentialdiagnose der Blutungen in der Nachgeburtsperiode s. Tab. 6.8

6 Pathologie der Geburt

- **Therapie**
    - Uterus ausdrücken (Credéscher Handgriff), Wehe anreiben
    - Venösen Zugang schaffen, Infusion anlegen
    - Wehenmittel i.v. (s. Kap. 13.9 und 13.10)
    - Harnblase entleeren
    - Eisblase
    - Halten des Uterus: Credéscher Handgriff
    - „Reizkürettage"
    - Prostaglandine i.v. oder lokal (s. Kap. 13.12)
    - Bimanuelle Uteruskompression: Hamiltonscher Handgriff
    - Aortenkompression
    - Schockbehandlung (Volumenersatz, evtl. Bluttransfusion, Sauerstoffgabe)
    - Intensivmedizinische Überwachung über 6–12 h

6.15 Gerinnungsstörungen (Koagulopathien)

- **Definition**

    Blutung infolge einer Störung der Gerinnung mit ausbleibender, zu kurz anhaltender oder mangelhafter Thrombusbildung; lebensbedrohliches Krankheitsbild

- **Ursachen**
    - **Verlustkoagulopathie:**
      Verlust von Fibrinogen, Thrombozyten und anderen Gerinnungsfaktoren durch starken Blutverlust (> 1,2 l)
    - **Verbrauchskoagulopathie:**
      Verlust von Fibrinogen, Thrombozyten und anderen Gerinnungsfaktoren durch gesteigerten Verbrauch, entweder lokal (z. B. im retroplazentaren Hämatom bei vorzeitiger Plazentalösung) oder systemisch durch eine gesteigerte Bildung von Mikrothromben im gesamten Organismus (disseminierte intravasale Gerinnung, DIC) bei Präeklampsie, Eklampsie, beim Endotoxinschock oder durch die Einschwemmung gerinnungsaktiver Substanzen (bei Fruchtwasserembolie, intrauterinem Fruchttod)
    - **Hyperfibrinolyse:**
      Auflösung bereits gebildeter Fibringerinnsel (Thromben)

6.15 Gerinnungsstörungen (Koagulopathien)

durch eine gesteigerte fibrinolytische Aktivität (z. B. bei ausgedehntem Gewebstrauma oder als Gegenregulation bei DIC)
- Alle 3 Ursachen können ineinander übergehen bzw. nebeneinander vorkommen.

- **Krankheitsbilder mit möglichen Gerinnungsstörungen**
  - Schock durch massiven Blutverlust (hämorrhagischer Schock): bei Atonie, vorzeitiger Plazentalösung, Uterusruptur
  - Septischer Schock: bei septischem Abort, Amnioninfektionssyndrom
  - Präeklampsie/Eklampsie, HELLP-Syndrom
  - Fruchtwasserembolie
  - Intrauteriner Fruchttod (frühestens 8 Tage nach dem Absterben der Frucht)
  - Traumatisierung des Uterus

- **Symptome und Diagnostik**
  - An Gerinnungsstörung denken, vor allem bei gegebener Grunderkrankung
  - Blutung bei kontrahiertem Uterus, vollständiger Plazenta und nach Ausschluß einer Rißverletzung
  - Anhaltende Blutungen aus oberflächlichen Hautwunden (Stichkanäle)
  - Hämatombildung an Druckstellen
  - Austretendes Blut gerinnt nicht, Blutgerinnsel lösen sich wieder auf
  - Kollaps, Schock
  - Laboruntersuchungen: Clot-observation-Test (Beobachtung der Blutgerinnung im Reagenzglas), Bestimmung von Fibrinogen und Fibrinspaltprodukten, Thrombozytenzählung, Kontrolle weiterer Faktoren des Gerinnungssystems (s. Kap. 14,1)
  - Differentialdiagnose der Blutungen in der Nachgeburtsperiode s. Tab. 6.8

- **Therapie**
  - Intensivmedizinische Überwachung und Behandlung
  - Behandlung der Grunderkrankung, Beseitigung der Ursache
  - Schocktherapie
  - Substitution von Gerinnungsfaktoren (fresh frozen plasma, Fibrinogen, Thrombozytenkonzentrate)
  - Transfusionen (evtl. Frischblut)

6.16 Fruchtwasserembolie

- **Definition**

  Eindringen von Fruchtwasser und Fruchtwasserbestandteilen (Vernix caseosa, Epithelzellen, Lanugohaare, Mekonium) in den mütterlichen Kreislauf über die Venen des Uterus (unteres Uterinsegment, Plazentahaftstelle); lebensbedrohliches Krankheitsbild
  Synonyma: Amnioninfusionssyndrom, Fruchtwasserinfusion

- **Vorkommen**

  – Bei jeder Geburt möglich
  – Starke Wehentätigkeit, Überdosierung von Wehenmitteln, nach dem Blasensprung
  – Verletzung mütterlicher Gefäße bei Sectio, Uterusruptur, vorzeitiger Plazentalösung, Zervixriß, manueller Plazentalösung

- **Symptome**

  – Unruhe, Angst, Beklemmungsgefühl
  – Atemnot, Kurzatmigkeit („Lufthunger")
  – Zyanose, Lungenödem
  – Kleiner, flacher frequenter Puls, Blutdruckabfall, Schock
  – Bewußtseinsverlust
  – Blutgerinnungsstörung

- **Therapie**

  – Intensivmedizinische Überwachung und Behandlung
  – Venösen Zugang legen, zentraler Venenkatheter
  – Sedierung, Schmerzbehandlung
  – Intubation, Beatmung
  – Schockbehandlung, Azidosekorrektur
  – Behandlung der Gerinnungsstörung

7 Geburtshilfliche Operationen

7.1 Muttermund-Einstellung

- **Indikationen**
  - Entnahme zytologischer Abstriche (Portio/Zervix) zur Früherkennung eines Zervixkarzinoms
  - Entnahme bakteriologischer Abstriche zur Erreger- und Resistenzbestimmung (B-Streptokokken, Chlamydien, Mykoplasmen, Trichomonaden, Pilze u. a.) bei drohender Frühgeburt, Kolpitis, ansteigendem Scheiden-pH-Wert, Endometritis puerperalis
  - Blutungen in der Schwangerschaft und postpartal
  - Cerclage
  - Amnioskopie
  - Nachweis eines Blasensprungs
  - Mikroblutgasuntersuchung
  - Unklarer Tastbefund
  - Spekulum-Entbindung nach *Bauereisen*
  - Zerstückelnde Operation
  - Instrumentelle Austastung des Uterus (Nachkürettage)
  - Rißverletzung von Zervix und / oder Scheide

- **Instrumentarium**
  - 1 breites hinteres Spekulum
  - 1 vorderes Spekulum
  - 1 Kornzange
  - 2 gefensterte Organ-(MM)-Faßzangen (z. B. nach *Foerster*)
  - mehrere Tupfer

- **Vorbereitung**
  - Aufklärung der Patientin über Indikation und technischen Ablauf

- Steinschnittlage (gynäkologischer Untersuchungsstuhl, Beinhalter, Querbett)
- Operateur: hygienische / chirurgische Desinfektion von Händen und Unterarmen; sterile Handschuhe
- Desinfektion der Vulva (z. B. Octenisept®)
- Ausreichende Beleuchtung
- Assistenz zum Halten der Spekula

7.2 Spekulum-Entbindung

- **Indikationen**

  - Frühgeburt
  - Weichteilwiderstand auf Beckenboden / Beckenausgang
  - Vaginale Geburtsbeendigung bei fehlender Sectio-Möglichkeit (Spekulum-Entbindung nach *Bauereisen*)

- **Vorbedingungen**

  - Muttermund vollständig
  - Blase gesprungen
  - Schädellage, tiefstehender Kopf (BM bis BB)
  - Gute Wehentätigkeit

- **Vorbereitung**

  - Aufklärung der Schwangeren, Einverständnis einholen
  - Neonatologen informieren, Erstversorgungsplatz richten
  - Harnblase entleeren (Katheterisierung)
  - Steinschnittlage (Beinhalter, Querbett)
  - Ausreichende Beleuchtung
  - Operateur: chirurgische Desinfektion von Händen und Unterarmen; sterile Handschuhe
  - Desinfektion der Vulva (z. B. Octenisept®)
  - Analgesie (Damminfiltration, ggf. Peridural-Anästhesie)
  - Episiotomie

- **Durchführung**

  - Einführen eines breiten und flachen hinteren Spekulums
  - (Preß-)Wehe abwarten
  - Wehensynchroner Zug nach hinten (kreuzbeinwärts), Wegdrücken des Dammes (Abflachung der Beckenführungslinie)

- ggf. Kristellerscher Handgriff
- Postpartal: Nahtversorgung

● **Spekulum-Entbindung nach *Bauereisen***

- **Ziel:** rasche vaginale Geburtsbeendigung bei noch nicht vollständig eröffnetem Muttermund und fehlender Sectio-Möglichkeit
- **Indikationen:** pathologisches CTG, fetale Azidose bei unvollständigem Muttermund
- **Vorbedingungen:** Schädellage, Kopf mit größtem Umfang mindestens im Beckeneingang, gute Wehentätigkeit, möglichst Mehrgebärende
- **Durchführung:**
  Einsetzen eines langen, flachen, breiten hinteren Spekulums zwischen Kopf und Zervixhinterwand, danach eines langen vorderen Spekulums zwischen Kopf und Zervixvorderwand, wehensynchroner Zug an beiden Spekula, „Aufziehen" des MM unter gleichzeitigem Mitpressen und Druck auf den Fundus uteri (Kristellern),
  ggf. Episiotomie
  postpartal: MM-Einstellung obligat, ggf. Nahtversorgung

7.3 Forzeps-Entbindung

● **Indikationen**

- Fetale Notsituation (terminale Bradykardie, Azidose)
- Geburtsstillstand, sekundäre Wehenschwäche in der Austreibungsperiode
- Erschöpfung der Mutter
- Mütterliche Erkrankung, die ein Mitpressen verbietet (schwere Präklampsie/Eklampsie, Herz-, Lungenerkrankungen, Aneurysma, Gefahr der Netzhautablösung)
- Kopfschutz des Kindes bei Frühgeburt (Shute-Zange)
- Zange am nachfolgenden Kopf bei BEL
- **Ziele:** Verkürzung der Austreibungsperiode, ggf. Vermeidung des Mitpressens

● **Zangenmodelle (Auswahl)**

- Naegele-Zange (mit Kopf- und Beckenkrümmung)

- Kielland-Zange (Löffel ohne Beckenkrümmung, Gleitschloß)
- Parallelzangen: Shute-Zange, Bamberger-Divergenzzange

- **Vorbedingungen**

    - Das Kind muß leben.
    - Der Kopf muß zangengerecht stehen (BA, BB, ausnahmsweise BM).
    - Der Kopf darf nicht zu groß und nicht zu klein sein.
    - Vollständiger Muttermund
    - Beckenausgang nicht zu eng
    - Gesprungene Fruchtblase

- **Vorbereitung**

    - Aufklärung der Schwangeren, Einverständnis einholen
    - ggf. Oxytocininfusion
    - Neonatologen informieren, Erstversorgungsplatz richten
    - Harnblase entleeren (Katheterisierung)
    - Steinschnittlage (Beinhalter, Querbett)
    - Instrumentarium einschließlich Spekulum-Einstellung vorbereiten
    - Absaugung des Neugeborenen am Bett vorbereiten (Mekonium-Aspiration)
    - Ausreichende Beleuchtung
    - Operateur: chirurgische Desinfektion von Händen und Unterarmen; Schürze, steriler Kittel, sterile Handschuhe
    - Desinfektion des äußeren Genitales (z. B. Octenisept®)
    - Vaginale Untersuchung (MM-Weite, Höhenstand des kindlichen Kopfes, Pfeilnaht)
    - Analgesie (Infiltration des Dammes, ggf. Peridural-Anästhesie)
    - Episiotomie
    - Assistenz für Kristellerschen Handgriff

- **Durchführung**

    - Vorhalten der geschlossenen Zange
    - Zuerst Einführen des linken Löffels mit der linken Hand in die linke Seite der Vagina / des kleinen Beckens
    - Einführen des rechten Löffels mit der rechten Hand in die rechte Seite der Vagina / des kleinen Beckens
    - Schließen der Zange
    - Nachtastung (Gefahr der Einklemmung mütterlicher Weichteile)

- Probezug
- Wehensynchroner Zug unter wehensynchronem Druck auf den Fundus uteri (Kristellerscher Handgriff)
- Zugrichtung in Beckenführungslinie
- Nach dem Erscheinen der Leitstelle in der Vulva werden die Zangengriffe kürzer und nur mit einer Hand gefaßt, mit der anderen Hand erfolgt der Dammschutz.
- Bewegung der Zangengriffe nach vorn (symphysenwärts): Geburt des Kopfes durch Deflexion
- Abnehmen der Zange
- Die weitere Entwicklung des Kindes erfolgt wie bei einer Spontangeburt.
- Postpartal: MM/Scheiden-Einstellung obligat, Nahtversorgung

● **Komplikationen**

- Mütterliche Rißverletzungen an Zervix, Scheide oder Damm
- Atonie durch rasche Uterusentleerung (prophylaktisch Eisblase, Oxytocin-Infusion)
- Kindliche Verletzungen: Druckmarken, Hautabschürfungen, Fazialisparese, intrakranielle Blutungen, Schädelfraktur

7.4 Vakuumextraktion

● **Indikationen**

- Wie Forzeps-Entbindung (Kap. 7.3), Ausnahme: Indikationen mit Preßverbot
- **Ziel:** Verkürzung der Austreibungsperiode

● **Kontraindikationen**

- Gesichtslage, Stirnlage
- Frühgeburt
- Mütterliche Erkrankungen mit Preßverbot
- Nach dem Abreißen der Glocke: Forzeps-Entbindung

● **Vorbedingungen**

- Wie Forzeps-Entbindung (Kap. 7.3)
- Im Ausnahmefall (Mehrgebärende, rascher Geburtsfortschritt, geübter Operateur): nicht ganz vollständiger Muttermund

7 Geburtshilfliche Operationen

- **Vorbereitung**

  - Wie Forzeps-Entbindung (Kap. 7.3)
  - Funktion des Gerätes überprüfen (Saugglocke, Verbindungsschlauch, Vakuumflasche und Pumpe)

- **Durchführung**

  - Glocke mit größtmöglichem Durchmesser verwenden
  - Glocke schräg in die Vagina einführen, Damm nach hinten drücken
  - Anlegen der Glocke über der Leitstelle (in Beckenführungslinie)
  - Langsamer Aufbau des Unterdrucks
  - Nachtastung (Gefahr der Einklemmung mütterlicher Weichteile)
  - Weiterer Aufbau des Unterdruckes bis auf 0,8 kg/cm^2 (langsam über 2–3 min)
  - Wehensynchroner Zug unter Mitpressen und mit Kristellerschem Handgriff
  - Zugrichtung in Beckenführungslinie
  - Dammschutz beim Kopfaustritt
  - Nach der Entwicklung des Kopfes Ablassen des Unterdrucks, Abnehmen der Glocke
  - Die weitere Entwicklung des Kindes erfolgt wie bei einer Spontangeburt.
  - Postpartal: MM/Scheiden-Einstellung obligat, Nahtversorgung

- **Komplikationen**

  - Rißverletzungen bei der Mutter an Zervix, Scheide oder Damm
  - Atonie durch rasche Uterusentleerung (prophylaktisch Eisblase, Oxytocin)
  - Kindliche Verletzungen (besonders beim Abreißen der Glocke): Hautabschürfung, Kephalhämatom, Augenhintergrund-(Retina-)blutungen, intrakranielle Blutungen, Schädelfraktur

Forzeps-Entbindung oder Vakuumextraktion (allgemeine Regeln)

- **Forzeps-Entbindung**

  - wenn es schnell gehen soll,

- wenn die Zugkraft groß sein muß,
- wenn die Kreißende nicht mitpressen darf.

- **Vakuumextraktion**
  - wenn die Zeit für den Aufbau des Unterdrucks in Kauf genommen werden kann,
  - wenn der kindliche Kopf auch mit gebremster Zugkraft tiefer tritt,
  - wenn die Kreißende mitpressen kann und darf,
  - wenn der Kopfumfang nicht zusätzlich vergrößert werden darf,
  - wenn der Muttermund (Ausnahmefall!) nicht ganz vollständig ist,
  - wenn der Operateur in der Zangenoperation wenig geübt ist.

7.5 Sectio caesarea

- **Definitionen**
  - **Sectio caesarea** (Schnittentbindung, Kaiserschnitt): abdominale Entbindung durch Laparotomie und Uterotomie
  - **Primäre Sectio:** Schnittentbindung vor Geburtsbeginn (wehenloser Uterus, Fruchtblase intakt)
  - **Sekundäre Sectio:** Schnittentbindung unter der Geburt
  - **Notfallsectio** (Schnellsectio): schnellstmögliche primäre oder sekundäre Sectio bei akuter Lebensgefahr von Mutter und/oder Kind mit erhöhter operationsbedingter Komplikationsrate

- **Entscheidungs-Entwicklungszeit (E-E-Zeit)**
  - Kennziffer für Leistungsfähigkeit des Sectioteams bei einer sekundären bzw. Notfallsectio
  - Zeit zwischen dem Entschluß zur Sectio und der Entwicklung des Kindes
  - Sie umfaßt: Vorbereitung, Lagerung auf dem Op-Tisch, Desinfektion, Narkoseeinleitung, Operationsdauer bis zur Entwicklung des Kindes
  - Die E-E-Zeit sollte 20 min nicht überschreiten.
  - Die Überwachung der fetalen Herzfrequenz (evtl. telemetrisch) erlaubt eine Anpassung der E-E-Zeit an den aktuellen Zustand des Kindes.

7 Geburtshilfliche Operationen

- **Indikationen**

  Primäre Sectio (absolute Indikationen)
  - Mißverhältnis
  - Querlage, Schräglage (erfolglose Wendung)
  - Beckenendlage und zusätzliche Risikofaktoren
  - Placenta praevia totalis und partialis
  - Vorzeitige Plazentalösung
  - Höhergradige Mehrlinge (≥ 3)
  - Fetale Hypoxie
  - (Drohende) Eklampsie in der Schwangerschaft
  - Fetale Fehlbildungen, die eine schonende Entbindung (und sofortige kinderchirurgische Versorgung) erfordern
  - Erhöhtes Risiko bei einer vaginalen Entbindung (z. B. schwerer Morbus haemolyticus fetalis, genitale Herpesinfektion der Mutter)
  - Erkrankungen der Mutter (z. B. Diabetes mellitus und großes Kind, Herzerkrankung)

  Primäre Sectio (relative Indikationen)
  - Suspektes antenatales CTG
  - Fetale Wachstumsretardierung
  - Schwere Schwangerschaftshypertonie / Präklampsie, HELLP-Syndrom
  - Status nach Operationen am Uterus
  - Beckenendlage ohne zusätzliche Risikofaktoren
  - Gemini und zusätzliche Risikofaktoren
  - Späte Erstgebärende (≥ 40 Jahre)
  - Belastete Anamnese (Sterilitätsbehandlung, Totgeburten u. a.)

  Sekundäre Sectio (absolute Indikationen)
  - Nabelschnurvorfall
  - Lage-, Haltungs-, Einstellungsanomalien (Querlage nach Blasensprung, verschleppte QL, hoher Geradstand, naso-posteriore Stirnlage, mento-posteriore Gesichtslage, verstärkte hintere Scheitelbeineinstellung)
  - Insertio velamentosa-Blutung
  - (Drohende) Uterusruptur
  - Schwere fetale Hypoxie / Azidose bei fehlenden Vorbedingungen für eine vaginale Geburtsbeendigung
  - (Drohende) Eklampsie unter der Geburt bei fehlenden Vorbedingungen für eine vaginale Geburtsbeendigung

– Frühgeburt mit zusätzlichen Risikofaktoren (Lageanomalie, sehr kleines Kind)

Sekundäre Sectio (relative Indikationen)
– Suspektes CTG / leichte Azidose
– Geburtsstillstand, protrahierter Geburtsverlauf in der Eröffnungsperiode
– Unüberwindbare Wehenschwäche
– Amnioninfektionssyndrom

- **Vorbereitung**

  – Indikation stellen
  – Vorbedingungen überprüfen (aktueller geburtshilflicher Befund, Narkosefähigkeit)
  – Aufklärung der Schwangeren bzw. der Eltern, Einverständniserklärung einholen
  – Venösen Zugang schaffen, Infusion anlegen
  – Blutentnahme: kleines Blutbild und Blutgruppe (Mutterpaß!) bestimmen lassen, Erythrozytenkonzentrate einkreuzen lassen
  – Akuttokolyse bei gegebener Indikation zur Vermeidung einer Notfallsectio
  – CTG-Überwachung (evtl. telemetrisch, bei interner Ableitung bis zur Entwicklung des Kindes)
  – Anästhesie benachrichtigen, Anästhesieverfahren festlegen
  – Op-Team benachrichtigen
  – Neonatologen informieren, Erstversorgungsplatz vorbereiten
  – Rasur, bei primärer Sectio: Einlauf
  – Harnblase entleeren, Dauerkatheter legen
  – Lagerung auf dem Op-Tisch: 15° linke Seitenlage (Vermeidung eines Vena cava inferior Syndroms)
  – Chirurgische Desinfektion des Op-Teams (Hände, Unterarme)
  – Desinfektion der Bauchdecken
  – Narkosebeginn erst, wenn alle Vorbereitungen abgeschlossen sind und das Op-Team in steriler Op-Kleidung bereit steht
  – Abnahme des Kindes vorbereiten (hygienische Händedesinfektion, sterile Handschuhe, steriles Tuch)

- **Operationstechnik**

  – Eröffnung der Bauchdecken (meist Pfannenstielschnitt)

- Quere Eröffnung des Uterus (Hysterotomie) im unteren Uterinsegment nach Abpräparation der Harnblase
- Entwicklung des Kindes
- Entwicklung von Plazenta und Eihäuten
- Schichtweiser Wundverschluß (Uterus ein- oder zweischichtig)

- **Postoperative Überwachung**

  - Kontrolle von Puls, Blutdruck und Temperatur
  - Infusionsplan erstellen lassen, Infusion kontrollieren
  - Urinausscheidung (≥ 50 ml/h)
  - ggf. Wundsekretausscheidung (Drain)
  - Fundusstand, Blutverlust
  - Kontraktionsmittel (Oxytocin, Methylergobrevin® s. Kap. 13)
  - Laborkontrolle nach > 2 h (Hk)
  - Bei Bedarf Analgesie (z. B. Tramal®, Dipidolor®)
  - Protokoll führen
  - Baldiges Anlegen des Kindes
  - Verlegung auf die Wochenstation (frühestens 2 h post operationem)

- **Komplikationen**

  Frühkomplikationen
  - Verletzung von Nachbarorganen
  - Blutung
  - Fruchtwasserembolie
  - Narkosezwischenfall

  Spätkomplikationen
  - Infektion (Endomyometritis)
  - Nachblutung
  - Gestörte Wundheilung
  - Thrombose, Embolie

  Kindliche Komplikationen
  - Schnittverletzung (bei Notfallsectio)
  - Gestörte Adaptation, Atemdepression (Folge eines Vena cava inferior-Syndroms, Anästhesienachwirkung)
  - „Nasse" Lunge mit möglicher Entwicklung eines Atemnotsyndroms

7.6 Vaginale Entwicklung des Kindes aus Beckenendlage (Manualhilfe)

- **Definition**

    Eingriffe zur vaginalen Entwicklung des Kindes aus Beckenendlage bei Nichtgelingen einer assistierten Spontangeburt (s. Kap. 6.4)

- **Methoden**

    – Handgriff nach *Bracht*
    – Klassische Armlösung
    – Armlösung nach *Müller*
    – Armlösung nach *Lövset*
    – Kopfentwicklung nach *Veit-Smellie*

- **Vorbedingungen**

    – Oxytocin-Infusion
    – Hilfsperson für den Kristellerschen Handgriff
    – Entleerung der Harnblase (Katheterisierung)
    – Steinschnittlage: Beinhalter, Querbett
    – Große Episiotomie (erst beim Durchschneiden des Steißes setzen)

- **Handgriff nach *Bracht***

    – Einzeitiges Verfahren zur Entwicklung von Armen, Schultern und Kopf des Kindes
    – Beginn, wenn das Kind bis zum Nabel geboren ist
    – Umfassen des Rumpfes mit beiden Händen: Die Fingerspitzen des Geburtshelfers berühren sich auf dem Rücken des Kindes in Höhe der (Lenden-)Wirbelsäule, die Daumen liegen parallel auf der dorsalen Seite der dem Rumpf anliegenden kindlichen Oberschenkel.
    – Steriles Tuch benutzen (verhindert ein Abrutschen der Hände)
    – Während einer (Preß-)Wehe Herausleiten des Kindes in Beckenführungslinie durch langsames Heben des Rumpfes bogenförmig um die Symphyse herum auf den Bauch der Mutter (nacheinander Geburt von Armen, Schultern und Kopf)
    – Dammschutz durch Assistenz
    – Kristellern, Mitpressen und Oxytocin-Infusion erforderlich

> **Achtung:** Am Kind darf nicht gezogen werden: Gefahr des Hochschlagens der Arme!
> Bei hochgeschlagenen Armen: Übergang zur (klassischen) Armlösung mit anschließender Kopfentwicklung nach *Veit-Smellie!*

- **Klassische Armlösung**

    - **Indikation:** erfolgloser Bracht-Versuch, ein oder beide Arme hochgeschlagen
    - **Prinzip:** Armlösung in der geräumigen Kreuzbeinhöhle durch Eingehen mit der Hand (oder mit zwei Fingern) in die Vagina, der hinten liegende Arm wird zuerst gelöst
    - Beginn: wenn der untere Rand des vorderen Schulterblattes sichtbar ist
    - Fassen der kindlichen Füße von hinten mit dem sogenannten „Hasengriff" (Knöchelgriff): Daumen, 1. und 2. Finger umfassen beide Fußknöchel von hinten und zwar bei der I. (linken) BEL mit der linken Hand und bei der II. BEL mit der rechten Hand
    - Nach kräftigem Strecken nach unten (fußwärts) und hinten (von der Symphyse weg) wird der Körper des Kindes nach vorn in die der kindlichen Bauchseite gegenüberliegende Leistenbeuge der Mutter geführt und gedrängt (vom hinten liegenden Arm weg).
    - Eingehen mit der freien (dem kindlichen Arm entsprechenden) Hand in die Vagina über die kindliche Schulter hinweg, mit Zeige- und Mittelfinger wird der hinten liegende Arm über Gesicht und Brustkorb „gewischt" und nach außen geführt.
    - Drehen des Kindes mit „stopfenden" Bewegungen in seiner Längsachse um 180°, wobei der kindliche Rücken unter der Symphyse herum geführt wird. Dazu Fassen des Rumpfes mit beiden Händen, die Daumen auf dem kindlichen Rücken sind zum Kopf gerichtet. Der bereits gelöste Arm wird zur Schienung seitlich an den kindlichen Brustkorb gebracht.
    - Lösen des jetzt nach hinten gebrachten Armes auf die gleiche Weise, die Hände des Geburtshelfers arbeiten mit vertauschten Rollen.

> **Hinweis:** Je stärker das Kind von der Kreuzbeinhöhle weggezogen wird, desto leichter kann der hinten liegende Arm erreicht und gelöst werden!

7.6 Vaginale Entwicklung des Kindes aus Beckenendlage

- **Armlösung nach *Müller***
    - **Indikation:** Nichtgelingen einer assistierten Spontangeburt, erfolgloser Brachtversuch
    - **Prinzip:** Lösung des vorderen Armes unter der Symphyse, danach Entwicklung des hinteren Armes aus der Kreuzbeinhöhle
    - Beginn: wenn der untere Rand des vorderen Schulterblattes sichtbar ist
    - Umfassen der kindlichen Oberschenkel mit je einer Hand, so daß die Daumen des Geburtshelfers parallel auf den Gesäßbacken liegen
    - Zuerst **Entwicklung des vorderen Armes (Phase I):**
      Kind langsam, gleichmäßig und kräftig steil nach hinten (kreuzbeinwärts, fußbodenwärts) ziehen, bis die vordere Schulter und der Arm unter der Symphyse erscheinen
    - **Entwicklung des hinteren Armes (Phase II):**
      Rumpf in die entgegengesetzte Richtung steil nach vorn (symphysenwärts, aufwärts) ziehen und gegen den Leib der Mutter drängen, bis der hintere Arm herausfällt
      Hinweis: Wenn ein Arm in der Vulva stecken bleibt, kann er mit 2 Fingern vorsichtig herausgeholt werden!

- **Armlösung nach *Lövset***
    - **Indikation:** Nichtgelingen einer assistierten Spontangeburt, erfolgloser Brachtversuch
    - **Prinzip:** Entwicklung beider Arme unter der Symphyse entlang durch schraubenförmige Drehung, hinterer Arm wird zuerst gelöst
    - Beginn: wenn der untere Rand des vorderen Schulterblattes sichtbar ist
    - Umfassen der kindlichen Oberschenkel mit je einer Hand, so daß die Daumen des Geburtshelfers parallel auf den Gesäßbacken liegen
    - Zuerst **Entwicklung des hinteren Armes:** Ziehen des Kindes nach unten (fußwärts) bei gleichzeitiger schraubenförmiger Drehung um 180°. Bei der I. Beckenendlage wird gegen den Uhrzeigersinn, bei der II. Beckenendlage im Uhrzeigersinn gedreht. Der hinten liegende Arm kommt durch die Drehung aus der Kreuzbeinhöhle nach vorn und nach außen vor die Vulva.

– **Entwicklung des** jetzt nach hinten gebrachten ursprünglich **vorderen Armes:** schraubenförmiges Zurückdrehen des Kindes unter Zug

> **Hinweis:** Der kindliche Rücken ist also bei Drehung und Rückdrehung symphysenwärts gerichtet! Wenn ein Arm nicht spontan herausfällt, kann er mit der Hand des Geburtshelfers vom Rücken her herausgestreift werden.

- **Kopfentwicklung nach *Veit-Smellie***
  – **Ziel:** Entwicklung des Kopfes nach erfolgter Armlösung bei einer Beckenendlage
  – Kind mit der Bauchseite auf dem Unterarm (Beugeseite) des Geburtshelfers „reiten" lassen, bei I. BEL auf dem linken Arm, bei II. BEL auf dem rechten Arm
  – Dabei wird die Hand in die Vagina vorgeschoben und mit dem Zeigefinger in den Mund des Kindes eingegangen, Daumen und Mittelfinger stützen den Oberkiefer.
  – Der im Mund des Kindes befindliche Finger dirigiert den Kopf, beugt ihn und bringt ihn gleichzeitig in den geraden Durchmesser.
  – Die äußere Hand liegt auf dem Rücken des Kindes, Mittel- und Zeigefinger umgreifen gabelförmig den kindlichen Nacken.
  – Abwärtsziehen des Kindes, bis die Nacken-Haargrenze als Hypomochlion unter der Symphyse sichtbar wird
  – Langsames Heben des Kindes in Richtung Symphyse (nach vorn), dabei gleichzeitig Beugung des Kopfes mit der inneren Hand, um das Durchtrittsplanum klein zu halten
  – Entwicklung des Kindes auf den Bauch der Mutter, wobei nacheinander Kinn, Gesicht, Stirn und Hinterhaupt über den Damm geboren werden.

7.7 Manuelle Plazentalösung

- **Indikation**

  Ausbleibende Plazentalösung (totale Retention der Plazenta)

- **Vorbereitung**
  – Aufklärung der Halbentbundenen, Einverständnis einholen
  – Venöser Zugang, Infusion

- Anästhesie benachrichtigen (Allgemeinanästhesie)
- Instrumentarium für Nachkürettage vorbereiten
- Kontraktionsmittel bereitlegen (Oxytocin, Methylergometrin)
- Entleerung der Harnblase (Katheterisierung)
- Steinschnittlage (Beinhalter, Querbett)
- Operateur: chirurgische Desinfektion von Händen und Unterarmen; steriler Kittel, sterile Handschuhe
- Desinfektion des äußeren Genitales (z. B. Octenisept®)
- Steriles Tuch (Bauch der Mutter)
- Ausreichende Beleuchtung
- Assistenz zur Nachkürettage

- **Durchführung**

    - Eingehen mit einer Hand in Vagina und Uteruskavum entlang der Nabelschnur
    - Die äußere Hand drückt den Uterus vom Fundus her der inneren Hand entgegen (kraftaufwendig!).
    - Lösung der Plazenta vom Rand her mit der Handkante oder mit den geschlossenen Fingerspitzen durch sägeförmige Bewegungen zwischen Plazenta und Uteruswand
    - Entfernung der Plazenta möglichst im ganzen
    - ggf. Nachkürettage
    - Kontraktionsmittel i. v.

- **Überwachung nach dem Eingriff**

    - Uterustonus
    - Blutverlust
    - Kreislauf (Blutdruck, Puls)
    - Temperatur

7.8 Nachkürettage

- **Synonyma**

    - Kürettage, Nachräumung, instrumentelle Nachtastung

- **Indikationen**

    - Unvollständige Plazenta (auch Verdachtsfälle)
    - „Reizkürettage" bei Atonie
    - Unvollständiger (Spät-)Abort

- **Vorbereitung**

    - Aufklärung der Patientin, Einverständnis einholen
    - Venöser Zugang, Infusion
    - Anästhesie benachrichtigen (Allgemeinanästhesie)
    - Kontraktionsmittel bereitlegen (Oxytocin, Methylergometrin)
    - Entleerung der Harnblase (Katheterisierung)
    - Steinschnittlage (Beinhalter, Querbett)
    - Operateur: chirurgische Desinfektion von Händen und Unterarmen; sterile Handschuhe
    - Desinfektion des äußeren Genitales (z. B. Octenisept®)
    - Steriles Tuch (auf den Bauch der Patientin)
    - Ausreichende Beleuchtung
    - Assistenz notwendig

- **Instrumentarium**

    - 2 breite Spekula
    - 1 Kornzange
    - 2 gefensterte Organ-(MM-)Faßzangen (z. B. nach *Foerster*)
    - 1 große stumpfe Bummsche Kürette
    - mehrere Tupfer

- **Durchführung**

    - Einstellung des Muttermundes
    - Fassen der vorderen Muttermundslippe mit Faßzangen
    - Halten des hinteren Spekulums und der MM-Faßzangen durch die Assistenz
    - Die linke Hand des Operateurs liegt auf dem Bauch der Patientin unter dem Uterusfundus.
    - Die rechte Hand führt die Kürette vorsichtig bis zum Uterusfundus („Kontakt" mit der äußeren Hand).
    - Flächige Kürettage
    - Kontraktionsmittel i. v.
    - Das gewonnene Gewebe wird zur histologischen Untersuchung gesandt.

- **Überwachung nach dem Eingriff**

    - Uterustonus
    - Blutverlust
    - Kreislauf (Blutdruck, Puls)
    - Temperatur

7.9 Nahtversorgung von mütterlichen Geburtsverletzungen

- **Allgemeines**
  - Jede Verletzung muß genäht werden.
  - Nahtversorgung nicht später als 30 bis 60 min post partum
  - Bereits eingeleitete Periduralanästhesie oder Allgemeinanästhesie ausnutzen
  - Spekulum-Einstellung bei Zervixriß und hohem Scheidenriß

- **Vorbereitung**
  - Aufklärung über das Ausmaß der Rißverletzung (besonders beim Dammriß III.°) und die Therapiemaßnahmen
  - Steinschnittlage (Beinhalter, Querbett)
  - Operateur: chirurgische Desinfektion von Händen und Unterarmen; sterile Handschuhe
  - Desinfektion des äußeren Genitales (z. B. Octenisept®)
  - Steriles Abdecken von Anus und Beinen
  - Ausreichende Beleuchtung
  - Lokalanästhesie (z. B. Xylocitin® 1 %, Lidocain Braun® 1 %), ggf. Allgemeinanästhesie
  - Ein dicker Scheidentampon hält das Blut aus dem Uterus zurück und spreizt die Vagina.

- **Instrumentarium**
  - 1 Nadelhalter
  - 1 chirurgische, 1 anatomische Pinzette
  - 1 Kornzange
  - 2 kleine stumpfe Klemmen (nach *Péan*)
  - 2 Scheren
  - 1 großer Vaginaltampon
  - Nahtmaterial
  - Tupfer

  Zusätzlich:
  - 2 lange breite Spekula, 2 Faßzangen (bei hohem Scheidenriß, Zervixriß)
  - Drain (bei tiefen Rißverletzungen)

- **Nahtmaterial**

    - Möglichst synthetische, resorbierbare Fäden, Abreißnadel
    - Scheidenhaut, tiefe Dammschichten, Zervix: Vicryl® 2–0 CT 1 Nadel (rund)
    - Haut: Vicryl® 3–0, PS 2 Nadel (scharf)
    - Labien: Vicryl® 4–0, PS 2 Nadel (scharf)
    - Rektum (Submukosa-, Muskularisschicht): Vicryl® 4–0, SH 1 Nadel (rund)
    - M. sphincter ani externus: Vicryl® 3–0, SH 1 Nadel (rund)

- **Durchführung (nach Episiotomie, Dammriß I.° und II.°)**

    - Zuerst **Naht der Scheidenhaut:** Einzelknopfnähte; der oberste Stich liegt oberhalb des oberen Wundwinkels, seitlich je 1 cm Scheidenhaut fassen, Naht bis zum Hymenalsaum (innen) führen
    - **Tiefe Dammschichten:** Einzelknopfnähte; Einstiche zur Adaptation der Wundränder dicht unter die Haut legen, Wundgrund erfassen, Gewebstaschen (Totraum) vermeiden
    - **Hautnähte:** Einzelknopfnähte in gut 1 cm Abstand legen, am Hymenalsaum (außen) beginnen, für eine gute Adaptation der Wundränder sorgen, Knoten neben den Wundrand legen
    - Scheidenhaut und Haut können auch mit je einer fortlaufenden Naht verschlossen werden.
    - Der Hautverschluß nach einer Episiotomie ist auch mit einer intrakutanen Nahttechnik möglich.
    - Desinfektion der Haut nach Beendigung der Naht
    - Abschließend rektale Untersuchung obligat

- **Besonderheiten beim Dammriß III.°**

    - Die rektale Untersuchung hilft bei der Darstellung der Wundverhältnisse (Identifikation des durchgerissenen M. sphincter ani externus).
    - Nach der Naht der Rektumvorderwand (Rektumschleimhaut bleibt dabei ausgespart): Handschuhwechsel und komplett neues Instrumentarium
    - Fassen der Sphinkterenden mit je einer Péanklemme
    - Hervorziehen der Sphinkterenden, die gesondert vernäht werden

7.10 Wendung

7.10.1 Äußere Wendung

- **Prinzip**

    Umwandlung einer Querlage oder einer Beckenendlage in eine Schädellage durch äußere Handgriffe

- **Kontraindikationen**

    - Uterusfehlbildung
    - Status nach Operationen am Uterus mit Eröffnung des Kavums
    - Mißverhältnis
    - Placenta praevia
    - Vorderwandplazenta (relative Kontraindikation)
    - Oligohydramnion
    - Blasensprung
    - Vorzeitige Wehentätigkeit (relative Kontraindikation)

- **Vorbedingungen**

    - Stehende Fruchtblase
    - Ausreichende Beweglichkeit des Kindes
    - Vollendete 37. SSW
    - Unauffälliger klinischer, sonographischer und CTG-Befund
    - Sectiobereitschaft

- **Vorbereitung**

    - Stationäre Aufnahme
    - Aufklärung der Schwangeren, Einverständnis einholen (auch zur Sectio)
    - Klinische Untersuchung
    - Sonographie: Lage und Größe des Feten, Fruchtwassermenge und Plazentasitz
    - Ruhe-CTG
    - Venöser Zugang, Tokolyse
    - Beckenhochlagerung

- **Durchführung (Wendung aus Beckenendlage)**

    - Steiß von abdominal her aus dem Beckeneingang nach seitlich herausschieben (ähnlich dem 3. Leopoldschen Handgriff)

- Herausdrängen des kindlichen Kopfes aus dem Fundus uteri in die entgegengesetzte Seite (Rolle vorwärts bzw. Rolle rückwärts)
- Dirigieren des Kindes in Richtung Querlage durch Druck mit flacher Hand auf den Steiß bzw. auf den Kopf
- Bei gleichbleibendem Druck Pausen einlegen, damit das Kind die Wendung durch eigene Bewegungen unterstützen kann
- Mehrmalige Kontrolle der fetalen Herzfrequenz
- Vollendung der Wendung durch Umwandlung der Querlage in eine Schädellage
- Ruhe-CTG nach erfolgter Wendung
- Anti-D-Prophylaxe bei rh-negativer Mutter
- Nach einer Wendung aus Querlage bei einer Mehrgebärenden und / oder einem leicht beweglichen Kind: Geburtseinleitung mit Blasensprengung (Fixierung des Kopfes)

- **Komplikationen**

  - Vena cava inferior-Syndrom
  - Vorzeitige Plazentalösung
  - Nabelschnurkomplikationen
  - Rh-Sensibilisierung

- **Erfolgsaussichten**

  - Bei Mehrgebärenden ca. 80 %
  - Bei Erstgebärenden ca. 30 %

7.10.2 Kombinierte (innere und äußere) Wendung

- **Prinzip**

  Wendung des Kindes aus einer Quer- oder Schräglage durch äußere und innere Handgriffe in eine Beckenendlage

- **Indikationen**

  - Wichtigste Indikation: 2. Zwilling in Querlage, der sich durch äußere Handgriffe nicht wenden läßt
  - Quer-, Schräglage, wenn die äußere Wendung nicht gelingt

7.10 Wendung

- **Vorbedingungen**
  - Kein Mißverhältnis
  - Möglichst vollständiger Muttermund
  - Erhaltene Fruchtblase
  - Möglichst Mehrgebärende
  - Sectiobereitschaft

- **Vorbereitung**
  - Genaue Diagnosestellung (MM-Weite, Lage des Kindes)
  - Aufklärung der Schwangeren, Einverständnis einholen
  - Venöser Zugang, Tokolyse
  - Entleerung der Harnblase (Katheterisierung)
  - Anästhesie benachrichtigen (Allgemeinanästhesie)
  - Steinschnittlage (Beinhalter, Querbett)
  - Neonatologen informieren, Erstversorgungsplatz richten
  - Operateur: chirurgische Desinfektion von Händen und Unterarmen; steriler Kittel, sterile Handschuhe
  - Desinfektion des äußeren Genitales (z. B. Octenisept®)
  - Steriles Tuch auf den Bauch der Kreißenden

- **Durchführung**
  - Einführen der Hand in den Uterus, die dem Becken des Kindes entspricht (I. QL – linke Hand, II. QL – rechte Hand)
  - **Beide Hände am Kopf des Kindes:** Hochdrängen (funduswärts) von Kopf und Schultern mit der inneren Hand, unterstützt von der äußeren Hand
  - **Beide Hände am Steiß des Kindes:** Hineindrängen des Steißes in das mütterliche Becken durch Zug am Fuß (an den Füßen) mit der inneren Hand, unterstützt durch Druck auf den kindlichen Steiß mit der äußeren Hand
  - **Äußere Hand am Kopf, innere Hand am Fuß (den Füßen) des Kindes:** Hochschieben des Kopfes funduswärts mit der äußeren Hand, Herunterziehen des Fußes (der Füße) mit der inneren Hand
  - Die Wendung ist beendet, wenn das Knie des Kindes in der Vulva erscheint und darin bleibt.
  - ggf. ganze Extraktion anschließen

- **Komplikationen**
  - Infektion
  - Alle möglichen Komplikationen einer äußeren Wendung

8 Wochenbett – Nachsorge

- **Definition**

    Das Wochenbett (Puerperium) umfaßt die Zeitspanne von 2 Stunden bis 6–8 Wochen post partum.

- **Physiologische Vorgänge im Wochenbett**
    - Rückbildung: Uterus, Beckenboden, Bauchdecken, Beckenring, Wassereinlagerung in das Gewebe u. a.
    - Wundheilung
    - Laktation
    - Wiederaufnahme der Ovarialfunktion

- **Nachsorge**
    - Überwachung und Betreuung der Wöchnerin und des Neugeborenen durch die Hebamme **täglich** bis zum 10. Tag nach der Geburt
    - Danach besteht ein **weiterer Anspruch auf Hebammenhilfe** bei folgenden Indikationen:
    verzögerte Abheilung des Nabels
    schwere Stillstörungen
    verzögerte Uterusrückbildung
    nach Sekundärnaht oder Dammriß III.°
    nach stationärer Behandlung des kranken Säuglings
    auf ärztliche Anordnung auch noch nach 8 Wochen post partum.

8.1 Überwachung und Betreuung der Wöchnerin

- **Allgemeinbefinden**
- **Blutdruck, Puls**
    - systolisch   ≤ 135 mmHg

8.1 Überwachung und Betreuung der Wöchnerin

- diastolisch ≥ 60 mmHg
- Ruhepuls 60 – 80 spm

- **Temperatur**

  Anstieg bis 38 °C beim Milcheinschuß (2./3. Tag p. p.) unbedenklich

- **Mammae** (Inspektion, Palpation)

  - Physiologisch: reizlose Mamillen
    gespannte (gefüllte) Brüste vor der Mahlzeit
  - Pathologisch: Wundsein, Rhagaden, Stauung, Rötung
    Flach- und Hohlwarzen (wenn nicht in der Schwangerschaft behandelt, s. Kap. 2.5)
    schlaffe, weiche Brüste vor dem Anlegen

- **Uterusrückbildung**

  - Physiologisch: Fundus uteri fühlt sich fest an
    nicht druckempfindlich
    Rückbildung täglich um einen Querfinger unter Nabelhöhe (nach einer Sectio caesarea verlangsamt)
  - Unterstützung: Stillen
    regelmäßige Blasen- und Darmentleerung
    Rückbildungsgymnastik (s. Kap. 8.3)
  - Pathologisch: Stillstand oder Steigen des Fundusstandes (verzögerte Rückbildung, s. Kap. 9.2)
    Fundus uteri weich, druckempfindlich (Verdacht auf Endometritis puerperalis, s. Kap. 9.4)

- **Lochialfluß**

  - Physiologisch: Gesamtmenge 400 – 1000 ml, charakteristische Veränderungen der Farbe und Konsistenz (Tab. 8.1)
  - Unterstützung: frühes Aufstehen, Blasenentleerung, Stillen, Rückbildungsgymnastik
  - Pathologisch: vermehrte, übelriechende (fötide) Lochien
    wenig fötide Lochien
    fehlende Lochien (Lochialstauung, Lochiometra) s. Kap. 9.2

Tab. 8.1 Physiologische Veränderungen der Lochien

Zeitraum post partum	Menge/ Vorlagenwechsel	Farbe/ Konsistenz	Geruch
1. Woche	tgl. bis 250 g, ab 3. Tag weniger/ alle 2–3 h	Lochia rubra, blutig/kleinere Koagula möglich	uncharakteristisch,
Ende der 1. Woche	abnehmend/alle 3–4 h	Lochia fusca, braunrot, bräunlich/ dünnflüssig	
Ende der 2. Woche	wenig/alle 4–6 h	Lochia flava, dunkelgelb/ rahmig	ähnlich wie die Regelblutung
Ende der 3. Woche	geringer Ausfluß/ mindestens 3 x tgl.	Lochia alba, grauweiß/ wäßrig, serös	

Nach 4–6 Wochen versiegt der Wochenfluß.
Variationen des zeitlichen Verlaufs sind möglich!

- **Wundheilung**
  - Physiologisch: zurückgehende Schwellung
    saubere, trockene Wundränder
  - Unterstützung: Abspülen bei jedem Vorlagenwechsel mit klarem warmen Wasser (Spültopf, Bidet, Dusche)
    1–3 x tgl. Sitzbäder (z. B. Tannolact®)
    wenig Sitzen (Stillen auch im Liegen möglich!)
    Rückbildungsgymnastik
    ggf. Entfernung von Fäden/Klammern
    (8 Tage p. p.)
  - Pathologisch: Entzündungszeichen (Rötung, Schwellung, schmierige Beläge, Schmerzen)
    Hämatome
    Sekundärheilung

8.1 Überwachung und Betreuung der Wöchnerin

- **Nieren-, Blasenfunktion**
  - Physiologisch: erstes Wasserlassen innerhalb von 6 h p. p.
    2–4 Liter Urin täglich im Frühwochenbett
    regelmäßige Blasenentleerung (3–4 stündlich)
  - Unterstützung: frühes Aufstehen
    Spontanmiktion anstreben (Katheterisieren als letzte Möglichkeit, Infektionsgefahr!)
    regelmäßige Blasenentleerung (auch ohne Harndrang)
  - Pathologisch: Harnverhaltung (nach 24 h p. p.)
    unvollständige Blasenentleerung
    unkontrollierter Urinabgang

- **Darmfunktion**
  - Physiologisch: erster Stuhlgang am 3. Tag p. p.
  - Unterstützung: Bewegung
    ballastreiche Kost, ausreichend Flüssigkeit
    milde Abführmittel (z. B. Leinsamen, Normacol®, Glycilax®, Pyrilax®)

- **Hämorrhoiden**
  - Symptome: schmerzhafte, mitunter blutende Knötchen am After
  - Behandlung: Eiskompressen (gefrorene, mit Wasser gefüllte Fingerlinge), Quarkauflagen, Hamamelistinktur, Salben, Suppositorien (z. B. Hametum®, DoloPosterine®N)

- **Varizen**
  - Prophylaxe s. Kap. 2.6
  - Komplikationen: Rötung, Druckschmerz, Strangbildung, Schwellung der unteren Extremität (Verdacht auf Thrombose, Thrombophlebitis s. Kap. 9.6)

- **Überwachung und Betreuung des gesunden Neugeborenen**

  s. Kap. 10.6

- **Dokumentation**
    - Alle Befunde von Mutter und Kind, Behandlungsmaßnahmen und Inhalt des Beratungsgesprächs
    - Übersichtlicher Wochenbettverlaufsbogen empfehlenswert

8.2 Brustpflege und Stillhilfe

- **Erstes Anlegen des Neugeborenen**
    - Möglichst innerhalb der ersten Stunde nach der Geburt
    - Ein frühes Anlegen fördert die Mutter-Kind-Beziehung und die Milchbildung.

- **Peinliche Sauberkeit**
    - Händedesinfektion (in der Klinik wichtig!)
    - Brüste nur mit klarem Wasser waschen
    - Trockene Stilleinlagen nach jeder Mahlzeit
    - Feuchte Stillbüstenhalter wechseln

- **Anlegen nach Bedarf**
    - Innerhalb der ersten Lebenswoche sind 6–11 Mahlzeiten pro Tag möglich, danach 6–8 Mahlzeiten pro Tag.
    - Erhöht die Milchproduktion
    - Beschleunigt das Erreichen des Geburtsgewichtes (Abnahme bis 10% innerhalb der ersten 3–5 Lebenstage möglich; Wiedererreichen nach spätestens 10–14 Tagen)
    - Wichtig während der Wachstumsschübe (höherer Nahrungsbedarf zwischen der 4. und 6. bzw. der 10. und 12. Lebenswoche)

- **Stilltechnik**
    - Bequemes Liegen oder Sitzen (Anspannung behindert den Milchfluß)
    - Der gesamte Warzenhof muß vom Kind gefaßt werden.
    - Abnehmen erst nach dem Lösen des Vakuums zwischen Mund und Brust
    - Abwechselnd beide Brüste möglichst leertrinken lassen, mit der zuletzt gereichten Brust beginnen
    - Zwillinge können voll gestillt werden (nacheinander oder gleichzeitig).

- **Dauer der Mahlzeit (Richtwerte)**
  - Anfangs nicht länger als 5 Minuten
  - Später maximal 20 Minuten

- **Trinkmengen**
  - Variabel
  - Stillprobe (Wiegen vor und nach jeder Mahlzeit) nur bei Stagnation oder Abnahme des kindlichen Gewichts
  - Ernährung und Gewichtsentwicklung s. auch Kap. 10.6

- **Brustwarzen** nach dem Stillen an der Luft trocknen lassen

- **Kleidung**
  - Gutsitzende, stützende Büstenhalter
  - Zweiteilige Kleidung ist am praktischsten.
  - Schultern beim Stillen bedeckt lassen (Kälte behindert den Milchfluß)

- **Stillfreundliche Atmosphäre schaffen**
  - Zuspruch und Unterstützung der Mutter bei Unsicherheit und Problemen
  - Ruhe zur Stillzeit (keine Besucher)
  - Schlafbedürfnis der Mutter respektieren!

- **Mutter braucht reichlich Flüssigkeit**
  - 2 Liter Mehrbedarf pro Tag
  - Vorschlag: zu jeder Mahlzeit des Kindes selbst ein Glas Flüssigkeit zu sich nehmen
  - Vorsicht bei Kaffee, schwarzem Tee, Cola, Fruchtsäften und zuviel roher Kuhmilch

- **Übergang von Medikamenten und Suchtmitteln auf die Muttermilch** beachten (s. Kap. 12.2)
  - **Nikotin** führt zu Unruhe, Erbrechen, Kreislaufstörungen und Durchfall beim Kind.
  - **Alkohol** ist nur in kleinen Mengen erlaubt (1‰ Blutalkohol der Mutter entspricht 0,4‰ Alkohol im Blut des Kindes).

- **Stillprobleme und Behandlungsvorschläge**
  - **Ungenügende Milchproduktion:**
    Streß vermeiden, häufiger anlegen, Stillen mit Stillhilfe, vollständige Entleerung der Brüste durch Abpumpen, reichlich Flüssigkeit (evtl. Milchbildungstee), Massage mit Oleum lactagogum
  - **Zu viel Milch:**
    Flüssigkeitszufuhr einschränken, vorübergehend pro Mahlzeit nur eine Brust geben, Milch abdrücken oder abpumpen bis das Spannungsgefühl nachläßt (Brust nicht leer pumpen!), Eiskompressen bei schmerzenden Brüsten
  - **Stauungen** (physiologisch bei Milcheinschuß):
    Brust leer halten (vorübergehend häufiger anlegen oder abpumpen), feucht-warme Kompressen oder Oxytocin (Syntocinon-Spray®) vor dem Stillen, Eis-, Quarkkompressen oder Retterspitz®-Umschläge nach der Mahlzeit, Bettruhe, vorübergehende medikamentöse Hemmung der Prolaktinsekretion
  - **Rhagaden:**
    Stilldauer einschränken (kürzer, dafür häufiger anlegen), vorübergehend Brusthütchen benutzen, Rotlichtbestrahlung nach jeder Mahlzeit (30 sec bis 5 min), Stilleinlagen aus Schafwolle und Seide verwenden, Soor-Kontrolle beim Kind, Behandlung mit Johanniskrautöl, Salben (z. B. Garmastan N®, Traumeel S®) oder Lösungen (z. B. Chlorhexidin-Antiseptikum 0,5 %, Salvysat®)
  - **Hohl- oder Flachwarzen:**
    möglichst schon während der Schwangerschaft behandeln (s. Kap. 2.5),
    vor dem Anlegen die Mamillen mit kaltem Wasser waschen, Brustwarze herausziehen oder ansaugen, spezielle Brusthütchen benutzen, ggf. abpumpen
  - **Vorübergehende Stillhindernisse** (Erkrankungen der Mutter mit Gefährdung des Kindes durch Krankheitserreger oder Medikamente, Intensivbehandlung des Neugeborenen, kindliche Fehlbildungen im Nasen-Rachen-Raum, Ikterus): Milchproduktion durch Abpumpen aufrechterhalten

- **Stilldauer**
  - Individuell verschieden (Wochen bis Monate)
  - Die Muttermilch ist in den ersten 6 Monaten für den Säugling ernährungsphysiologisch ausreichend.

8.2 Brustpflege und Stillhilfe

- **Stilldauer**
  - Individuell verschieden (Wochen bis Monate)
  - Die Muttermilch ist in den ersten 6 Monaten für den Säugling ernährungsphysiologisch ausreichend.
- **Physiologische Veränderungen der Brust**
  - Vergrößerung bereits in der Schwangerschaft
  - Nach 8–12 Wochen Stillzeit hat sie meist wieder Normalgröße erreicht.
  - Nach dem Abstillen ist die Brust meistens kleiner als vor der Schwangerschaft.
  - Fettgewebe wird allmählich wieder angesetzt.

- **Abstillen**
  - Medikamentös und/oder physikalisch (Tab. 8.2)
  - **Primär (medikamentös):**
    bei Spätabort, Totgeburt, Freigabe zur Adoption, schweren Erkrankungen des Neugeborenen;
    bei schweren mütterlichen Erkrankungen (z. B. Tuberkulose, Hepatitis B, HIV-Infektion, Herz-, Nierenerkrankung);
    bei anatomischen Besonderheiten der Mammae (Anlagefehler, Brustoperationen);
    bei fehlender Stillbereitschaft
  - **Sekundär (medikamentös und physikalisch):**
    bei verstorbenem Kind, kindlichen Stoffwechselkrankheiten (z. B. Phenylketonurie, Galaktosämie), Mastitis, Wochenbettpsychose
  - **Allmählich (physikalisch, evtl. mit medikamentöser Unterstützung):**
    am Ende der Stillzeit, Entwöhnung aber nicht während einer Reise, bei großer Hitze, nach Impfungen oder bei einer Krankheit des Kindes beginnen!

Medikamentöse Maßnahmen	Physikalische Maßnahmen
Hemmung der Prolaktinsekretion **unterstützend wirken:** Phytolacca Karlsbader Sprudelsalz Salbeitee	Wöchentlich eine Brustmahlzeit durch Beikost ersetzen Flüssigkeitszufuhr einschränken Brüste hochbinden Eiskompressen (Dosierung individuell)

8.3 Rückbildungsgymnastik

- **Dauer und Dosierung**
    - Ab dem 1. Wochenbettag täglich
    - Mindestens über 12 Wochen (länger besser!)
    - Zuerst 15 min, später bis zu 1 Stunde
    - Allmähliche Intensitätssteigerung (Übungsdauer verlängern, Wiederholungszahl erhöhen, Pausen verkürzen)
    - Die Ermüdung der trainierten Muskelgruppen sollte gespürt werden, aber nicht bis zur Erschöpfung üben!

- **Trainingsbedingungen**
    - Die beste Übungszeit ist vor dem Frühstück.
    - Der Raum muß gut gelüftet sein.
    - Praktische, bequeme Kleidung (kein Nachthemd!)
    - Die Übungen sollten möglichst auf dem Fußboden (Isomatte) durchgeführt werden.
    (Gymnastik im Bett ist aber besser als ein Verzicht auf das Training)

- **Beratung der Wöchnerin**
    - Regelmäßiges Anlegen des Kindes beschleunigt die Uterusrückbildung.
    - Auch das Reiben des Bauches und die Bauchlage (über einer zusammengerollten Decke) fördert die Rückbildungsvorgänge.
    - Eine bewußte Körperhaltung (Rücken gerade, Becken aufgerichtet) ist die Grundlage für die Kräftigung des Beckenbodens.
    - Intensivere Nachwehen und ein vermehrter Lochialfluß zeigen den Erfolg der Übungen an.
    - Eine verstärkte Durchblutung verbessert die Wundheilung.

- **Übungshinweise**
    - In der ersten Woche lediglich Stoffwechselgymnastik, Haltungstraining und Beckenbodenkräftigung
    - Beckenbodenmuskulatur hat in den ersten 4–6 Wochen Trainingsvorrang, danach erst Bauchmuskelübungen.
    - Das gleichzeitige Heben beider Beine und das Aufrichten zum Sitz aus der Rückenlage sollte zunächst vermieden werden (Rektusdiastase).

- Die schräge Bandmuskulatur kräftigen bis die Rektusdiastase geschlossen ist
- Jede Bauchmuskelübung beginnt mit einer Beckenbodenanspannung.
- Ruhiges Weiteratmen während der Anspannung
- In den Pausen Muskeln lockern und bewußt atmen (Einziehen der Bauchdecken bei der Ausatmung!)
- 3–6 Grundübungen sollten im täglichen Trainingsprogramm beibehalten werden.

- **Gymnastik in der Gruppe**

  - Beginn 6–8 Wochen nach der Geburt
  - Pro Gruppe maximal 10 Wöchnerinnen
  - Kursumfang mindestens zehn Stunden
  - Eine Übungsstunde pro Woche ist empfehlenswert.

> **Tip:** Broschüre oder Faltblatt mit Übungsvorschlägen und Hinweisen zur „richtigen" Körperhaltung, z. B. bei Hausarbeit, Heben und Tragen zusammenstellen und mit nach Hause geben!

8.4 Beratung

- **Körperpflege und Hygiene**

  - Täglich duschen, Dammnaht regelmäßig abspülen (klares, warmes Wasser, Bidet)
  - Vollbäder erst nach dem Versiegen des Wochenflusses
  - Hände waschen bzw. Händedesinfektion (im Krankenhaus) nach jedem Vorlagenwechsel bzw. vor dem Stillen

- **Ernährung**

  - Regelmäßige, vollwertige Mahlzeiten
  - Eiweißhaltige und vitaminreiche Kost
  - Milch- und Milchprodukte (maximal 1 l/Tag)
  - Mindestens 3 l Flüssigkeit pro Tag
  - Zurückhaltung beim Genuß von Zitrusfrüchten (Wundwerden des Säuglings)
  - Im Frühwochenbett Verzicht auf blähende Speisen (z. B. Hülsenfrüchte, Kohl, Zwiebeln)

- Übermäßigen Genuß von Koffein, schwarzem Tee und Alkohol vermeiden

- **Stillen und Stillschwierigkeiten**
  - Stillhilfe und Beratung s. Kap. 8.2
  - Empfehlung von Stillgruppen

- **Pflege des Kindes** (s. Kap. 10.6)
  - Demonstration von Baden, Wickeln, Nagelpflege
  - Säuglingsgymnastik
  - Umgang mit Fertignahrung, Anleitung bei Sondenernährung
  - Erkennen von Krankheitszeichen des Kindes

- **Anleitung zur Rückbildungsgymnastik**

- **Menstruation**
  - Bei nichtstillenden Wöchnerinnen ca. 5–10 Wochen p. p.
  - Bei stillenden Müttern meist später
  - Frauenarzt bei blutigen Lochien > 10 Tage p. p. und nach einer Amenorrhoedauer > 3 Monate aufsuchen

- **Geschlechtsverkehr**

  Nicht vor dem Versiegen des Wochenflusses und der abgeschlossenen Wundheilung (6 Wochen post partum)

- **Kontrazeption**

  Kondom, IUP-Einlage (frühestens 6 Wochen p. p.) oder Minipille

> Stillzeit, Laktationsamenorrhoe und „anovulatorische" Zyklen schützen nicht vor einer erneuten Schwangerschaft!

- **Information über die kinderärztlichen Vorsorgeuntersuchungen und Impfungen** (s. Kap. 10.7)
  - U 2 einschließlich Screeninguntersuchungen zwischen dem 6. und 10. Lebenstag
  - BCG-Impfung in der 1. Lebenswoche
  - U 3 in der 4.–6. Lebenswoche

- **Empfehlung zur gynäkologischen Untersuchung**
  - 6 Wochen nach einer vaginalen Entbindung (bei einer ambulanten Geburt innerhalb der ersten Woche p. p.)
  - 4 Wochen nach einer Schnittentbindung

8.5 Gesetzliche Regelungen

- **Anzeige der Geburt**
  - Durch den Kindsvater bzw. eine bevollmächtigte Person innerhalb von 7 Tagen nach der Geburt beim zuständigen Standesamt des Geburtsortes
  - **Benötigte Dokumente:** Geburtsbescheinigung, Familienstammbuch bzw. Heiratsurkunde (bei Unverheirateten Geburts- bzw. Abstammungsurkunde der Mutter), ggf. Personalausweis der Mutter

- **Anmeldung**
  - Einwohnermeldeamt des Wohnortes
  - Änderung der Lohnsteuerkarte
  - Krankenkasse des Elternteils, bei der das Kind versichert werden soll

- **Mutterschutzgesetz**
  - Recht auf Stillpausen bei der Wiederaufnahme der Arbeit (einmal 1 h oder zweimal 30 min/Tag)
  - Bei einer zusammenhängenden Arbeitszeit von mehr als 8 Stunden täglich besteht ein Anspruch auf Stillpausen von zweimal 45 min oder einmal 90 min/Tag.
  - Die Stillpausen müssen ohne Verdienstausfall, Nacharbeitung oder Pausenkürzung gewährleistet werden.

- **Erziehungsgeld**
  - Ab dem Tag der Geburt bis zur Vollendung des 2. Lebensjahres
  - Der Anspruch ist unabhängig von der bisherigen Tätigkeit.
  - Bezugsberechtigte Personen: Eltern (auch abwechselnd), Stiefeltern, Väter nichtehelicher Kinder, in Ausnahmefällen auch die Großeltern
  - Höhe: für jedes Kind monatlich 600,– DM

- Mutterschaftsgeld (bzw. Bezüge für Beamtinnen) wird angerechnet
- Bei der Geburt eines weiteren Kindes im Bezugszeitraum wird das Mutterschaftsgeld vor der Entbindung angerechnet (Ausnahmen möglich).
- Arbeitslose erhalten entweder Erziehungs- oder Arbeitslosengeld, dagegen werden Arbeitslosenhilfe und Erziehungsgeld gleichzeitig gezahlt.
- Wohngeld, Bafög und Sozialhilfe werden nicht angerechnet.
- Das Erziehungsgeld ist steuer- und pfändungsfrei.
- Der Antrag sollte sofort nach der Geburt schriftlich bei der zuständigen Erziehungsgeldstelle eingereicht werden.
- **Erforderliche Dokumente:** Geburtsurkunde, aktuelle Einkommensbescheinigung, Bescheinigung der Krankenkasse über das Mutterschaftsgeld
- Die Zahlung erfolgt höchstens 6 Monate rückwirkend.
- Teilzeitarbeit: pro Woche sind maximal 19 Stunden gestattet (in Härtefällen auch volle Erwerbstätigkeit).
- Ab dem 7. Lebensmonat ist die Höhe des Erziehungsgeldes vom Einkommen abhängig: Einkommensgrenzen
 für Verheiratete mit einem Kind bis 29 400,– DM / Jahr,
 für Alleinerziehende mit einem Kind bis 23 700,– DM / Jahr.
 Die Erhöhung für jedes weitere Kind beträgt 4 200,– DM / Jahr (Stand 7/95).
- Das Erziehungsgeld vermindert sich um 40,– DM monatlich pro 1 200,– DM Jahresverdienst über der Einkommensgrenze.

● **Erziehungsurlaub**

- Im Anschluß an die Mutterschutzfrist bis zur Vollendung des 3. Lebensjahres
- Bei einer Adoption 3 Jahre innerhalb einer Rahmenfrist bis zum Ende des 7. Lebensjahres (wenn das Kind nicht unmittelbar nach der Geburt aufgenommen wurde)
- Anspruch besteht in jedem Arbeitsverhältnis.
- Voraussetzung: der andere Elternteil arbeitet, befindet sich in Ausbildung oder ist arbeitslos.
- Eltern können sich dreimal im Erziehungsurlaub abwechseln, Einzelpersonen können den Urlaub unterbrechen.
- Der Vater hat während der Mutterschutzfrist keinen Anspruch auf Erziehungsurlaub (Ausnahme: Geburt eines weiteren Kindes).

- Befristete Arbeitsverträge bleiben unberührt.
- Die Anmeldung und die Erklärung über die Dauer des Erziehungsurlaubs muß beim Arbeitgeber spätestens 4 Wochen vor dem Antritt eingehen.
  Benötigte Unterlagen: Antrag auf Erziehungsurlaub mit verbindlicher Erklärung über die Dauer, ggf. Geburtsurkunde
- Die Mitgliedschaft in der gesetzlichen Krankenversicherung bleibt erhalten.
- Die Erziehungszeit wird in der Rentenversicherung berücksichtigt.
- Die Arbeitslosenversicherung bleibt beitragsfrei aufrechterhalten.
- Der Kündigungsschutz setzt sich fort (für Väter ab der Anmeldung des Erziehungsurlaubs, jedoch höchstens 6 Wochen vor Beginn).
- Eine vorzeitige Beendigung des Erziehungsurlaubs ist nur mit Zustimmung des Arbeitgebers möglich.
- Bei eigener Kündigung zum Ende des Erziehungsurlaubs beträgt die Kündigungsfrist 3 Monate.
- Es besteht kein Anspruch auf den alten Arbeitsplatz, aber auf eine gleichwertige Stelle und die gleiche Vergütung.

- **Kindergeld**
  - Bis zur Vollendung des 16. Lebensjahres, bei Berufsausbildung oder Studium bis zur Vollendung des 27. Lebensjahres (unter bestimmten Bedingungen noch länger)
  - Höhe: 200,– DM für das erste und das zweite, 300,– DM für das dritte, 350,– DM für jedes weitere Kind monatlich, der Betrag ist steuerfrei (Stand 1/96).
    Anspruch für dasselbe Kind hat immer nur eine Person.
  - Der Antrag wird bei der Familienkasse des zuständigen Arbeitsamtes (bei Geburt eines weiteren Kindes genügt eine schriftliche Mitteilung mit beigefügter Geburtsurkunde) oder beim Arbeitgeber gestellt.
    Benötigte Unterlagen: Geburtsurkunde für Kindergeldzwecke, Kindergeldantrag
  - Die Zahlung erfolgt maximal 6 Monate rückwirkend.

- **Leistungen der Krankenkasse**
  - Haushaltshilfe
  - Mutterschafts- bzw. Entbindungsgeld
  - Vorsorgeuntersuchungen

8.6 Wochenbettbedarf und Wochenbettpackung

- **Nachsorgematerialien und Arzneimittel,** die durch die Hebamme verbraucht oder der Wöchnerin zur weiteren Verwendung überlassen werden

Verbrauchsmaterialien für die Hebamme	Wochenbettpackung für die Wöchnerin (Beispiel)
– Handschuhe – Desinfektionsmittel – Spritzen, Kanülen – Rasierer – Katheter – Klistiere – Bettunterlagen – Nabelklemmen – Absauger – Tupfer – Kompressen – Dokumentationsunterlagen	– Stilleinlagen – Vorlagen – Einmalslips – Nabelkompressen, -binden (falls noch verwendet) – Nabelpuder – Wundsalbe – Zusätze für Sitzbäder – Anis-Fenchel-Kümmel-Tee Der weitere Inhalt hängt von der Betreuungsdauer und dem Behandlungsumfang ab.

- **Verpflichtung zu wirtschaftlicher Beschaffung** (z. B. Bezug aus dem Großhandel, Mengenrabatte in Apotheke) und sachgerechter Lagerung dieser Materialien

- Neben einer individuellen Zusammenstellung ist auch die Verwendung **genormter Wochenbettpackungen** möglich.

> **Tip:** Pauschalierung des Auslagenersatzes mit den Krankenkassen vereinbaren (erspart eine zeitaufwendige Auflistung, die von den Kassen verlangt werden kann).

9 Pathologie des Wochenbettes

9.1 Leitsymptome und Differentialdiagnosen

Verzögerte Uterusrückbildung

- Zustand nach Sectio
- Uterusüberdehnung (nach Mehrlingen, großem Kind, Hydramnion)
- Protrahierter Geburtsverlauf
- Mehrgebärende
- Lochialstauung (Lochiometra)
- Eihaut-, Plazentarest
- Endometritis

Temperaturerhöhung mit genitaler Ursache (Puerperalfieber)

- Lochialstauung (Lochiometra)
- Endometritis
- Endo-Myometritis
- Hämatome und/oder Sekundärheilung nach Episiotomie, Dammriß (Puerperalgeschwür) oder Sectio
- Adnexitis
- Peritonitis
- Puerperale Sepsis

Temperaturerhöhung mit extragenitaler Ursache

- Einschuß der Milch
- Mastitis
- Thrombose (Beinvenen, Beckenvenen), Thrombophlebitis
- Harnwegsinfekt, Pyelonephritis
- Angina tonsillaris
- Pneumonie u. a.

Blutungen

- Plazentarest, Plazentapolyp
- Geburtsverletzungen

- Nahtdehiszenz (Scheiden-, Dammnaht)
- Verzögerte Uterusrückbildung
- Endometritis
- Funktionsstörungen des Endometrium

Schmerzen im Unterbauch

- Nachwehen
- Endo-Myometritis
- Thrombose, Thrombophlebitis (Beinvenen, Beckenvenen)
- Adnexitis
- Appendizitis
- Peritonitis
- Symphysendehiszenz

9.2 Verzögerte Uterusrückbildung (Subinvolutio uteri)

- **Ursachen**
    - **Noch physiologisch:** nach Uterusüberdehnung (Mehrlinge, Hydramnion, großes Kind), bei Vielgebärenden, nach Sectio, bei verbliebenem Eihautrest, bei Uterus myomatosus
    - **Pathologisch:** Plazentarest, Endo-Myometritis

- **Symptome**
    - Nicht „zeitgerechter" Fundusstand
    - Oft weiche Konsistenz des Uterus
    - Mangelnder Lochialfluß (Lochiometra)
    - Offener Zervikalkanal
    - Auch verstärkter Wochenfluß, Blutungen
    - Gefahr der Endometritis

- **Therapie**
    - Stillen
    - Rückbildungsgymnastik
    - Regelmäßige Blasen- und Darmentleerung
    - Eisblase (mehrmals)
    - Hirtentäschelkrauttee (3–5 Tassen täglich)

- Kontraktionsmittel (Oxytocin 3 IE i. m., Methylergometrin, Syntometrin® s. Kap. 13.9 und 13.10) in Verbindung mit Spasmolytika (z. B. Spasmalgan®-Supp.)

> **Achtung:** Subinvolutio und Lochialstauung können zu einer Puerperalsepsis führen!

9.3 Infektion einer Scheiden- oder Dammwunde (Puerperalgeschwür)

- **Ursachen**
  - Bakterielle Infektion des Wundgebietes
  - Hämatome
  - Mangelhafte Wochenbetthygiene

- **Symptome**
  - Lokale Rötung, ödematöse Schwellung
  - Schmierig belegte Wunde
  - Schmerzen im Wundbereich
  - Nahtdehiszenz

- **Therapie**
  - Eiskrawatte
  - Spülungen (z. B. Kamillan supra®, Kaliumpermanganat)
  - Sitzbäder ein- bis zweimal täglich (z. B. mit Zusatz von Kamillan supra®, Tannolact®)
  - Nach Wundreinigung evtl. Sekundärnaht

9.4 Endometritis puerperalis, Endo-Myometritis

- **Definition**

Bakterielle Infektion der Uterusschleimhaut mit oder ohne Beteiligung des Myometrium

- **Ursachen, begünstigende Faktoren**
  - Infektion nach vaginaler Untersuchung, interner Kardiotokographie, intrauterinen Eingriffen, operativer Entbindung
  - Vorzeitiger Blasensprung, protrahierter Geburtsverlauf, hoher Blutverlust, Atonie, Eihaut-, Plazentareste

- **Symptome**
  - Uterus vergrößert, weich, druckschmerzhaft („Kantenschmerz")
  - Übelriechende, blutige Lochien
  - Auch verminderter Wochenfluß (Lochialstauung)
  - Fieber, Kopfschmerz, Abgeschlagenheit

- **Diagnostik**
  - Klinischer Befund
  - Mikrobiologischer Abstrich aus dem Zervikalkanal
  - Erreger- und Resistenzbestimmung
  - Labor: Leukozytose, CRP-Anstieg

- **Komplikationen**
  - Adnexitis, Peritonitis
  - Parametritis
  - Schwere Allgemeininfektion (Puerperalsepsis)

- **Therapie**
  - Bettruhe
  - Eisblase (mehrmals täglich)
  - Kontraktionsmittel (z. B. Oxytocin 3 IE i. m., Methylergometrin, Syntometrin® s. Kap. 13.9 und 13.10)
  - Antibiotika

9.5 Puerperalsepsis

- **Definition**

  Allgemeininfektion der Wöchnerin, die von den Genitalorganen ihren Ausgang nimmt (Kindbettfieber)

- **Ursachen**
  - Bakterielle Infektion
  - Verminderte Abwehrkraft
  - Primärer Infektions-(Sepsis-)Herd: Endo-Myometritis, Plazentarest, Puerperalgeschwür
  - Bakterielle Überschwemmung des Organismus (konstant, intermittierend)

- **Symptome**
  - Schlechter Allgemeinzustand, schweres Krankheitsgefühl
  - Hohe (septische) Temperaturen, Schüttelfrost
  - Hohe Pulsfrequenz, beschleunigte Atmung
  - Blasse, schweißige Haut
  - **Septischer Schock:** Tachykardie, RR-Abfall, Bewußtseinstrübung, Anurie
  - evtl. Gerinnungsstörungen (Verbrauchskoagulopathie)
  - Lokalbefund wie bei der Endo-Myometritis

- **Diagnostik**
  - Mikrobiologischer Abstrich aus dem Zervikalkanal
  - Blutkultur (Erreger- und Resistenzbestimmung)
  - Umfangreiche Laboruntersuchungen: Blutbild, CRP, Gerinnungsstatus, Kreatinin

- **Therapie**
  - Antibiotika, Infusionsbehandlung, Schocktherapie, Behandlung der Verbrauchskoagulopathie
  - ggf. Uterusexstirpation
  - Intensivüberwachung: Blutdruck, Puls, Temperatur, Ausscheidung (Protokoll führen!)

Achtung: Klinikeinweisung unumgänglich!

9.6 Thrombose, Thrombophlebitis

- **Definition**

Wandständiges Gerinnsel (Blutpfropf, Thrombus) in einer Vene mit vermindertem oder aufgehobenem Blutfluß ohne oder mit Entzündungszeichen (Thrombophlebitis)

- **Ursachen (Virchowsche Trias)**
  - Verlangsamter Blutfluß (Varikosis, Bewegungsmangel durch lange Bettruhe, z. B. nach Sectio)
  - Erhöhte Gerinnbarkeit des Blutes (physiologisch in der Schwangerschaft)
  - Veränderungen der Gefäßwand (Geburtstrauma, Verletzung, lokale Entzündung)

- **Symptome**

  Bei der oberflächlichen Venenthrombose (Ober-, Unterschenkel):
  - Hautrötung
  - Druckempfindlicher Strang tastbar

  Bei der tiefen Beinvenenthrombose und / oder Beckenvenenthrombose:
  - Pulsanstieg
  - Temperaturerhöhung
  - Schwellung der Extremität (glänzende, gespannte Haut, Umfangsdifferenz beider Beine)
  - Livide Hautfarbe
  - Die Haut fühlt sich warm an.
  - Druckempfindlichkeit im Verlauf der Vene, in der Wade oder Leistenbeuge

- **Diagnostik**
  - Klinische Untersuchung
  - Ultraschall-Doppleruntersuchung
  - Phlebographie

- **Maßnahmen bis zum Eintreffen des Arztes**
  - Bettruhe
  - Ruhigstellung der betroffenen Extremität
  - Oberkörper hochlagern

- **Therapie**
  - Absolute Bettruhe
  - Hochlagerung der Extremität

- Heparinhaltige Salben bei der oberflächlichen Thrombose
- Antikoagulantien (Beginn mit Heparin)
- Evtl. operative Entfernung des Thrombus (Thrombektomie)
- Eine Thrombolyse (mit Streptokinase) ist nur im Spätwochenbett indiziert (sonst Verblutung aus Geburtswunden möglich).
- Entzündungshemmung, Schmerzstillung

Achtung: Gefahr der Lungenembolie! Lebensbedrohliche Komplikation!

- **Lungenembolie**

    - **Symptome:**
      Schmerzen im seitlichen Thoraxbereich, Husten, Atemnot, Zyanose, Schock, Todesangst
    - **Sofortmaßnahmen:**
      Notarzt benachrichtigen!
      Oberkörper hochlagern, Sauerstoffgabe!
      Venösen Zugang legen!
    - **Therapie:**
      Intensivmedizinische Behandlung

- **Seltene Thromboselokalisationen im Wochenbett**

    - Hirnvenenthrombose
    - Ovarialvenenthrombose
    - Mesenterialvenenthrombose

9.7 Symphysenschaden, -ruptur, Beckenringlockerung

- **Definition**

Schmerzen mit oder ohne Funktionseinschränkung im Bereich des Beckenringes (Gelenke, Bandapparat, Knochen)

- **Ursachen**

    - Übermäßige Auflockerung des Beckenringes
    - Mechanische Überdehnung durch die vaginale Geburt eines großen Kindes

- Vaginale geburtsbeendende Operationen
- Selten: Vitamin D- oder Kalziummangel

- **Symptome**

  - Starker (Druck-)Schmerz im Symphysenbereich
  - Die Kompression des Beckenrings ist schmerzhaft.
  - In Rückenlage ist das Anheben eines der beiden gestreckten Beine unmöglich oder erschwert und schmerzhaft.
  - Gehbeschwerden („Watschelgang") bis zur Gehunfähigkeit
  - Kreuzschmerzen bei einer Lockerung der Ileosakralgelenke

- **Diagnostik**

  - Klinischer Befund
  - Sonographie
  - Röntgenaufnahme des Beckens

- **Therapie**

  - Bettruhe
  - Ruhigstellung durch Stützverband (Schlaufenverband)
  - Hüftgürtel
  - Medikamentös: Analgetika, Calcium, Fluor, Vitamin D

9.8 Postpartale Depressionen

- **Definition**

  Depressive Verstimmungszustände unterschiedlichen Schweregrades, die in den ersten Wochen nach der Geburt auftreten

- **Ursachen, begünstigende Faktoren**

  - Hormonelle Umstellung
  - Starke körperliche Beanspruchung, Schlafentzug
  - Labile Persönlichkeit
  - Psycho-soziale Faktoren (Konflikte in der Schwangerschaft, Partnerschaftsprobleme, niedriges Selbstwertgefühl u. a.)

- **Klinik und Differentialdiagnose** (s. Tab. 9.1)

Tab. 9.1 Formen depressiver Verstimmungszustände im Wochenbett

	Leichte depressive Verstimmung	Wochenbettdepression
Synonyma	Maternity Blues, Baby Blues, „Heultage"	postpartale Depression postpartale Neurose
Auftreten	in den ersten 2 Wochen, häufig: 2.–4. Tag p.p.	2–6 Wochen post partum
Symptome	Angst, den Aufgaben der Mutterschaft nicht gewachsen zu sein, Reizbarkeit, Unruhe, Weinerlichkeit, Müdigkeit, Verletzbarkeit	starke Stimmungsschwankungen, Launenhaftigkeit, unbegründeter Trübsinn, Versagensängste, Überforderung, Unlust, Schlafstörungen, Müdigkeit, Appetitlosigkeit, vielfältige körperliche Beschwerden ohne organische Ursache
Therapie	nicht notwendig, aber verständnisvolle Zuwendung ist sehr hilfreich (Geburtserlebnis besprechen, Unsicherheiten ausräumen u.a.)	soziale Unterstützung (Haushaltshilfe, Pflegemutter), Selbsthilfegruppen, Motivation zu sportlichen Aktivitäten bei schwerer Depression: Psychotherapie, stationäre Behandlung

9.9 Wochenbettpsychose

- **Definition**

  Von der postpartalen, meist kurzzeitigen Depression deutlich abgrenzbare psychotische Störung mit unterschiedlicher Schwere, Erscheinungsform und Dauer
  Synonym: postpartale, puerperale Psychose

- **Ursachen, auslösende Faktoren**
  - Überforderung
  - Erbliche Disposition
  - Hormonelle Umstellung

- Die Ursache ist häufig unbekannt.
- Hohes Rezidivrisiko bei der nächsten Geburt

- **Symptome**

  - Erhebliche Stimmungsschwankungen
  - Verwirrtheit, Desorientiertheit
  - Akustische und optische Halluzinationen, Wahnvorstellungen
  - Rastlosigkeit, Unruhe
  - Unkontrollierte Handlungen, Gewalttätigkeiten möglich
  - Aber auch Depressionen, Angst, Apathie
  - Schlafstörungen

- **Therapie**

  - Gehört in das psychiatrische Fachgebiet, in schweren Fällen ist eine stationäre Behandlung notwendig.
  - Neuroleptika, Psychotherapie

- **Aufgaben der Hebamme**

  - Einen Arzt hinzuziehen
  - Die Wöchnerin nicht allein lassen
  - Die Betreuung des Neugeborenen organisieren

> **Achtung:** Suizidgefahr, Gefahr der Kindestötung!
> Die Abgrenzung zwischen einer postpartalen Depression und einer Wochenbettpsychose ist mitunter schwierig!

9.10 Mastitis puerperalis

- **Definition**

  Akute Infektion der Mamma im Wochenbett, meist einseitig

- **Ursachen**

  - Unzureichende Hygiene
  - Herkunft der Erreger: meist Haut und Nasen-Rachenraum des Pflegepersonals (Hospitalkeime)
  - Eintrittspforten der Keime: Milchgänge und/oder Verletzungen der Brustwarze und des Warzenhofes (Rhagaden)
  - Milchstauung wirkt begünstigend

9.10 Mastitis puerperalis

- **Symptome**
  - Plötzlich auftretendes hohes Fieber, Schüttelfrost
  - Lokale Schmerzen, Druckschmerz
  - Umschriebene Rötung, Überwärmung
  - Verhärtung und Schwellung der Brust einschließlich der axillären Lymphknoten
  - evtl. Fluktuation, Abszeßbildung

- **Diagnostik**
  - Klinisches Bild, Lokalbefund
  - Bakteriologischer Abstrich von Mamille und Milch
  - Engmaschige Kontrolle (bereits am Folgetag)

- **Therapie**
  - **In der Frühphase:** Brust leerhalten (abpumpen/ausstreichen und Milch verwerfen), kalte Umschläge/Eisblase nach Entleerung der Brust
  Ruhigstellung der Brust durch Hochbinden, Bettruhe
  Nach Fiebersenkung und bei Beschwerdefreiheit kann weiter gestillt werden.
  - **Bei fortgeschrittener Entzündung:** zusätzlich Antibiotika, Abstillen (Kap. 8.2), Einschränkung der Flüssigkeitszufuhr
  - **Bei Abszeßbildung:** zusätzlich Inzision, Drainage

- **Prophylaxe**
  - Regelmäßige Desinfektion in der Klinik (Gegenstände, Räume)
  - Einhaltung der Stillhygiene (Händedesinfektion, Pflege der Brustwarzen)
  - Milchstau vermeiden
  - Rhagaden frühzeitig behandeln

10 Das Neugeborene

10.1 Klassifikation und Definitionen

- **Neugeborenenperiode (1.–28. Lebenstag)**
    - Frühe Neugeborenenperiode: 1.–7. Lebenstag
    - Späte Neugeborenenperiode: 8.–28. Lebenstag

- **Definitionen nach dem Geburtsgewicht**
    - Untergewichtiges Neugeborenes (low birth weight infant, LBW): < 2500 g Geburtsgewicht
    - Sehr untergewichtiges Neugeborenes (very low birth weight infant, VLBW): < 1500 g Geburtsgewicht
    - Extrem untergewichtiges Neugeborenes (very very low birth weight infant, VVLBW): < 1000 g Geburtsgewicht

- **Definitionen nach dem Gestationsalter**
    - Frühgeborenes: GA < 259 Tage (<37/0 SSW)
    - Reifes Neugeborenes: GA 259–293 Tage (37/0 – 41/6 SSW)
    - Übertragenes Neugeborenes: GA ≥ 294 Tage (≥ 42/0 SSW)

- **Klassifizierung unter Berücksichtigung von Gestationsalter und Geburtsgewicht**
    - Eutroph: Geburtsgewicht zwischen der 10. und 90. Perzentile
    - Hypotroph: Geburtsgewicht < 10. Perzentile
    - Hypertroph: Geburtsgewicht > 90. Perzentile
    - Hypoplastisch: Geburtsgewicht und Körperlänge liegen unterhalb der 10. Perzentile
    - **Synonyma für hypotrophe Neugeborene:**
      Mangelgeborenes, intrauterin retardiertes Neugeborenes, dystrophes Neugeborenes, small-for-date-baby, small-for-gestational-age-baby

10.2 Erstversorgung

- Neugeborenes in Seitenlage, auf den Bauch der Mutter oder auf eine trockene Unterlage legen und zudecken (vorgewärmte Tücher)

> **Achtung:** Das Kind sollte ohne Abnabelung nicht zu lange auf dem Bauch der Mutter liegen. Gefahr der Hypovolämie!

- **Reinigung der Atemwege:** Auswischen/Absaugen von Mundhöhle und Nasen-Rachenraum

- **Auswischen der Augen:** von außen nach innen

- ggf. **Kopfschwartenelektrode entfernen,** Einstichstelle desinfizieren (z. B. mit AHD 2000®)

- **Abnabeln**
    - Nabelklemme (z. B. UNO sterile®) und Kocher-Klemme ansetzen
    - Durchtrennung auf Wunsch vom Kindsvater vornehmen lassen
    - Optimaler Zeitpunkt: etwa 1 min p. p.

- **Blutentnahme für die pH-Messung**
    - Ansetzen einer weiteren Klemme an die Nabelschnur in ca. 10 cm Abstand
    - „Anaerobe" Punktion einer Nabelarterie
    - Sofortige Messung

> **Achtung:** Wenn der Allgemeinzustand des Neugeborenen es zuläßt (Apgar ≥ 8 Punkte), hat die weitere Versorgung des Kindes Zeit! Der Respekt vor der Kontaktaufnahme zwischen Mutter (Vater) und Kind hat Vorrang vor dem Routineablauf, der zwangsläufig mit der Trennung von der Mutter verbunden ist!

- **Kurzes Reinigungsbad, wenn notwendig**

    - Wassertemperatur 37 °C
    - Vor dem Eintauchen des Neugeborenen taktile Temperaturkontrolle!
    - Sorgfältiges Abtrocknen auf vorgewärmtem Versorgungsplatz

- **Nabelversorgung**

    - Nabelstumpf desinfizieren (z. B. AHD 2000®)
    - Sitz der Nabelklemme kontrollieren
    - Offene Nabelpflege (kein Verband)

- **Wiegen, Messen**

    - Körperlänge (nicht in Kopftieflage messen!)
    - Gerader Kopfumfang
    - Brustumfang
    - Biparietaler Kopfdurchmesser

- **Credésche Augenprophylaxe**

    - 1 %ige Silbernitratlösung (1 Tropfen in jedes Auge)
    - Zustimmung der Mutter erforderlich
    - Eine Reizkonjunktivitis und eine periorbitale Braunfärbung der Haut sind möglich.

- **Kennzeichnung des Kindes:** Armbändchen und/oder Pflaster mit Namen, Geschlecht, Journalnummer

- **Erstuntersuchung** (U 1-Vorsorgeuntersuchung, s. Kap. 10.3)

    - Zustandsbeurteilung, parallel zur Erstversorgung:
      Vitalitätsbeurteilung (Apgar-Schema)
      Azidowitätsstatus (NApH-Messung)
    - Klinische Erstuntersuchung
    - Morphologische Reifebestimmung
    - Geburtsverletzungen
    - Fehlbildungen
    - Ösophagussondierung

- **Erstes Anlegen**

    - Innerhalb von 30 min post partum (bonding, Förderung der Laktation)

> Das frühe Anlegen unterstützt auch die Plazentalösung!

- **Dokumentation** aller Maßnahmen und Befunde

10.3 Erstuntersuchung (U 1-Vorsorgeuntersuchung)

Nach Kapitel B Nr. 1 der Richtlinien des Bundesausschusses der Ärzte und Krankenkassen über die Früherkennung von Krankheiten bei Kindern soll die erste Untersuchung eines Neugeborenen **unmittelbar nach der Geburt** vorgenommen werden. Wenn kein Arzt anwesend ist, soll die Hebamme diese Untersuchung durchführen.

- **Zustandsbeurteilung des Neugeborenen**
  - Beurteilung der Vitalität nach dem **Apgar-Schema** (Tab. 10.1)
  - Dokumentation nach 1, 5 und 10 Minuten
  - Bewertung:
    - 8–10 Punkte – lebensfrisches Neugeborenes
    - 5– 7 Punkte – leichter Depressionszustand
    - 1– 4 Punkte – schwere Depression
  - Bestimmung des Azititätsstatus (Nabelarterien-pH-Wert)
  - Bewertung: NApH $\geq 7{,}20$ – lebensfrisches Neugeborenes
    - $7{,}10 – 7{,}19$ – leichte Azidose
    - $7{,}00 – 7{,}09$ – mittelgradige Azidose
    - $\leq 6{,}99$ – schwere Azidose
  - Zusätzliche Bestimmung von pCO_2 und Basenexzeß routinemäßig

- **Klinische Erstuntersuchung**
  - **Haut:** Farbe, Exsikkose, Ödeme, Hämatome, Verletzungen, Angiome
  - **Kopf:** Umfang, Form, Nähte, Fontanellen, Geburtsgeschwulst, Kephalhämatom, Augen, Ohren, Nase, Mund, Gaumen
  - **Hals:** Zysten, Struma, Schiethalsstellung, Flügelfellbildung
  - **Thorax:** Schlüsselbeine, Einziehungen, Auskultation von Herz und Lunge
  - **Abdomen:** Nabel, Leber, Milz, Resistenzen, Hernien

Tab. 10.1 Apgar-Schema

Kriterium	Punkte		
	0	1	2
Herzfrequenz	fehlend	< 100 / min	> 100 / min
Atmung	fehlend	unregelmäßig / langsam	regelmäßig und kräftig, schreiend
Reflexerregbarkeit (beim Absaugen)	fehlend	Grimassieren	kräftiges Schreien bzw. Husten / Niesen
Hautfarbe	blaß / zyanotisch	Extremitäten zyanotisch, Stamm rosig	rosig
Muskeltonus	schlaff	spärliche Bewegungen	kräftige, aktive Bewegungen

- **Genitale:** Phimose, Harnröhrenmündung, Urinentleerung, Hoden im Scrotum, Labien, Hymenalöffnung, Vaginalsekretion
- **Analöffnung**
- **Skelett-System:** Wirbelsäule, Gelenke, Hüfte, Symmetrie der Gesäßfalten, Extremitäten (Beinlänge, Fußstellung)
- **Neurologischer Zustand:** Haltung, Spontanmotorik, Muskeltonus, Reflexe

- **Ösophagussondierung**

  - Frühestens am Ende der Adaptationsphase (Gefahr von Herz- und Atemstillstand durch Vagusreiz)
  - Spätestens vor der ersten Nahrungsgabe (Aspirationsgefahr bei Atresie)
  - Ausreichend dicke Sonde verwenden

- **Morphologische Reifebestimmung**

  - Bestimmung der Reifezeichen nach Punktekatalog (Tab. 10.2)
  - Berechnung des Gestationsalters nach der Anzahl der Punkte (Tab. 10.3)

10.3 Erstuntersuchung (U 1-Vorsorgeuntersuchung)

Tab. 10.2 Bestimmung der Reifezeichen (Punktekatalog nach Finnström)

Klinisches Kriterium	Punkte			
	1	2	3	4
Hautdurchsichtigkeit	Zahlreiche Venen und Venulae klar erkennbar	Venen und Verzweigungen erkennbar	Wenige große Gefäße klar über dem Abdomen erkennbar	Wenige große Gefäße undeutlich erkennbar oder keine Gefäße sichtbar
Ohrmuschelknorpel	Nicht fühlbar	Am Rand weich, zentral fühlbar	Bis zum Rand tastbar, aber z.T. dünn	Vollständig vorhanden, fest
Plantare Hautfältelung	Keine Hautfältelung	Nur vordere transverse Hautfalte	Einige Falten über den vorderen zwei Dritteln	Gesamte Sohle mit Hautfalten bedeckt, einschließlich Ferse
Brustdrüsengewebe (Durchmesser)	< 5 mm	5–10 mm	> 10 mm	
Brustwarzenbildung	Mamille kaum erkennbar, kein Warzenhof	Mamille gut erkennbar, Warzenhof vorhanden, nicht erhaben	Mamille gut erkennbar, Rand des Warzenhofs über Hautniveau	
Fingernägel	Fingerkuppen noch nicht erreicht	Fingerkuppen erreicht	Fingerkuppen erreicht bzw. überragend; distaler Nagelrand deutlich ausgebildet	
Kopfhaar	Zart, wollen, flaumig; einzelne Haare nicht zu unterscheiden	Kräftig, seidig; jedes einzelne Haar erkennbar		

Tab. 10.3 Berechnung des Gestationsalters (nach *Finnström*)

Gesamtpunktzahl (7 Kriterien)	Schwangerschaftsdauer	
	Tage	Wochen/Tage
7	191	27/2
8	198	28/2
9	204	29/1
10	211	30/1
11	217	31/0
12	224	32/0
13	230	32/6
14	237	33/6
15	243	34/5
16	250	35/5
17	256	36/4
18	263	37/4
19	269	38/3
20	276	39/3
21	282	40/2
22	289	41/2
23	295	42/1

- **Neugeborene mit Zeichen einer Plazentainsuffizienz**
  - Gestationsalter ≥ 42 SSW
  - **Clifford-Schema** (Einteilung umstritten!):
    Clifford I: Fehlende Vernix caseosa, trockene, schuppende Haut, schlaffes Fettpolster, Waschfrauenhände und -füße
    Clifford II: Zusätzlich Grünverfärbung von Haut, Fingernägeln und Nabelschnur; mekoniumhaltiges Fruchtwasser
    Clifford III: Zusätzlich zu Clifford I gelbe bis bräunliche Verfärbung von Haut, Fingernägeln, Nabelschnur und Fruchtwasser

- **Erhebung des Reflexstatus** (Tab. 10.4)

- **Diagnostik von Geburtsverletzungen** (Kap. 10.4) **und Fehlbildungssuche** (Kap. 10.5)

Tab. 10.4 Wichtige Reflexe beim Neugeborenen

Bezeichnung	Auslösung durch	Reaktion
Saugreflex	Finger oder Sauger in den Mund, leichter Druck auf den Gaumen	Saugbewegung
Suchreflex	leichte Berührung einer Wange	Bewegung des Mundes zum Finger (nur im hungrigen Zustand)
Handgreifreflex	Berührung der Handinnenflächen mit einem Finger	Hand schließt sich und hält einige Sekunden fest
Fußgreifreflex	Berührung der Fußsohle im Vorderfußbereich	umgreifende Bewegung der Zehen
Moro-Reflex	Anheben des Kindes in Rückenlage und leichtes „Fallenlassen", auch durch Erschütterung, Geräusche, Schreck	Arme werden ausgebreitet und unmittelbar danach wieder an den Körper herangeführt
Galant-Reflex	Bestreichen des Rückens mit dem Finger von oben nach unten parallel zur Wirbelsäule, Kind dazu hängend auf der Hand / dem Unterarm des Untersuchers halten	Kind krümmt sich zur getesteten Seite
Schreitreflex / automatisches Kriechen	in aufrechter Haltung leichte Berührung einer Unterlage mit den Fußsohlen, in Bauchlage Widerstand der Fußsohlen gegen die Hände des Untersuchers	Ausführung einer Schreit- / Kriechbewegung
Asymmetrischer tonischer Nackenreflex	passive Bewegung des Kopfes auf eine Seite bei in Rückenlage befindlichem Kind	Streckung von Arm und Bein auf der „Gesichtsseite"
Puppenaugenphänomen	Drehen des Kopfes nach seitlich	Augen bleiben stehen bzw. bewegen sich leicht zur entgegengesetzten Seite

10.4 Geburtsverletzungen

- **Geburtsgeschwulst (Caput succedaneum)**
  - **Befund:** Ödem am vorangehenden kindlichen Teil, überschreitet die Schädelknochennähte
  - **Prognose:** spontane Rückbildung innerhalb weniger Tage

- **Kephalhämatom**
  - **Befund:** Bluterguß zwischen Schädelknochen und Knochenhaut, überschreitet die Schädelknochennähte nicht
  - **Prognose:** meist spontane Rückbildung innerhalb von Wochen bis Monaten

- **Elektroden-Einstichstelle:** Gefahr der Abszeßbildung

- **Zangen- oder Vakuum-Druckmarken**

- **Schädelfrakturen**
  - Meist Impressionsfraktur
  - **Befund:** nach innen ragendes „Loch" (meist an einem der Scheitelbeine); bei gleichzeitiger Blutung innerhalb des Schädels Krampfanfälle, Bewußtseinstrübung
  - **Therapie:** konservativ bei leichten Frakturen ohne zusätzliche Symptome, operativ bei tiefen Impressionen
  - **Prognose:** insgesamt gut, bei intrakraniellen Blutungen ernst

- **Klavikulafraktur**
  - Häufigste knöcherne Geburtsverletzung (1 %)
  - **Befund:** Krepitation, Hämatom, Druckempfindlichkeit, Schonhaltung des betroffenen Armes, Schmerzäußerung bei passiver Bewegung (Röntgen, Sonographie angezeigt); später ist die Kallusbildung an der Bruchstelle als Schwellung tastbar.
  - **Therapie:** Schonung, das Kind sollte nicht auf die kranke Seite gelagert werden. Die kranke Seite sollte beim Anziehen zuerst, beim Ausziehen zuletzt an die Reihe kommen.
  - **Prognose:** gut

- **Oberarm-, Oberschenkelfraktur im mittleren Drittel**
  - Nach Entwicklung aus BEL oder nach Armlösung

- **Befund:** Schwellung, Krepitation, Fehlstellung, Schonhaltung, Schmerzäußerung, abnorme Beweglichkeit
- **Therapie:** Ruhigstellung, Schienung
- **Prognose:** gut, selten Nerven- und Gefäßverletzungen

● **Epiphysenlösung (meist Oberarm)**

- Abriß (Zerrung) der Wachstumsfuge
- **Befund:** Hämatom über dem Ellenbogen tastbar, Schmerzäußerung, Schonhaltung
- **Therapie:** Ruhigstellung, Schienung, kinderorthopädische Behandlung
- **Prognose:** Verkürzung des Armes möglich

● **Obere Armplexuslähmung (Erb-Duchenne)**

- Zerrung, Überdehnung, Quetschung oder Abriß des aus der Halswirbelsäule (Zervikalwurzeln 5 und 6) austretenden Nervenplexus
- Komplikation einer vaginalen Geburt aus BEL, nach Schulterdystokie
- **Befund:** Die betroffene Schulter steht tiefer, der Arm hängt in Innenrotation und Pronation (Handrücken nach vorn) nach unten („Fallhand"), die Finger können bewegt werden.
  Beim Auslösen des Moro-Reflexes bewegt das Kind den betroffenen Arm nicht oder nur angedeutet mit. Eine einseitige Zwerchfellähmung ist möglich, dann kann auch Atemnot verschiedenen Schweregrades auftreten.
- **Therapie:** spezielle Lagerung und Fixation, Krankengymnastik
- **Prognose:** günstig

● **Untere Armplexuslähmung (Klumpke)**

- Schädigung des Zervikalplexus 7 und 8 sowie der Thorakalwurzel 1
- Komplikation einer vaginalen Geburt aus BEL, nach Schulterdystokie
- **Befund:** Lähmung des Unterarmes und der Hand, halboffene Fallhand mit Pfötchenstellung bei gebeugtem Unterarm, Finger können nicht bewegt werden.
- **Therapie:** Schienung, frühzeitig Bewegungsübungen
- **Prognose:** ungünstig, krallenartige Kontraktur, Verkürzung des Armes möglich

- **Fazialisparese**
  - (Druck-)Schädigung der Gesichtsnerven nach einer Forzeps-Entbindung
  - **Befund:** Lähmung der Muskulatur von Mund (Verzerrung), Mittelgesicht und Auge (unvollständiger Lidschluß)
  - **Therapie:** Auge der betroffenen Seite vor Feuchtigkeitsverlust schützen
  - **Prognose:** gut, meist spontane Rückbildung

- **Intrakranielle Blutungen**
  - **Ursachen:** Trauma und/oder Hypoxie, protrahierte Geburt, meist bei unreifen Frühgeborenen
  - **Formen:** subdural (unter der äußeren Hirnhaut), subarachnoidal (unter der mittleren Hirnhaut), peri- und intraventrikulär (Blutungen mit Einbruch in das Ventrikelsystem)
  - **Symptome:** Blässe, Schock, Atemnot, Gerinnungsstörungen, Ikterus, Schläfrigkeit, Bewußtlosigkeit, Muskelhypotonie, Krämpfe, Apnoe, Erbrechen, Temperaturschwankungen
  - **Diagnostik:** Vorgewölbte Fontanellen, Zunahme des Kopfumfanges, Sonographie, Computertomographie, Laborwerte
  - **Therapie:** neonatologische Intensivpflege
  - **Prognose:** ungünstig, bleibende Behinderungen und die Entwicklung eines Hydrozephalus sind möglich.

10.5 Fehlbildungen

- **Neuralrohrdefekte (Meningozele, Myelomeningozele, Myelozele)**
  - **Befund:** hernienartige Vorwölbung von Rückenmark und Rückenmarkshäuten durch einen Wirbelsäulendefekt (Spina bifida), häufig gleichzeitig Lähmung der unteren Extremitäten, Blasen- und Mastdarmlähmung, Hydrozephalus, Klumpfüße
  - **Therapie:** primäre Sectio, Ruptur des Zelensackes vermeiden, Lagerung auf die Seite, sofortiges steriles feuchtes Abdecken des Defektes (Gazetupfer mit 0,9 %iger NaCl-Lösung), neurochirurgische Versorgung

10.5 Fehlbildungen

- **Anenzephalus**
  - Schwerste Form eines **Neuralrohrdefektes,** bei der die Großhirnhälften, das Zwischenhirn, die Neurohypophyse und das Schädeldach ganz oder weitgehend fehlen
  - Diese Kinder sind nicht lebensfähig!

- **Lippen-Kiefer-Gaumen-Spalte**
  - **Befund:** isolierte oder kombinierte, ein- oder doppelseitige Spaltbildung
  - **Diagnostik:** Inspektion und Palpation des Gaumens
  - **Therapie:** Anpassen einer Gaumenplatte noch am ersten Lebenstag, dann ist das Stillen meist möglich. Später wird die Spaltbildung durch plastische Operationen versorgt.

- **Ösophagusatresie**
  - **Befund:** Verschluß der Speiseröhre mit und ohne Verbindung zur Luftröhre, Gefahr der Aspiration von Nahrung, Erstickung, Pneumonie
  - **Diagnostik:** häufig bei Hydramnion, Früherkennung durch Sondierung der Speiseröhre (s. Kap. 10.3)
  - **Therapie:** kinderchirurgische Versorgung

- **Omphalozele (Nabelschnurbruch)**
  - **Befund:** Bauchwanddefekt, bei dem Darmschlingen, aber auch Anteile der Leber, in einem bruchsackähnlichen Gebilde im Nabelbereich vor den Bauchdecken liegen
  - **Therapie:** primäre Sectio, Lagerung auf die Seite, Ruptur des Bruchsackes vermeiden, Abdecken mit einer warmen, feuchten Platte (sterile 0,9%ige NaCl-Lösung), darüber trockene Gaze (Austrocknung, Auskühlung vermeiden), kinderchirurgische Versorgung

- **Gastroschisis (Bauchspalte)**
  - **Befund:** Bauchwanddefekt neben der normal ansetzenden Nabelschnur, die Bauchorgane liegen offen außerhalb der Bauchhöhle.
  - **Therapie:** primäre Sectio, Organe mit 0,9%iger NaCl-Lösung feucht und warm halten, hohes Infektionsrisiko, kinderchirurgische Versorgung ohne Zeitverzug!

- **Analatresie**
  - **Befund:** fehlende Afteröffnung, evtl. Fistel
  - **Diagnostik:** Inspektion, fehlender Mekoniumabgang, Befund fällt beim Temperaturmessen auf.
  - **Therapie:** kinderchirurgische Versorgung

- **Kardiovaskuläre Fehlbildungen (Herzfehler)**
  - In vielfältigen Formen auftretend!
  - **Klinische Symptome:** ungenügende Herzleistung (Tachykardie, Rhythmusstörungen, schwache Pulse, Schwitzen, Ödeme), respiratorische Insuffizienz (Atemnot, gesteigerte Atemfrequenz, Einziehungen der Weichteile bei den Atembewegungen, Zyanose), Schock, Blässe, Herzgeräusche
  - **Diagnostik:** Röntgen, EKG, Blutdruck, Echokardiographie, Herzkatheter
  - **Therapie:** medikamentös, operativ

- **Fehlbildungen des Urogenitalsystems**
  - **Hypospadie:** Mündung der Harnröhre an der Unterseite des Penis bzw. im vorderen Scheidengewölbe; evtl. plastische Operation
  - **Epispadie:** dorsale Spaltung der Harnröhre bis hin zur Blasenekstrophie (nicht geschlossene Harnblase bei Bauchwanddefekt); operative Behandlung
  - **Hydrozele:** Flüssigkeitsansammlung im Scrotum; spontane Rückbildung möglich
  - **Intersexuelles Genitale:** keine sichere Geschlechtsbestimmung möglich; Chromosomenanalyse, biochemische Untersuchungen

- **Hüftdysplasie**
  - Unterentwicklung der Hüftgelenkspfanne, der Hüftkopf kann nach oben aus dem Gelenk herausrutschen (Hüftluxation).
  - **Befund:** Abspreizhemmung (nicht obligat), unterschiedliche Beinlänge, Faltenasymmetrie (Gesäß) besonders in Bauchlage auffallend
  - Sonographische Sicherung des Befundes
  - **Therapie:** frühestmöglich orthopädische Spreizhosen, selten operative Therapie

- **Klumpfuß**
  - Deformierung der Fußwurzelknochen, Fehlbildung des Fußes mit Fersenhochstand, ein- oder beiderseitig
  - **Befund:** Vorfußsupination (Sohle zeigt schräg nach innen, statt nach unten) und -adduktion (Einwärtsdrehung des Vorfußes)
  - **Therapie:** Redression (unblutige Korrektur) und Fixation (Gips) am 1. Lebenstag

- **Sichelfuß**
  - meist doppelseitige Fehlstellung von Vor- und Mittelfuß
  - **Befund:** Vorfußadduktion (sichelförmige Einwärtsdrehung des Vorfußes) mit Abspreizung der Großzehe
  - **Therapie:** manuelle Korrektur und Fixierung ab der ersten Lebenswoche, Krankengymnastik

10.6 Überwachung und Betreuung des gesunden Neugeborenen

- **Allgemeine Hinweise**
  - Mutter und Kind sollen immer als Einheit betrachtet und betreut werden.
  - Die Zusammenarbeit mit einem neonatologisch orientierten ambulant tätigen Pädiater ist empfehlenswert. Dieser sollte bei Unsicherheit und Zweifeln notfalls auch telefonisch konsultiert werden.

- **Beurteilung des Neugeborenen**
  - Haut: rosig oder blaß, zyanotisch, Ikterus, Wundsein
  - Muskeltonus: gute Beugehaltung oder schlaff/hypoton
  - Trinkverhalten: kräftig oder schlaff, einschlafend, Trinkmenge und Gewichtsentwicklung
  - Schlafverhalten: Erweckbarkeit, Unruhe, Hunger
  - Pflegezustand: Mundinspektion (nicht ablösbare weiße Beläge sind ein Hinweis auf Soor), bei einer therapieresistenten Windeldermatitis sollte man immer an eine Pilzinfektion denken.
  - Offene Nabelpflege

- Hygiene: allgemeine Sauberkeit, Babybad (zwei- bis dreimal wöchentlich ausreichend), Nagelpflege, geeignete Pflegemittel, Rauchverbot im Neugeborenenzimmer
- Informationen über Früherkennungsuntersuchungen vermitteln

- **Temperatur**

  - Neutraltemperatur (rektal): 36,5 °C – 37,5 °C
  - Tägliche Temperaturmessung in der frühen Neugeborenenperiode
  - Baden bei einer Wassertemperatur von 37 °C
  - Versorgung des Neugeborenen auf vorgewärmten Unterlagen, mit Wärmestrahler, Schutz vor Zugluft, bei hoher Zimmertemperatur

  Beachte: Hohes Hypothermierisiko! Unterkühlung gefährdet die vitalen Funktionen!

- **Ernährung**

  - Brusternährung mit freiem Nahrungsregime (Menge nach Bedarf, ad libitum) in 6 – 8 Einzelmahlzeiten pro Tag anstreben und empfehlen
  - Bei Flaschennahrung wird ein 4-Stunden-Rhythmus bevorzugt (Füllung nach Bedarf auch bei volladaptierten Nahrungen möglich).
  - Nachts darf das schreiende Kind gefüttert werden (kein Einfluß auf den Durchschlafzeitpunkt).
  - Die Abendmahlzeit sollte bis zum 2. – 3. Lebensmonat erhalten bleiben.
  - Nahrungsmenge bei Säuglingsmilchernährung:
    20 ml x kg Körpergewicht x Lebenstage = Trinkmenge/Tag
    (1. Tag = 70 ml, 2. Tag = 140 ml, 3. Tag = 210 ml)

- **Gewichtsentwicklung und -kontrollen**

  - Physiologischer Gewichtsverlust:
    1. – 3. (4.) Lebenstag bis 10 % des Körpergewichts
  - Gewichtsstillstand: 3. – 6. (7.) Lebenstag
  - Kontinuierliche Gewichtszunahme ab dem 6. – 7. Lebenstag
  - Erreichen des Geburtsgewichtes etwa am 10. Lebenstag

10.6 Überwachung und Betreuung des Neugeborenen

- Gewichtszunahme danach 150–250 g/Woche
- Bei Brusternährung ist das Wiegen des Kindes nach dem Stillen nur in der ersten Lebenswoche notwendig, danach bei kontinuierlicher Gewichtszunahme einmal pro Woche ausreichend.
- Bei Zwiemilchernährung sollte man zur Erfassung des abnehmenden Brustmilchanteils häufiger wiegen.

> **Achtung:** Keine Wiegeneurosen erzeugen!

- **Stuhl- und Urinausscheidung**
  - Mekonium und Urin sollten innerhalb der ersten 24 h ausgeschieden werden.
  - Stuhlfrequenz eines vollgestillten jungen Säuglings: 5–6mal/Tag bis zu 1mal in 5 Tagen
  - Bei Flaschennahrung sollte das Neugeborene einmal/Tag Stuhlgang haben.

- **Schlaf-Wach-Rhythmus**
  - Ein Neugeborenes schläft bis zu 20 Stunden am Tag.
  - Es entwickelt in den ersten 8 Wochen einen eigenen Biorhythmus, nach dem es regelmäßig alle 6 Stunden erwacht.
  - Entsprechend dem Biorhythmus wird es nach Bedarf gefüttert.

- **Abheilung des Nabels**
  - **Offene und trockene Pflege** des Nabels, d. h. nach der sterilen Desinfektion des Nabels p. n. (z. B. mit AHD 2000®) **keine** weitere Versorgung mit Puder, Nabelbinden o. ä. notwendig.
  - Der mumifizierte Nabelrest fällt zwischen dem 5. und 10. Lebenstag ab.
  - Normalbefund nach Abfall des Nabelrestes: Nabelgrund sieht feucht, glänzend aus und bedarf keiner weiteren Versorgung.
  - Nabelgranulom: rosa glänzende, feuchte Vorwölbung des Nabelgrundes, muß geätzt werden (Höllensteinstift).

- **Auffälligkeiten ohne besondere Bedeutung**
  - **Hautschuppung:** Schuppung am ganzen Körper, meist bei Übertragung

- **Erythema toxicum neonatorum:** feine, erhabene Quaddeln oder Pusteln mit rotem Hof am ganzen Körper, vermehrt am Kopf und am oberen Stamm, oft bei Ikterus
- **Neugeborenenakne:** feine Pusteln, die Talg enthalten und sich entzünden können
- **Milien:** gelblich-weiße Pünktchen, kleine Zysten in Talg- und Schweißdrüsen
- **Mastopathie:** Schwellung der Brustdrüsen gegen Ende der ersten Lebenswoche, beidseitig
- **Blut- oder Schleimabsonderung aus der Vagina:** durch Entzug der mütterlichen Hormone bedingt (Abbruchblutung), um den 3. bis 6. Lebenstag auftretend
- **Zungenbändchen:** Einschnitt unnötig

- **Routinemäßige medikamentöse Prophylaxe**
  - Schriftliche Zustimmung der Mutter/Eltern erforderlich
  - **Credésche Augenprophylaxe** s. Kap. 10.2
  - **Blutungsprophylaxe mit Vitamin K:**
    2 Tropfen Konakion® oral am 1. Tag (nach dem ersten Anlegen), zwischen dem 6. – 10. Lebenstag (am Tag der U 2) und im Alter von 6 Wochen (am Tag der U 3)
    Bei oralen Resorptionsstörungen 0,1 mg Konakion i. m. oder s. c.
  - **Rachitisprophylaxe:**
    500 IE Vitamin D tgl. oral ab Beginn der 2. Lebenswoche bis zur Vollendung des 2. Lebensjahres (z. B. Vigantoletten®), bei Frühgeborenen 1000 IE/Tag
  - **Kariesprophylaxe** (umstritten!):
    0,25 mg Fluorid tgl. oral (meist zusammen mit Vitamin D, z. B. D-Fluoretten® 500, Zymafluor® D 500)

- **Industrielle Säuglingsmilchpräparate**
  - **Säuglingsmilchnahrung (Stufe Pre-Milch, Anfangsnahrung):** im Eiweiß-, Fett- und Mineralstoffgehalt weitgehend der Muttermilch angenähert, enthält nur Milchzucker (Lactose) als Kohlenhydrat
    Fütterung: von Geburt an bis zum 2. Lebensmonat
  - **Säuglingsmilchnahrung (Stufe 1):** enthält zusätzlich Stärke und weitere Kohlenhydrate, der Eiweißgehalt sollte an die Muttermilch adaptiert sein.
    Fütterung: wenn der Säugling von der Pre-Milch nicht mehr satt wird, vom 2. bis 4. Lebensmonat

- **Folgemilch (Stufe 2):** enthält Stärke, ist gehaltvoller, der Eiweißanteil ist noch immer stärker an die Muttermilch angepaßt als z. B. die Frischmilch, der Nährstoffgehalt ist auf das Beikostalter abgestimmt.
  Fütterung: ab 4. Lebensmonat.
- **Spezialmilch (H. A.):** hypoallergene Nahrung für Kinder mit einer familiären Atopiker-Anamnese, präventiver Effekt wird zugesagt

10.7 Früherkennungsuntersuchungen und Prophylaxe (Vorsorgeuntersuchungen)

- **Neugeborenenerstuntersuchung (U 1)** unmittelbar nach der Geburt durch Arzt oder Hebamme (s. Kap. 10.3, 10.4 und 10.5)

- **Screeninguntersuchung** (am 5. Lebenstag) auf
  - Phenylketonurie
  - Galaktosämie
  - Aminostoffwechselstörung
  - Hypothyreose

  > **Achtung:** Die Testkarteneinsendung ist rückfragepflichtig!

- **Zweite Vorsorgeuntersuchung (U 2)** zwischen dem 6. und 10. Lebenstag durch den Pädiater
  - Neugeborenenbasisuntersuchung
  - Routinemäßige medikamentöse Prophylaxe (s. Kap. 10.6)
  - Sonographiescreening (fakultativ): Hüfte, Nieren, Schädel

- **Weitere Untersuchungen im 1. Lebensjahr**
  - U 3 in der 4.–6. Woche
  - U 4 im 3.–4. Monat
  - U 5 im 6.–7. Monat
  - U 6 im 10.–12. Monat
  - Die Eltern sollten auf die Bedeutung der Vorsorgeuntersuchungen hingewiesen werden.

- **Untersuchungen nach dem 1. Lebensjahr**
  - U 7 im 2. Lebensjahr (21.–24. Monat)
  - U 8 im 4. Lebensjahr (43.–48. Monat)

- U 9 im 6. Lebensjahr (60.–64. Monat)
- U 10 (bzw. J 1) im 13. Lebensjahr

- **Impfungen im ersten Lebensjahr (Empfehlung)**

  - Aufklärung und schriftliche Zustimmung der Eltern erforderlich
  - In der 1. Lebenswoche Tuberkulose-Schutzimpfung (BCG-Impfung), empfohlene Impfung nur in einigen Bundesländern bzw. bei erhöhter Infektionsgefahr für das Neugeborene
  - Ab dem 3. Lebensmonat:
    Diphtherie, Tetanus, Pertussis (DPT, Dreifach-Impfung, dreimal im Abstand von 4 Wochen)
    Polioschluckimpfung (zweimal im Abstand von mindestens 6 Wochen, simultan zur ersten und dritten DPT-Impfung)
    Haemophilus influencae B (HIB, zweimal im Abstand von 6–8 Wochen, simultan zur ersten und dritten DPT-Impfung)

10.8 Risikoneugeborenes

- **Definition**

  - Neugeborenes nach einer Risikoschwangerschaft und/oder -geburt mit erhöhter Wahrscheinlichkeit einer gestörten postnatalen Adaptation
  - Durch verdächtige oder sichere Krankheitszeichen und/oder belastende Faktoren gefährdetes Neugeborenes

- **Auswirkungen geburtshilflicher und anderer Risikofaktoren auf das Neugeborene**s (s. Tab. 10.5)

- **Maßnahmen vor einer Reanimation**

  - Neonatologen **rechtzeitig** informieren
  - Probleme vorhersehen (Anamnese)
  - Heizstrahler einschalten, Reanimationsplatz und Inkubator vorwärmen
  - Sauerstoffquelle kontrollieren (Vorrat!)
  - Absaugung vorbereiten, Katheter (Größe 6 oder 8) anschließen
  - Stethoskop bereitlegen

10.8 Risikoneugeborenes

Tab. 10.5 Mögliche Auswirkungen geburtshilflicher und anderer Risikofaktoren auf das Kind

Risikofaktor	Folgen für das Kind
Mütterliche Risikofaktoren, Erkrankungen der Mutter	
Alter > 40 Jahre	Chromosomale Anomalien, Wachstumsretardierung
Alter < 16 Jahre	Frühgeburt
Diabetes mellitus	Riesenkind, Hypoglykämie, Atemnotsyndrom, Fehlbildungen, Totgeburt
Harnwegsinfekt	Wachstumsretardierung, Frühgeburt
Herzfehler	Wachstumsretardierung, Frühgeburt
Anämie	Frühgeburt
Rh-Unverträglichkeit	Anämie, Ikterus, Hydrops
Nikotinabusus	Wachstumsretardierung
Drogenabhängigkeit	Entzugserscheinungen
Intrauterine Infektionen (TORCH-Komplex)	Embryo-, Fethopathie, Fruchttod
Anamnestisch Abruptio, Aborte, Totgeburten	Wachstumsretardierung
Schwangerschafts- und geburtsbedingte Faktoren	
Schwangerschaftshypertonie/ Präeklampsie, Eklampsie	Wachstumsretardierung, Hypoxie
Vorzeitige Wehentätigkeit	Frühgeburt, Infektion
Übertragung	Hypoxie, Mekoniumaspiration, Exsikkose
Sturzgeburt	Trauma, Hirnblutung
Prothahierter Geburtsverlauf	Infektion, Hypoxie, Trauma
Lage-, Haltungs-, Einstellungsanomalien	Trauma, Hypoxie
Suspektes, pathologisches CTG, Azidose (MBU)	Hypoxie, Aspiration, Hirnblutung
Geburtshilfliche Operationen	Trauma, Geburtsverletzungen, Atemnotsyndrom
Mehrlinge	Feto-fetales Transfusionssyndrom Wachstumsretardierung, Frühgeburt, Hypoxie
Intrauterine Wachstumsretardierung	Hypoglykämie, Hypoxie, Fehlbildungen, Fruchttod

Tab. 10.5 Fortsetzung

Risikofaktor	Folgen für das Kind
Faktoren von seiten der Plazenta, Nabelschnur, Eihäute und des Fruchtwassers	
Vorzeitige Plazentalösung, Placenta praevia	Hypoxie, Aspiration, Anämie, Schock, Totgeburt
Plazentainsuffizienz	Mangelgeburt, Hypoxie, Totgeburt
Vorzeitiger Blasensprung Amnioninfektionssyndrom	Infektion, Frühgeburt
Nabelschnurumschlingung, -knoten, -vorfall, -anomalien	Hypoxie, Totgeburt
Polyhydramnion	Fehlbildungen (Neuralrohrdefekte, Ösophagusatresie, Zwerchfellhernie, Omphalozele u.a.)
Oligohydramnie	Fehlbildungen (Niere), Lungenhypoplasie, Zwangshaltung

- Beatmungsbeutel mit Maske bereitlegen
- Intubationsbesteck überprüfen: Laryngoskop, Glühlampe, Batterie, Tuben (2,0 bis 3,5 mm Innendurchmesser), Magillzange für nasotracheale Intubation
- Nabelschnurkatheter
- Infusion vorbereiten: Kanülen, Venenpunktionsbesteck (sog. „Schwänzchen") oder Flexülen mit Verbindungsleitung (22 G – 24 G)
- EKG-, Atmungsmonitor, Pulsoximeter, Temperaturfühler auf Funktion überprüfen, Elektroden, Elektrodenpaste
- Schere und Pflaster zum Fixieren von Tubus, Infusion
- Desinfektionsmittel
- Handschuhe bereitlegen
- **Medikamente:**
  Glucose 5%, 10%, 20%
  Humanalbumin 5%, 20%, Biseko®
  Natriumbicarbonat 8,4%
  Naloxon
  Surfactant (z. B. Alveofact®)
  Adrenalin 8,4%

- **Reanimationsschema** (s. Tab. 10.6)

10.8 Risikoneugeborenes

Tab. 10.6 Reanimationsschema im Kreißsaal

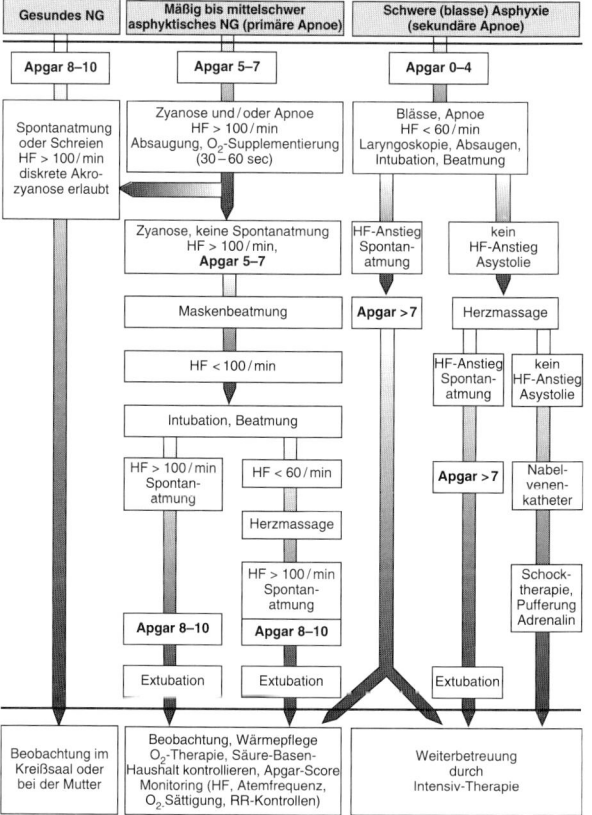

- **Praktische Hinweise zur Schocktherapie bei schwerer Asphyxie**
    - Der schnellste und praktischste **venöse Zugang** bei einem Neugeborenen im schweren Schockzustand ist die Nabelvene.

    > **Achtung:** Nur in diesen Fällen ist der Zugang über die Nabelvene erlaubt, Gefahr der Pfortaderthrombose!

    - **Therapie der Hypovolämie:** Infusion eines 1:1 Gemisches aus Glucose 5% und Biseko® (Plasmaproteinlösung 5%), Dosierung 10 ml/kg/h
    - **Adrenalinapplikation:** Sie gelingt am einfachsten und schnellsten über den Tubus (endotracheal).
    - Dosierung einer Adrenalinlösung 1:10000 (0,1 ml Suprarenin® auf 1 ml verdünnen)
      i. v.: 0,1 ml/kg Körpergewicht (0,01 mg/kg)
      endotracheal: initial die doppelte Dosis
      Wiederholung bei negativem Effekt
    - **„Blind"-Pufferung mit einem** 1:1 Gemisch aus $NaHCO_3$ 8,4% und Glucose 5%: 10 ml/kg Körpergewicht sehr langsam i. v., danach Säure-Basen-Haushalt kontrollieren
    - Gezielte Pufferung nach Säure-Basen-Status

- **Adaptationsstörungen** (s. Tab. 10.7)

10.9 Frühgeborenes, Mangelgeborenes

- **Definitionen** (s. Kap. 10.1)

- **Gefährdung** (s. Tab. 10.8)
    - Frühgeborenes: Unreife aller Organsysteme
    - Mangelgeborenes: fehlende Fettpolster und Energiereserven

10.9 Frühgeborenes, Mangelgeborenes

Tab. 10.7 Adaptationsstörungen (modifiziert nach *Obladen*)

Störung	Ursachen	Überwachung	Behandlung
Hypoglykämie („die Großen")	mütterlicher Diabetes mellitus, Übertragung, intrauterine Retardierung	Blutzuckerbestimmung	Frühfütterung, Glucose
Hypothermie, Unreife („die Kleinen")	Frühgeborene, Mangelgeborene	Puls, Atmung, Temperatur	warme Tücher, Wärmebett, Inkubator
Anämie, Schock ("die Weißen")	vorzeitige Plazentalösung, Blutungen unter der Geburt, geburtshilfliche Operationen, großes Kephalhämatom	Hb, Hk, Puls, Atmung, O_2-Sättigung, Temperatur	Infusion Transfusion
Atemstörungen („die Blauen")	Frühgeborene, Fehlbildungen, Status nach Sectio	Säure-Basen-Status, O_2-Sättigung	Beatmung, Pufferung
Ikterus („die Gelben")	Rh- (ABO-) Unverträglichkeit, Frühgeborene, Resorption großer Hämatome	Blutgruppe, Rh-Faktor Coombs-Test, Blutbild, Bilirubin	Phototherapie, Austauschtransfusion
Infektion („die schlecht Aussehenden")	vorzeitiger Blasensprung, Amnioninfektionssyndrom, grünes Fruchtwasser	Puls, Atmung, Temperatur, Blutbild, CRP	Antibiotika, Erreger- und Resistenzbestimmung

Tab. 10.8 Gefährdung von Früh- und Mangelgeborenen

Funktion	Klinik	Frühgeborenes	Mangelgeborenes
Atmung	Hypoxie (intrauterin) Apnoe, Dyspnoe hyaline Membranen	+ +++ +++	++ + (+)
Herz und Kreislauf	Rhythmusstörungen Herzinsuffizienz Zyanose offener Duktus Botalli	++ ++ ++ ++	(+) + + +
Thermoregulation	Unterkühlung, Überhitzung	+++	++
Ernährung	Saug-, Schluckstörung Verdauungsstörung nekrotisierende Enterokolitis	+++ +++ +++	(+) (+) (+)
Stoffwechsel	Hypoglykämie Hypokalzämie Ikterus Ödeme	+ + ++ ++	+++ +++ + (+)
Blutgerinnung, Gefäßbrüchigkeit, Blutbildung	Hirnblutung Blutungsneigung Anämie Hämatokrit	+++ +++ niedrig	(+) + hoch
Immunologie	Infektbereitschaft	+++	++

- **Versorgung des Kindes**
  - Auskühlung vermeiden, kein Bad, Erstversorgungsplatz/Inkubator vorwärmen
  - Mangelgeborenes: Blutzucker, Kalzium im Serum, Hk kontrollieren
  - Inkubatorpflege
  - Überwachung der Atmung (Monitor), O_2-Monitor, Pulsoximetrie
  - Kontrollierte Sauerstoffzufuhr, angefeuchtete Atemluft
  - Infusionsbehandlung, Glucosezufuhr
  - Frühzeitige Ernährung, viele kleine Mahlzeiten
  - Vitamin K-Gabe
  - Sanfte Pflege, „minimal handling"

- Die **Prognose** ist abhängig
  - vom Gestationsalter
  - von der Qualität der perinatologischen Versorgung
  - von der postnatalen Betreuung
  - von der elterlichen Zuwendung.

> **Achtung:** Bei Frühgeburt/fetaler Wachstumsretardierung möglichst „intrauteriner" Transport in ein Perinatalzentrum!

10.10 Krankes Neugeborenes (Leitsymptome)

- Das kranke Neugeborene gehört in die Verantwortung des Kinderarztes/Neonatologen.
- Die **Früherkennung der Leitsymptome** und ihre Abgrenzung von harmlosen Veränderungen ist der erste Schritt zur Diagnose.
- Hinter jedem Leitsymptom verbirgt sich eine Vielzahl eigenständiger Krankheitsbilder mit unterschiedlicher Diagnostik und Therapie.

10.10.1 Ikterus

- Häufigkeit: 20% der reifen Neugeborenen, 50% der unreifen und untergewichtigen Neugeborenen
- Gefährdung des Kindes durch Enzephalopathie (Kernikterus)
- **Diagnostik:** Bestimmung des Bilirubinspiegels im Serum
- Einteilung und kritische Bilirubinkonzentrationen (s. Abb. 10.1)
- **Therapie:** Kinderarzt vorstellen, Phototherapie, ggf. Austauschtransfusion
- **Icterus praecox**
  Gesamtbilirubin in den ersten 24h > 120μmol/l = (> 7 mg/100 ml)
  Ursache: Morbus haemolyticus neonatorum durch Unverträglichkeit im Rh-System (s. Kap. 4.9) oder im AB0-System (Mutter: Blutgruppe 0, Kind: Blutgruppe A oder B, 1. Gravidität)

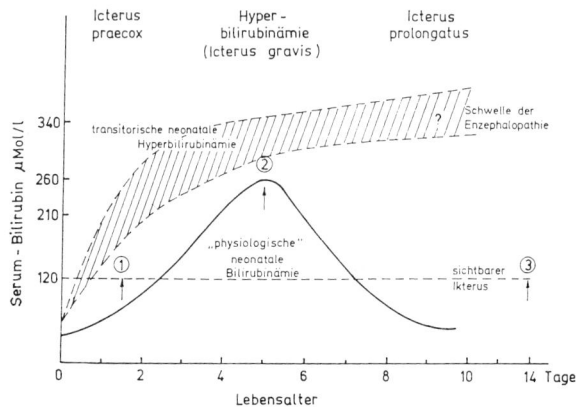

Abb. 10.1 Beziehung zwischen Alter und Bilirubinkonzentration (aus: *Jährig, Jährig* und *Meisel,* Phototherapie, *Georg Thieme* Leipzig, 1981)

- **Icterus gravis** (Hyperbilirubinämie)
  Reifes Neugeborenes > 255 µmol/l (> 15 mg/100 ml)
  Frühgeborenes > 170 µmol/l (> 10 mg/100 ml)

- **Icterus prolongatus**
  Erhöhung des Bilirubins über den 10. Lebenstag hinaus (z. B. bei Hypothyreose)

10.10.2 Zyanose

- **Kardial:** mit Hypoxie einhergehende Herzerkrankung/-fehler

- **Respiratorisch:** Atemnotsyndrom, Aspiration, Lungenhypoplasie, Pneumothorax, oft kombiniert mit Atemnot

- **Polyglobulie:** hohe Blutviskosität durch materno-fetale, plazento-fetale oder feto-fetale Hypertransfusion, durch zu spätes Abnabeln, durch Nabelschnurausstreichen

- **Persistierende fetale Zirkulation** (PFC)

- **Periphere Zyanose:** Immer an Infektion denken!
- Zyanose infolge einer **Methämoglobinämie:** Nitratintoxikation durch Wasser, meist in ländlichen Gegenden. Keine Mineralbrunnen empfehlen!

10.10.3 Dyspnoe

- **Symptome:** erhöhte Atemfrequenz (> 50–60/min), Einziehungen (interkostal, sternal, jugular), Nasenflügeln, exspiratorisches Stöhnen, Zyanose

- Der **Erkrankungszeitpunkt** (unmittelbar postnatal oder in den ersten Lebenstagen) ist für die Diagnosestellung wichtig!

- **Ursachen der postnatalen Dyspnoe**
    - Atemnotsyndrom
    - wet lung (feuchte Lunge), häufig nach Sectio caesarea
    - Fruchtwasser-, Mekoniumaspiration
    - Persistierende fetale Zirkulation (PFC)
    - Pneumothorax
    - Zwerchfellhernie

- **Ursachen einer Dyspnoe ab dem 2.–3. Lebenstag**
    - Pneumonie
    - Infektionen (Sepsis)
    - Vitien (Aortenisthmusstenose, hypoplastisches Linksherzsyndrom u. a.)

10.10.4 Großes Abdomen

- **Symptome:** Erbrechen, aufgetriebener Leib, verzögerter Mekoniumabgang

- **Ursachen**
    - Luft im Magen (Zustand nach Beatmung, Luftschlucker)
    - Mekoniumpfropfsyndrom und Mekoniumileus (an zystische Fibrose denken!)
    - Funktioneller Ileus (gestörte Darmperistaltik als Folge anderer Erkrankungen)

- Mechanischer Ileus (Behinderung der Darmpassage durch Verstopfung, Strangulation oder Darmatresien)
- Milchpfropfobstruktion (am Ende der 1. Lebenswoche, Dünndarmobstruktion durch eingedickte Milch, „inspissated-milk-syndrom")
- Morbus Hirschsprung (angeborene Erweiterung des Dickdarms)
- Nekrotisierende Enterokolitis (hämorrhagisch-nekrotisierende, ulzerierende Entzündung des Dünn- und Dickdarms)
- Raumfordernde Prozesse (Organvergrößerungen, Flüssigkeitsansammlung, Tumor)

10.10.5 Krämpfe

- Der zeitliche Zusammenhang zwischen dem **Lebensalter** und dem Auftreten der Krämpfe ist für die weitere Diagnostik von Bedeutung:
  - zwischen dem 1. und 3. sowie nach dem 8. Lebenstag: Hinweis auf zerebrale Schädigung
  - zwischen dem 3. und 8. Lebenstag: Hinweis auf Stoffwechselerkrankungen

- **Ursachen**

  Zustand nach Hypoxämie, Hirnblutungen, Infektionen, Hypoglykämie, Hypokalzämie, Hypomagnesiämie, Aminoazidoämie, Hyperammoniämie, Pyridoxinmangel, Polyglobulie, Thrombose, Drogenentzug

- **Therapie und erste Maßnahmen**
  - Temperaturneutrale Lagerung, Monitoring
  - Sedierende Medikamente:
    Phenobarbital: 10–(20) mg/kg Körpergewicht i. v., i. m. oder
    Chloralhydrat (50 mg/kg): 1/4 Chloralhydrat-Rectiole® als Miniklistier oder
    Phenytoin: 20 mg/kg, Kurzinfusion über 30 min
  - Bei Hypoglykämie: 2 ml/kg Körpergewicht Glucose 20 % i. v.
  - Bei Hypokalzämie: 2 ml/kg Körpergewicht eines 1:1 Gemisches aus Calcium gluconicum 10 % und Glucose 5 % i. v.
  - Bei Drogenentzug: Phenobarbital

10.10.6 Erbrechen

- **Leitsymptom** aller Erkrankungen, die unter dem Stichwort „großes Abdomen" aufgeführt sind
- **Weitere Ursachen**
  - Ösophagusatresie
  - Hiatushernie, Zwerchfellhernie
  - Infektionen (Meningitis)
  - Stoffwechselerkrankungen
  - gastroösophagaler Reflux
  - Kardiainsuffizienz
  - Nahrungsüberangebot

10.10.7 Lethargie, Apathie

- **Symptome:** Muskelhypotonie, Schläfrigkeit, Bewegungsarmut
- **Ursachen**
  - postasphyktische Zustände
  - Infektionen
  - Stoffwechselstörungen
  - hypotone Muskelerkrankungen
  - Medikamentenwirkung
  - Nährstoffdefizit
  - Hypoglykämie

11 Niederlassung

11.1 Möglichkeiten einer selbständigen Tätigkeit

- **Nebentätigkeit**
  - Dazu ist die Genehmigung des Arbeitgebers erforderlich.
  - Der zeitliche Umfang darf bei Vollbeschäftigung 1/5 der wöchentlichen Arbeitszeit nicht überschreiten.
  - Die Existenz freiberuflich tätiger Hebammen darf durch die Nebentätigkeit nicht bedroht werden.

- **Freiberuflichkeit**
  - Mit / ohne (Haus-) Geburtshilfe
  - Vertragliche Regelung mit umliegenden Krankenhäusern über die Durchführung ambulanter Geburten
  - Belegvertrag mit entsprechenden Einrichtungen

11.2 Voraussetzungen

- **Räumlichkeiten**
  - Eigene Wohnung, Büro, Praxis
  - evtl. Nutzung einer Arztpraxis
  - Die Einrichtung muß dem Aufgabengebiet entsprechen.
  - Wichtig: Telefonanschluß

- **Versicherungen**
  - Berufshaftpflicht (Gruppenvertrag über Berufsverband möglich)
  - Rechtsschutz (Absicherung im Straf-, Sozial- und Arbeitsrecht besteht automatisch bei einer Mitgliedschaft im Bund Deutscher Hebammen e.V.)

- Kranken- und Rentenversicherung (Pflichtbeiträge auch für Nebentätigkeit ab bestimmter Einkommensgrenze)
- Kranken-, Krankenhaustagegeld (Abdeckung von Ausfallkosten im Krankheitsfall)
- Berufsgenossenschaft (Absicherung bei Arbeitsunfällen und Berufskrankheiten)

- **Anmeldung beim Gesundheitsamt**
  - Vorlage der „Erlaubnis zur Berufsausübung"
  - Überwachung der Erfüllung der Berufspflichten
  - Einsichtnahme in Patientendokumentation (z. B. Hebammentagebuch)

- **Mitteilung an das Finanzamt**
  - Festsetzung der Vorauszahlung
  - Verpflichtung zur Abgabe einer Einkommenssteuererklärung
  - Die Hilfe eines Steuerberaters ist sinnvoll!

- **Berufsverband (Bund Deutscher Hebammen e.V.)**
  - Mitgliedschaft ratsam
  - Fachkundige Auskünfte in beruflichen und berufspolitischen Fragen
  - Bietet Rechtsschutz-Versicherung

- **Fortbildung**
  - Studium der Fachliteratur und der Fachzeitschriften (z. B. „Die Hebamme", „Deutsche Hebammen-Zeitschrift")
  - Angebote des Bundesverbandes und der Landesverbände nutzen

11.3 Kontakte knüpfen

- **Niedergelassene Kolleginnen**
  - Eine persönliche Vorstellung ist empfehlenswert.
  - Absprache einer gegenseitigen Vertretung bei Krankheit oder Urlaub
  - Zusammenarbeit und Erfahrungsaustausch sind außerordentlich wichtig!

- **Niedergelassene Ärzte(-tinnen)**
    - Kontakte zu Frauenärzten, Kinderärzten, ggf. Allgemeinmedizinern
    - Eine persönliche Vorstellung oder schriftliche Mitteilung über die Aufnahme der Tätigkeit und den Umfang des Aufgabenbereichs ist sinnvoll.
    - Zusammenarbeit wünschenswert!

- **Umliegende Geburtskliniken**
    - Kennenlernen des Arbeitsablaufes und der angewandten Methoden
    - Vertretung (in der Ferienzeit, bei Betriebsausflügen) anbieten
    - Eine Zusammenarbeit ist unabdingbar!

- **Zusammenarbeit mit Apotheken**

- **Krankenkassen:** Eine telefonische oder schriftliche Mitteilung ist ratsam und erspart unnötige Nachfragen bei der Abrechnung.

11.4 Öffentlichkeitsarbeit

- **Sachlich informative Zeitungsannonce** (Arbeitsaufnahme, Tätigkeitsort, Aufgabenbereiche)

- **Praxisschild** (Name, Berufsbezeichnung, Sprechstunden, Telefonnummer)

- Eintragung in das **Branchenverzeichnis**

- **Visitenkarten, Informationsblätter** verteilen an
    - Arzt-, Kinderarztpraxen
    - Apotheken
    - Schwangerenberatungsstellen
    - Sozialstationen
    - Kindereinrichtungen
    - Geburtskliniken

> **Achtung:** Berufsunwürdige Werbung ist untersagt!

11.5 Arbeitsmittel

- **Bürobedarf**

  - Stempel
  - Terminplaner
  - Formulare (Karteikarten, Überwachungsbögen, Rechnungsvordrucke)
  - Ordner (z. B. für Rechnungen, Quittungen, Belege)
  - Kassenbuch
  - Taschenrechner
  - Screening-Testkarten
  - Stadtplan
  - Geschäftskonto

- **Kommunikationstechnik**

  - Anrufbeantworter
  - Fernabfrage
  - Eurosignal oder Mobilfunk

- **Geräte**

  - Ultraschall-Doppler-Gerät, CTG-Gerät
  - Säuglingswaage
  - Zentimetermaß
  - Milchpumpe
  - Sterilisator

- **Hebammentasche**

  - Tasche oder Koffer mit Fächern
  - Die Ausstattung richtet sich nach dem Aufgabenbereich.

  Inhalt (Vorschlag):
  - Holz- oder Metallstethoskop
  - Blutdruckmeßgerät, Pulsuhr, Schlauchstethoskop
  - Thermometer mit Schutzhüllen
  - Händedesinfektionsmittel
  - Handschuhe (steril, unsteril)
  - Stauschlauch
  - Sterile Tupfer und Kompressen, Pflaster
  - Spritzen, Kanülen, Lanzetten
  - Indikator zum Fruchtwassernachweis

- Brusthütchen (Silikon, Glas)
- Ikterometer

Arznei- und Hilfsmittel:
- Zum Abführen, gegen Hämorrhoiden
- Zur Nahtpflege
- Zur Brustpflege und Milchbildung
- Zur Nabelpflege
- Gegen Blähungen des Kindes

Zusätzlich bei Geburtshilfe:
- Geburtsbesteck, Nahtbesteck, Nahtmaterial
- Absauger, Nabelklemmen
- Sauerstoff-Flasche einschließlich Druckminderer
- Beatmungsbeutel mit Maskenansatz, Masken
- Ein nicht verschreibungspflichtiges Lokalanästhetikum
- Ein betäubungsmittelfreies, krampflösendes, schmerzstillendes Mittel
- Zur Blutstillung ein Wehenmittel bzw. Mutterkornpräparat oder ein Kombinationspräparat beider Wirkstoffe
- Für Notfälle ein Fenoterol-Präparat (in einigen Bundesländern gefordert)
- Konakion®, Silbernitrat 1 %

11.6 Abrechnung

- **Direkt mit den Krankenkassen bzw. den Schwangeren / Wöchnerinnen**

  - Grundlagen sind die Hebammenhilfe-Gebührenverordnung bzw. Gebührenverordnungen für Selbstzahler der einzelnen Bundesländer.
  - Neben den Leistungen sind auch die Auslagen für verbrauchte Materialien berechnungsfähig.
  - Spezielle Abrechnungsprogramme erleichtern computererfahrenen Hebammen Schreibarbeiten und Buchführung.

- **Einschaltung einer Abrechnungszentrale**

  - Übernahme sämtlicher Korrespondenz, Zahlungsüberwachung, Mahnwesen, bei Bedarf auch Buchführung
  - Die Bearbeitungsgebühren sind Betriebsausgaben.
  - **Voraussetzung:** Einverständniserklärung der Versicherten!

12 Arzneimittel in der Schwangerschaft und während der Stillperiode

12.1 Arzneimittel in der Schwangerschaft

- **Allgemeines**
  - Bis zu 80 % aller Schwangeren nehmen im 1. Trimenon Medikamente ein. Da nur 30 % dieser Arzneimittel ärztlich verordnet sind, ist es notwendig, die Risiken der Selbstmedikation zu verdeutlichen!
  - Immer werden 2 Patienten behandelt, von denen einer (meist das Kind) nicht krank ist.
  - Medikamentös bedingte Schädigungen des Feten hängen von der Dosis und vom Gestationsalter ab, in dem die Medikamenteneinnahme erfolgt.
  - Manche Substanzen werden so langsam abgebaut, daß sogar ihre Einnahme Wochen vor der Konzeption noch Auswirkungen auf den Embryo haben kann (z. B.: Aknetherapie mit Retinoiden).
  - Der sensibelste Abschnitt für eine medikamentöse/toxische Schädigung ist die Embryonal- und Organogenesephase (1. Trimenon).
  - In den ersten 8–14 Tagen nach der Konzeption gilt das Alles-oder-Nichts-Gesetz: Schwere Schäden führen zum Abbruch der Schwangerschaft (Abort), leichtere Schädigungen können von den (noch allseitig differenzierungsfähigen) Zellen des frühen Schwangerschaftsproduktes kompensiert werden.
  - Medikamente, die kurz vor der Geburt gegeben werden, können Auswirkungen auf das Neugeborene haben (z. B.: Narkotika, Opiate können zur Atemdepression führen).

Tab. 12.1 Medikamente und Drogen mit gesicherter oder wahrscheinlicher Ausbildung einer Embryo- oder Fetopathie (Auswahl)

Hauptgruppe	Substanz	Art der Schädigung
Analgetika, Antirheumatika (Schmerz- und Rheumamittel)	Penicillamin	Hautveränderungen (Cutis laxa)
Antibiotika / Chemotherapeutika	Tetracycline Aminoglykoside (z.B. Gentamycin, Streptomycin) Chinolone (Gyrasehemmer)	Gelb-braune Zahnverfärbung Gehör-, Nierenschäden Schädigung des wachsenden Knorpelgewebes
Antidiabetika	Alle oralen Antidiabetika	Fetale Hyperinsulinämie (Hypoglykämie), Beeinträchtigung der Hirnentwicklung, Hydrozephalus, Herz-, Extremitätenfehlbildungen
Antiepileptika	Carbamazepin Phenytoin Primidon Trimethadion Valproinsäure	Zahlreiche Schädigungen, z.T. mit substanzspezifischen Embryopathien: körperliche und geistige Retardierung, Mikro-, Hydrozephalus, Gesichtsveränderungen (kranio-faziale Anomalien), Gliedmaßendefekte, Fehlbildungen an Herz und Nieren u.a.
Antikoagulantien (gerinnungshemmende Medikamente)	Cumarin-Derivate	Aborte, Totgeburten, Blutungen, Warfarin-Syndrom: hypoplastische Sattelnase, Knochenanomalien, Augendefekte, Mikrozephalus, geistige Retardierung
ACE- (Angiotensin-Converting-Enzym) Hemmer (blutdrucksenkende Mittel)		Störungen der Nierenfunktion, Oligohydramnie, Wachstumsretardierung
Dermatika	Vitamin A-Derivate (Retinoide): Etrenitat, Isotretinoin	Aborte, multiple Fehlbildungen, neurologische und kardiovaskuläre Störungen Wegen langer Halbwertszeit müssen die Medikamente lange vor einer geplanten Schwangerschaft abgesetzt werden.

Tab. 12.1 Fortsetzung

Hauptgruppe	Substanz	Art der Schädigung
Grippemittel	Chinin	Augendefekte, Taubheit, Abortgefahr
Hypnotika, Sedativa (Schlaf-, Beruhigungsmittel)	Thalidomid (Contergan® – nicht mehr im Handel)	Extremitäten-Fehlbildungen (Fokomelien)
Psychopharmaka	Lithium	Kardiovaskuläre Fehlbildungen
Schilddrüsentherapeutika	Thyreostatika, jodhaltige Arzneimittel	Hypothyreose, Kropfbildung, Kretinismus
Sexualhormone	Hormone mit virilisierender Wirkung (Androgene, Norethisteron), Anabolika	Vermännlichung weiblicher Feten
Vitamine	Vitamin A	Neurologische, kardiovaskuläre Fehlbildungen, Fehlbildungen des Gesichts
Zytostatika		Fruchttod, Störungen der Kopfentwicklung, Fehlbildungen der Gliedmaßen
Rauschgifte und Suchtmittel	Alkohol	Hohes Fehlbildungsrisiko, körperliche und geistige Retardierung, Mikrozephalie, Gesichtsanomalien (Alkoholembryopathie)
	Nikotin	Aborte, Frühgeburten, Mangelentwicklung
	Heroin, Kokain, Marihuana	Hypotrophie, Retardierung, Mikrozephalie, urogenitale Fehlbildungen (Kokain), Entzugssyndrom post natum

Tab. 12.2 Medikamente, die in der Schwangerschaft angewendet werden können (Auswahl)

Hauptgruppe	Mittel der Wahl
Analgetika, Antirheumatika (Schmerzmittel)	Paracetamol, Azetylsalizylsäure
Anthelmintika (Mittel gegen Würmer)	Pyrviniumembonat, Mebendazol, Niclosamid
Antiallergika	Clemastin, Meclozin
Antibiotika	Penicilline, Cephalosporine, Erythromycin
Antiemetika (Mittel gegen Erbrechen und Übelkeit)	Dimenhydrinat, Meclozin
Antihypertonika (blutdrucksenkende Medikamente)	Dihydralazin, Methyldopa
Antihypotonika (blutdrucksteigernde Medikamente)	Pholedrin, Dihydroergotamin
Antitussiva/Expektorantien (Mittel zur Behandlung von Atemwegserkrankungen)	Ambroxol, Dextromethorphan, Acetylcystein; Codein (nicht unter der Geburt)
Antiasthmatika	Beta-Sympathikomimetika (wirken auch wehenhemmend), Glukokortikoide, Theophyllin, Cromoglicinsäure
Hypnotika, Sedativa (Schlaf-, Beruhigungsmittel)	Diphenhydramin
Magen-Darm-Mittel (Antazida, Ulkusmittel)	Aluminiumverbindungen, Magaldrat, Hydrotalcit, Calciumcarbonat, Magnesiumhydroxid, H_2-Rezeptorenblocker wie Ranitidin, Cimetidin
Migränemittel	Paracetamol (+ Codein), Dihydroergotamin, Dimenhydrinat

- **Mögliche Folgen der Medikamenten-/Drogeneinnahme für die Frucht/das Kind**
  - Absterben der Frucht
  - Teratogene Schädigungen (Fehlbildungen)
  - **Embryopathien:** Schädigung in den ersten 14 SSW, d.h. in der Phase der Organogenese (Fehlbildungen an Herz, Skelett, ZNS u.a.)
  - **Fetopathien:** Störungen nach der 14. SSW (intrauterine Wachstumsretardierung, Mikrozephalus, Hydrozephalus u.a.)
  - Neonatalperiode: Adaptationsstörungen
  - Nach Jahren: Abwehrstörungen, Verhaltensauffälligkeiten, Intelligenzminderung

- **Medikamente/Drogen mit gesicherter oder wahrscheinlicher Ausbildung einer Embryo- oder Fetopathie** (s. Tab. 12.1)

- **Medikamente, die in der Schwangerschaft angewendet werden können** (s. Tab. 12.2)

12.2 Arzneimittel während der Stillperiode

- **Allgemeines**
  - Nicht alle Medikamente treten in die Muttermilch über.
  - Nicht alle Medikamente in der Muttermilch sind für das Kind schädlich.
  - Über die Muttermilch ist eine „Mitbehandlung" und damit eine Schädigung des Säuglings möglich.
  - Wenn nur einmal täglich eine Medikamenteneinnahme notwendig ist, sollte die Gabe abends (vor der längsten Stillpause) erfolgen.
  - Ob die Muttermilch bei Medikamenteneinnahme vorübergehend zu verwerfen ist oder ob abgestillt werden soll, muß im Einzelfall entschieden werden.
  - Auch Kaffee, Tee und Drogen gehen in die Muttermilch über.

- **Anwendung von Medikamenten in der Stillzeit** (s. Tab. 12.3)

Tab. 12.3 Anwendung von Medikamenten in der Stillzeit (Auswahl)

Medikamentengruppe	Stillverbot oder Medikament absetzen	Strenge Indikationsstellung, Stillen bei Überwachung des Kindes erlaubt	Stillen bedenkenlos bei gelegentlicher Einnahme	Stillen für das Kind bedenkenlos
Analgetika, Antirheumatika (Schmerz- und Rheumamittel)	Indometacin, Phenylbutazon	Metamizol	Acetylsalicylsäure, Diclofenac, Paracetamol, Pentazocin	Ibuprofen
Anthelmintika (Mittel gegen Würmer)				Mebendazol, Niclosamid, Pyrviniumembonat
Antiallergika	Clemastin			Bamipin, Meclozin
Antibiotika, Chemotherapeutika, Sulfonamide	Chinolone, Chloramphenicol, Erythromycin, Sulfonamide, Tetrazykline	Cephalosporine (einige unbedenklich), Penicilline (einige unbedenklich), Aminoglykoside	Metronidazol	
Antiemetika (Mittel gegen Erbrechen und Übelkeit)	Metoclopramid			Dimenhydrinat, Meclozin
Antiepileptika	Primidon			
	Übrige Substanzen: Stillen bei Überwachung des Säuglings erlaubt (strenge Indikation)			

Tab. 12.3 Fortsetzung

Medikamentengruppe	Stillverbot oder Medikament absetzen	Strenge Indikationsstellung, Stillen bei Überwachung des Kindes erlaubt	Stillen bedenkenlos bei gelegentlicher Einnahme	Stillen für das Kind bedenkenlos
Antihypertonika (blutdrucksenkende Mittel)	Rauwolfia-Alkaloide Reserpin			Dihydralazin, Methyldopa
Antihypotonika (blutdrucksteigernde Mittel)	Ergotamin		Pholedrin	Dihydroergotamin, Etilefrin
Antikoagulantien (gerinnungshemmende Mittel)	Cumarin-Derivate (Phenprocoumon)			Heparin, Warfarin
Antimykotika (Mittel gegen Pilzinfektion)	Nahezu alle bei systemischer (oral, i.v.) Anwendung			Bei lokaler Anwendung, Nystatin
Antitussiva, Expektorantia, Broncholytika (hustenlösende Mittel)	Codein			Ambroxol, Bromhexin, Clenbuterol, Fenoterol
Corticoide (Nebennierenrindenhormone)			Alle Substanzen	

Tab. 12.3 Fortsetzung

Medikamentengruppe	Stillverbot oder Medikament absetzen	Strenge Indikationsstellung, Stillen bei Überwachung des Kindes erlaubt	Stillen bedenkenlos bei gelegentlicher Einnahme	Stillen für das Kind bedenkenlos
Diuretika (wasserausschwemmende Mittel)	Alle Substanzen können eine Entwässerung (Dehydratation) des Kindes und eine Laktationshemmung bewirken. Chlortalidon	Furosemid, Triamteren		
Laxantien (Abführmittel)	Können beim Säugling laxierend wirken Pflanzliche Laxantien (Aloe, Sennesfrüchte, -blätter, Rizinus)		Chemisch definierte Laxantien (Bisacodyl, Lactulose, Sorbit)	Quellmittel (Leinsamen)
Magen-Darm-Mittel	**Gastritis-, Ulkusmittel** (Cimetidin, Metoclopramid, Ranitidin)			**Antazida** (Magensäurebindende Mittel) wie Magnesium-, Aluminium-, Calcium-, Wismut-Verbindungen **Verdauungsenzyme, Karminativa** (blähungsförderndeMittel) **Antidiarrhoika** Kohle, Kaolin, Colipräparate, Milchsäurebildner Tannin, pflanzliche Adsorbentien

12.2 Arzneimittel während der Stillperiode

Tab. 12.3 Fortsetzung

Medikamentengruppe	Stillverbot oder Medikament absetzen	Strenge Indikationsstellung, Stillen bei Überwachung des Kindes erlaubt	Stillen bedenkenlos bei gelegentlicher Einnahme	Stillen für das Kind bedenkenlos
Psychopharmaka:				
Antidepressiva	Lithiumsalze	Amitriptilin, Imipramin		
Tranquilizer (Angst-, Erregungszustände abbauende, sedierende Mittel)	Bromazepam, Chlordiazepoxid, Diazepam	Haloperidol		
Neuroleptika (Mittel mit antipsychotischer, sedierender Wirkung)	Promazin, Promethazin			
Rhinologika (Schnupfenmittel)				Bei lokaler Anwendung
Schilddrüsentherapeutika, Schilddrüsenhormone	Thyreostatika unterdrücken die Schilddrüsenfunktion beim Säugling			Levothyroxin, Jod nur zur prophylaktischen Anwendung empfohlen
Sexualhormone	Androgene, Cyproteronacetat, Medroxyprogesteron	In niedriger Dosierung: Gestagene, Oestrogene, Ovulationshemmer		

Tab. 12.3 Fortsetzung

Medikamentengruppe	Stillverbot oder Medikament absetzen	Strenge Indikationsstellung, Stillen bei Überwachung des Kindes erlaubt	Stillen bedenkenlos bei gelegentlicher Einnahme	Stillen für das Kind bedenkenlos
Rauschgifte, Suchtmittel	Marihuana/Haschisch, Heroin, Nikotin	Alkohol, Coffein		
Zytostatika	Alle Substanzen			

12.3 Beratungsstellen für die Anwendung von Medikamenten in der Schwangerschaft

- **10459 Berlin**
  Landesberatungsstelle für Vergiftungserscheinungen und Embryonaltoxikologie
  Pulsstraße 3–7
  Telefon: (0 30) 34 30 70 34
                (0 30) 34 30 70 19
                (0 30) 3 02 30 22
  Telefax: (0 30) 34 30 70 21

- **60596 Frankfurt / Main**
  Institut für Humangenetik
  Theodor-Stern-Kai 7
  Telefon: (0 69) 63 01 60 14
  Zentrale: (0 69) 6 30 10

- **07740 Jena**
  Universitätsfrauenklinik
  Bachstraße 18
  Telefon: (0 36 41) 63-30 74
  Zentrale: (0 36 41) 63 00

- **50931 Köln**
  Universitätsfrauenklinik
  Joseph-Stelzmann-Str. 9
  Telefon: (02 21) 47 81

- **72076 Tübingen**
  Universitätsfrauenklinik
  Schleichstraße 4
  Telefon: (0 70 71) 29 22 03
  Pforte: (0 70 71) 29 26 81

- **89075 Ulm**
  Beratungsstelle für Medikamente in der Schwangerschaft
  Universitätsfrauenklinik
  Prittwitzstraße 43
  Telefon: (07 31) 5 02 – 76 25
  Pforte: (07 31) 5 02 – 78 80/1
  Telefax: (07 31) 5 02 – 66 80

- **CH-1005 Lausanne (Schweiz)**
  Swiss Teratogen Information Service
  Rue du Bugnon 9
  Telefon: (41) 21 / 3 13 29 52

- **A-4020 Linz (Österreich)**
  Teratologische Beratungsambulanz
  Landesfrauenklinik
  Ledergasse 47
  Telefon: (43) 7 32 / 27 01 85

13 Wichtige Medikamente (Auswahl)

13.1 Vorbemerkungen

- Alle nachfolgend aufgeführten Medikamente unterliegen der Verschreibungspflicht (Ausnahme: Butylscopolaminium).

- Die angegebenen Indikationen und Dosierungsschemata dienen einer schnellen Orientierung. Sie müssen in jedem Einzelfall durch den Arzt festgelegt werden.

- Bei einigen Medikamenten sind nur die für die Geburtshilfe wichtigen Wirkungen und Indikationen aufgeführt. Die Übersicht schließt aber andere Anwendungsgebiete (mit entsprechenden „Nebenwirkungen" in der Schwangerschaft) nicht aus.

- Hebammen dürfen Methylergometrin und Oxytocin rezeptfrei erhalten und unter bestimmten Voraussetzungen verabreichen.

13.2 Ambroxol

Muscosolvan®–Infusionslösungskonzentrat

- **Handelsform**

  Injektionsflasche 1000 mg / 50 ml

- **Wirkung (geburtshilflich)**

  Steigerung der Surfactant-Bildung in der fetalen Lunge

- **Nebenwirkungen**
  - Bei Unterschreitung der Infusionsdauer von 4 h: Benommenheit, Übelkeit, Erbrechen, Kreislaufbeschwerden
  - Selten allergische Reaktionen

- **Indikationen (geburtshilflich)**
  - Induktion der fetalen Lungenreife in der 28. bis 34. SSW
  - Prophylaxe der hyalinen Membrankrankheit des Neugeborenen

- **Kontraindikation:** Krampfleiden

- **Dosierung**
  - Tagesdosis 1000 mg über 3–5 Tage
  - Muscosolvan®-Infusionslösungskonzentrat in 500 ml Glucoselösung 5 %, 0,9 % NaCl-Lösung oder Ringer-Lösung über einen Zeitraum von 4 Stunden i.v. infundieren

13.3 Betamethason

Celestan® solubile

- **Handelsform**

  Amp. 4mg/1ml; 20mg/5ml

- **Wirkungen**
  - Stark wirksames Glukokortikoid
  - Antiphlogistisch (entzündungshemmend)
  - Antiallergisch
  - Antiödematös
  - Geburtshilflich: Stimulation der Surfactant-Bildung

- **Nebenwirkungen**
  - Selten bei kurzfristiger und einmaliger Anwendung
  - Bildung von Magengeschwüren
  - Erhöhung des Infektionsrisikos (Immunsuppression)
  - Wechselwirkungen mit zahlreichen anderen Medikamenten

- **Indikationen (geburtshilflich)**
  - Induktion der fetalen Lungenreife vor der 35. SSW
  - Prophylaxe der hyalinen Membrankrankheit des Neugeborenen

- **Kontraindikationen**
  - **Geburtshilflich:** Amnioninfektionssyndrom, unklare Temperaturerhöhung, schwere Schwangerschaftshypertonie/Präeklampsie, Diabetes mellitus
  - Magen-Darm-Ulzera
  - Windpocken (Varizellen)
  - Systemische Mykosen
  - Vor und nach Impfungen
  - Glaukom (grüner Star)

- **Dosierung (Lungenreife-Induktion)**
  - 8 mg i.m. tgl. über 3 Tage
  - Lungenschnellreifung: zweimal 8 mg im Abstand von 12 h, Wirkung frühestens 24 h nach Behandlungsbeginn
  - Wiederholung nach 10 Tagen erforderlich

- **Hinweise**
  - Zu den zahlreichen nicht gestationsbedingten Indikationen zählen u.a. akute lebensbedrohliche Zustände (Schock, Allergie, Lungenödem, Hirnödem, Kontrastmittel-, Transfusionszwischenfälle).
  - Weitere Betamethason-Zubereitungen (Tbl., Salben u.a.) sind ohne wesentliche Bedeutung für die klinische Geburtshilfe.

13.4 Butylscopolaminiumbromid

Buscopan®, Butylscopolamin-Rotexmedica®, espa-butyl®

- **Handelsformen**

  Amp. 20 mg / 1 ml
  Dragees 10 mg, Tbl. 20 mg
  Supp. 7,5/10mg

- **Wirkung**

  Krampflösend auf die glatte Muskulatur

- **Nebenwirkungen**
  - Erhöhung der Pulsfrequenz bei i.v.-Gabe
  - Hemmung der Schweiß- und Speichelsekretion

– Akkomodationsstörung (gestörte Anpassungsfähigkeit der Augen)

- **Indikationen**

  – Krämpfe im Bereich von Magen, Darm, Gallenwegen, ableitenden Harnwegen und Uterus
  – Spastische Verengung des MM, rigider MM

- **Kontraindikationen**

  – Engwinkel-Glaukom (grüner Star)
  – Mechanische Stenosen des Magen-Darm-Traktes bzw. der Harnwege
  – Herzrhythmusstörungen

- **Dosierung**

  – 1–2 Supp. bis maximal 5 Supp./Tag
  – 20–40 mg i.m. oder langsam i.v., Tagesdosis bis 100 mg

> **Achtung:** Beeinträchtigt die Fahrtüchtigkeit (Sehvermögen)!

- **Hinweis**

  – Alternativ wird mit ähnlichen spasmolytischen Wirkungen auch Spasmalgan® (Wirkstoff: Denaverin) eingesetzt.
  – Spasmalgan®: Amp. 20 mg/2 ml; Supp. 50 mg

13.5 Diazepam

Diazepam®–Lipuro, Faustan®, Valium® Roche u.a.

- **Handelsformen**

  Amp. 10 mg/2 ml
  Tbl. 2/5/10 mg
  Supp. 10 mg

- **Wirkungen**

  – Sedierend, schlaffördernd
  – Angstlösend (anxiolytisch)

- Krampflösend (antikonvulsiv)
- Muskeltonus senkend

● **Nebenwirkungen**

- Sehstörungen, Benommenheit, Mattigkeit, Beeinträchtigung der Fahrtüchtigkeit
- Paradoxe Reaktionen (Erregungszustände, Wutanfälle) sind möglich.
- Blutdruckabfall
- Atemdepression möglich
- Übelkeit, Erbrechen, Kopfschmerzen
- Entzugssyndrom nach Langzeiteinnahme

● **Indikationen**

- Zentrale Sedierung bei schwerer Präklampsie/Eklampsie
- Spannungs-, Angst- und Erregungszustände
- Epileptischer Anfall
- Zusatztherapie bei drohender Frühgeburt

● **Kontraindikationen**

- Überempfindlichkeit auf Benzodiazepine
- Medikamenten-, Drogen-, Alkoholabhängigkeit
- Vergiftungen mit Psychopharmaka, Alkoholintoxikation
- Myasthenia gravis (krankhafte Muskelschwäche), Ataxie (krankhafte Störung der Bewegungsabläufe), Glaukom (grüner Star)

● **Dosierung**

- Eklamptischer Anfall: 20mg langsam i.v.
- Status epilepticus: 10 mg i.v., evtl. Wiederholung bis max. 30 mg
- Erregungszustände, Sedierung: 5 mg bis 30 mg/Tag oral

13.6 Dihydralazin

Depressan®, Dihyzin®, Nepresol®

● **Handelsformen**

Amp. 25 mg (Trockensubstanz und 2 ml Lösungsmittel)
Tbl. 25/50 mg
Filmtbl. 25mg

- **Wirkungen**
    - Vasodilatation (Gefäßerweiterung)
    - Blutdrucksenkung (diastolisch > systolisch)
    - Zunahme der Durchblutung von Nieren, Uterus und Gehirn

- **Nebenwirkungen**
    - Tachykardie, Herzklopfen, pektanginöse Beschwerden (Herzschmerzen)
    - Schwindel, Kopfschmerzen
    - Übelkeit, Erbrechen, Durchfall
    - Nach Langzeiteinnahme evtl. Lupus erythematodes-ähnliche bzw. rheumaähnliche Erscheinungen
    - Blutbildveränderungen

- **Indikationen (geburtshilflich)**
    - Schwangerschaftshypertonie, Präeklampsie
    - Eklampsie

- **Kontraindikationen**
    - Herzerkrankungen (Aortenaneurysma, Herzklappenstenosen, Herzmuskelerkrankungen)
    - Tachykardie
    - Lupus erythematodes

- **Dosierung**
    - **Schwere Schwangerschaftshypertonie / Präeklampsie:**
      6,25 – 12,5 mg langsam (> 2 min) i.v., danach Dosierung nach dem Blutdruckverhalten
      über **Infusomat:** 50 mg / 500 ml 0,9 % NaCl-Lösung, Infusionsgeschwindigkeit anfangs 20 ml / h
      über **Perfusor:** 50 mg / 50 ml 0,9 % NaCl-Lösung, anfangs 2 ml / h
      Maximaldosis 100 mg / Tag
    - **Mittelschwere Schwangerschaftshypertonie / Präeklampsie**
      oral 2 – 3 x 12,5 mg, langsame Steigerung bis 3 x 25 mg / Tag

> **Achtung:**
> – Eine intravenöse Zufuhr darf nur unter ständiger Blutdruck- und Pulskontrolle erfolgen.
> – Wirkungseintritt nach i.v. Gabe innerhalb von 3–20 min
> – Für Infusionen 0,9 % NaCl-Lösung verwenden
> – Beeinträchtigt Reaktionsvermögen (Straßenverkehr!)

13.7 Fenoterol

Partusisten®, Partusisten® intrapartal

- **Handelsformen**

    Amp. 0,025 mg / 1 ml; 0,5 mg / 10 ml
    Tbl. 5 mg

- **Wirkungen**
    - Stimulation β-adrenerger Rezeptoren der glatten Muskelzelle (β-sympathikomimetische Wirkung)
    - Tokolytisch
    - Gefäßerweiternd (vasodilatatorisch)
    - Weitstellung der Bronchien (Bronchodilatation)

- **Nebenwirkungen**
    - Tachykardie, Herzklopfen
    - Blutdruckabfall
    - Unruhe, Zittern, Schwindel
    - Übelkeit, Erbrechen
    - Blutzuckeranstieg
    - Hypokaliämie
    - Atemnot, Lungenödem
    - Abnahme der Harnausscheidung

- **Indikationen**
    - Hemmung der vorzeitigen Wehentätigkeit (Tokolyse)
    - Intrauterine Reanimation bei fetaler Hypoxie (Akuttokolyse)
    - Uterusrelaxation bei der äußeren Wendung des Feten
    - Operation am schwangeren Uterus (Cerclage)

- **Kontraindikationen**
  - Vorzeitiger Blasensprung, Amnioninfektionssyndrom
  - Schwere Blutungen (Placenta praevia, vorzeitige Plazentalösung)
  - Herzfehler, Herzmuskelerkrankungen, pulmonale Hypertonie
  - Niereninsuffizienz, schwere Präeklampsie
  - Schwere Hyperthyreose
  - Nicht kontrollierter Diabetes mellitus

- **Dosierung**
  - **Akuttokolyse:** 25 µg langsam über 2–3 min i.v.
    (1 Amp. Partusisten® intrapartal mit 4 ml Trägerlösung, z.B. 0,9 % NaCl)
  - **Dauertokolyse:** 1–4 µg / min
    Infusomat: 2 mg / 500 ml Trägerlösung (4 Amp. Partusisten® zu 0,5 mg / 10 ml und 460 ml Glucose 5 %, 0,9 % NaCl-Lösung, Ringerlösung oder Ringer-Laktat-Lösung), Infusionsgeschwindigkeit 15 bis 60 ml / h
    Perfusor: 0,5 mg / 50 ml Trägerlösung (1 Amp. Partusisten® zu 0,5 mg / 10 ml und 40 ml Trägerlösung), Infusionsgeschwindigkeit 6 bis 24 ml / h
  - **Bolustokolyse** (intermittierende Langzeitinfusion):
    4 µg i.v. im Abstand von 3, 6, 12 oder 24 min, Spritzeninhalt (Perfusor Bolustokolyse, Braun AG, Melsungen): 2 Amp. Partusisten® zu 0,5 mg / 10 ml, 20 ml Trägerlösung, 1000 IE Heparin
  - **Orale Tokolyse:** 6–8 x 1 Tbl. / Tag

- **Überwachung**
  - CTG-Kontrolle
  - Puls, Blutdruck
  - Temperatur
  - Elektrolyte (insbesondere Kalium)
  - EKG
  - Bilanzierte Flüssigkeitsein- und ausfuhr

13.8 Magnesiumsulfat

Mg 5-Sulfat Amp. 10 % / 50 %

- **Handelsformen**

    Amp. 1 g / 10 ml; 5 g / 10 ml

- **Wirkungen**

    - Sedierend
    - Krampflösend, relaxierend
    - Vasodilatation utero-plazentarer Gefäße
    - Blutdrucksenkung

- **Nebenwirkungen**

    - Wärmegefühl, Schwitzen, Hautrötung (Flush)
    - Händezittern, Kribbeln
    - Übelkeit, Erbrechen
    - Kopfschmerzen

- **Intoxikationserscheinungen bei Überdosierung**

    - EKG-Veränderungen
    - Erlöschen des Kniesehnen-Reflexes
    - Bewußtseinsstörungen
    - Atemdepression
    - Erlöschen des Lidschlagreflexes
    - Herzstillstand

- **Indikationen (geburtshilflich)**

    - Tonisch-klonische Krämpfe (Eklampsie)
    - Schwere Schwangerschaftshypertonie / Präklampsie
    - Vorzeitige Wehentätigkeit (drohende Frühgeburt) auch in Kombination mit Betamimetika (z.B. Fenoterol)
    - Verminderte plazentare Durchblutung, Plazentainsuffizienz
    - Magnesiummangel

- **Kontraindikationen**

    - Reizleitungsstörungen des Herzens
    - Eingeschränkte Nierenfunktion

- Gleichzeitige Gabe von Beruhigungs-, Betäubungs- und Schlafmitteln
- Myasthenia gravis (krankhafte Muskelschwäche)

- **Dosierung**

  - **Eklampsie:** 1–2 g (10–20 ml Mg 5-Sulfat-Amp. 10 %) langsam intravenös, danach 0,7–1,5 g / h (Perfusor, Infusomat)

- **Hinweis**

  Unterschiedliche Magnesiumpräparate werden oral oder i.v. als Begleitmedikation bei der Schwangerschaftshypertonie / Präeklampsie und einer drohenden Fehl-, Frühgeburt eingesetzt.

13.9 Methylergometrin

Methergin®

- **Handelsformen**

  Amp. 0,2 mg / 1 ml
  Dragees 0,125 mg
  Tropflösung 0,25 mg / 1 ml

- **Wirkung**

  Langanhaltende Uteruskontraktion

- **Nebenwirkungen**
  - Gelegentlich Blutdrucksteigerung
  - Unterleibsschmerzen (uterine Kontraktionen)
  - Übelkeit, Erbrechen
  - Schweißausbruch, Schwindel, Kopfschmerzen
  - Veränderung der Pulsfrequenz (Tachy- oder Bradykardie)
  - Selten Schmerzen im Brustkorb, periphere Minderdurchblutung
  - Selten akute allergische Allgemeinreaktion

- **Indikationen**
  - Aktive Leitung der Nachgeburtsperiode
  - Uterusatonie

- Blutungsprophylaxe nach Sectio, Kürettage, Abortausräumung
- Subinvolutio uteri

- **Kontraindikationen**
  - Schwangerschaft
  - Sub partu vor der Geburt des kindlichen Kopfes
  - Schwere Präeklampsie/Eklampsie

> **Achtung:**
> – Beeinträchtigt die Fahrtauglichkeit!
> – Tritt in die Muttermilch über!
> – Vermindert den Milchfluß! Stillende Frauen sollten möglichst nicht länger als 3 Tage behandelt werden!

- **Dosierung**
  - **Aktive Leitung der NGP:** 0,5–1 ml langsam i.v. nach dem Durchtritt der vorderen Schulter
  - **Atonie:** 0,5–1 ml i.v. bzw. i.m.
  - Bei einer **Sectio** nach der Entwicklung des Kindes: 1 ml langsam i.v.
  - **Subinvolutio uteri:** bis zu 3 x tgl. 0,5 ml i.v. bzw. 1 ml i.m. oder 1–2 Dragees

- **Hinweis**
  - Alternativ zu Methylergometrin kann auch das Kombinationspräparat Syntometrin® eingesetzt werden.
  - 1 Amp. (1 ml) Syntometrin® enthält 5 IE Oxytocin und 0,5 mg Methylergometrin.

- **Methylergometrin ist für Hebammen rezeptfrei**
  - Zur Anwendung bei Nachgeburtsblutungen (Notsituation)
  - Falls ein Arzt nicht rechtzeitig hinzugezogen werden kann
  - Falls die rechtzeitige Einweisung in ein Krankenhaus nicht möglich ist
  - **Erlaubte Einzeldosis:** 0,2 mg Methylergometrin

13.10 Oxytocin

Orastin®, Oxytocin-Rotexmedica®, Oxytocin Horm®, Oxytocin Noury®, Syntocinon®, Syntocinon® Spray, Pitocin® Buccal Tbl.

- **Handelsformen**

    Amp. 3 IE / 1 ml; 10 IE / 1 ml
    Buccal-Tbl. 200 IE
    Spray 40 IE / 1 ml

- **Wirkungen**

    – Auslösung uteriner Kontraktionen besonders in der 2. Hälfte der Schwangerschaft
    – Verstärkung von Wehenfrequenz und -amplitude
    – Steigerung des Uterustonus
    – Kontraktion der Muskulatur der Milchgänge

- **Nebenwirkungen**

    – Hypertone und hyperaktive Wehen bis zum Tetanus uteri
    – Erbrechen, Übelkeit
    – Tachykardie, gelegentlich Hypertonie

- **Indikationen**

    – Oxytocin-Belastungstest
    – Geburtseinleitung
    – Primäre und sekundäre Wehenschwäche
    – Aktive Leitung der Nachgeburtsperiode
    – Uterusatonie
    – Mangelhafte Uterusrückbildung (Subinvolutio uteri)
    – Förderung des Milchflusses

- **Kontraindikationen**

    – Pathologisches CTG, fetale Azidose
    – Plazentainsuffizienz
    – Gebärunfähige Lagen und Einstellungen
    – Geburtshindernis
    – Wehensturm

13.10 Oxytocin

- Drohende Uterusruptur
- Vorangegangene Operationen am Uterus mit Eröffnung des Cavum uteri (relative Kontraindikation)

> **Beachte:**
> - Die Oxytocin-Empfindlichkeit ist individuell unterschiedlich!
> - Unter Oxytocin ist eine kontinuierliche CTG-Kontrolle erforderlich!
> - Prostaglandine und Oxytocin verstärken ihre Wirkung gegenseitig!
> - Bei Überdosierung: Tokolyse mit Fenoterol!

- **Dosierung**
  - Stets individuell
  - **Geburtseinleitung, Wehenschwäche:**
    i.v.-Infusion von 2 mIE / min bis maximal 20 mIE / min
  - **Tropfinfusion:** 1 IE / 100 ml 5 %ige Glucoselösung, Tropfgeschwindigkeit anfangs 4 Tr. / min, in 15 min Abstand um 2–4 Tr. / min steigern (max. 40 Tr. / min)
  - **Infusomat:** 1 IE / 100 ml 5 %ige Glucoselösung, Infusionsgeschwindigkeit 12 ml / h, Steigerung in 15 min Abstand um 6 ml / h (max. 120 ml / h)
  - **Perfusor:** 1 IE / 10 ml 5 %ige Glucoselösung, Infusionsgeschwindigkeit 1,2 ml / h, Steigerung in 15 min Abstand um 0,6 ml / h (max. 12 ml / h)
  - **Oxytocin-Belastungstest:**
    Dosierung wie bei einer Geburtseinleitung bis zum Erreichen der Wehentätigkeit (mindestens 3 Wehen / 15 min)
  - **Atonieprophylaxe:** 3 IE i.v. / i.m.
  - **Atonie:** 3 IE i.v., anschließend 10 IE / 500 ml Ringer-Laktat-Lösung als i.v.-Infusion
  - **Stimulation des Milchflusses:**
    1 Spray-Dosis (ca. 4 IE) vor dem Stillen in die Nasenhöhle

- **Oxytocin ist für Hebammen rezeptfrei**
  - Zur Anwendung bei Nachgeburtsblutungen (Notsituation)
  - Falls ein Arzt nicht rechtzeitig hinzugezogen werden kann
  - Falls die rechtzeitige Einweisung in ein Krankenhaus nicht möglich ist
  - **Erlaubte Einzeldosis:** 3 IE Oxytocin

13.11 Pethidin

Dolantin®

- **Handelsformen**

    Amp. 50 mg / 1 ml; 100 mg / 2 ml
    Tropfen 50 mg / 1 ml
    Supp. 100 mg

- **Wirkungen**
    - Analgetisch
    - Sedierend
    - Spasmolytisch
    - Kann eine Euphorie hervorrufen

- **Nebenwirkungen**
    - Nach i.v.-Injektion Bradykardie, auch Tachykardie, Hypotonie, Bronchospasmus, Übelkeit, Schwindel
    - Atemdepression (auch beim Neugeborenen)
    - Kann Sucht erzeugen
    - Benommenheit, Verwirrtheit, beeinträchtigt das Reaktionsvermögen
    - Selten akute allergische Allgemeinreaktionen (anaphylaktischer Schock)

- **Indikationen**
    - Starke Schmerzen
    - Spasmen der glatten Muskulatur von Magen-Darm-Trakt, Gallenwegen, Urogenitalsystem, Gefäßen
    - Schmerzhafte Wehentätigkeit
    - Spasmus / Rigidität des MM

- **Kontraindikationen**
    - Überempfindlichkeit gegenüber Pethidin
    - Atemdepression
    - Bewußtseinsstörungen
    - Medikamenten-, Drogen-, Alkoholabhängigkeit
    - Hypotonie

- **Dosierung**

    25–50 (bis 100) mg i.m., s.c. oder langsam i.v.

Beachte:
- Pethidin unterliegt dem Betäubungsmittelgesetz und der Betäubungsmittel-Verschreibungsverordnung!
- Es beeinträchtigt die Fahrtüchtigkeit!
- Wegen der möglichen Atemdepression des Neugeborenen sollte Pethidin nicht später als 3 h vor der Geburt gegeben werden!
- Bei einer Überdosierung oder einer neonatalen Atemdepression durch Pethidin wird Naloxon (Narcanti®) als Antagonist eingesetzt!
- Andere stark wirkende Schmerzmittel und zentraldämpfende Pharmaka können die Sedierung und Atemdepression verstärken!

13.12 Prostaglandine

Substanzgruppe von unterschiedlichen natürlich vorkommenden Prostaglandinen und synthetischen Prostaglandin-Derivaten (Abkömmlingen) mit unterschiedlichen Wirkungen und Nebenwirkungen

- **Handelsformen der verschiedenen Prostaglandine**

    - **PG $F_2 \alpha$ (Dinoprost):**
      Minprostin® $F_2\alpha$ Amp. 5 mg / 1 ml + 19 ml Verdünnungsmittel
    - **PG E_2 (Dinoproston):**
      Minprostin® E_2 Amp. 0,75 mg / 0,75 ml; 5 mg / 0,5 ml
      Minprostin® E_2 Vaginaltabletten 3 mg
      PG E_2-Gel 0,5 mg als Fertigspritze: Cerviprost®, Prepidil®
      PG-Abkömmlinge:
      Gemeprost: Cergem®–Vaginalzäpfchen 1 mg
      Sulproston: Nalador® Amp. 100 µg; 500 µg

- **Wirkungen**

    - Zervixreifung
    - Weheninduktion
    - Stimulation der glatten Muskulatur
    - Offenhalten des fetalen Ductus arteriosus (Botalli)

- **Nebenwirkungen**
  - Bronchokonstriktion (Verengung der Bronchien), Atemnot
  - Erhöhung der Herzfrequenz
  - Blutdrucksteigerung, auch -abfall
  - Erhöhung der Körpertemperatur
  - Entzündliche Reaktionen (lokal)
  - Übelkeit, Erbrechen, Durchfall
  - Erhöhung des Augeninnendruckes

- **Indikationen (geburtshilflich)**
  - Zervixreifung (Priming) in jedem Gestationsalter
  - Abortinduktion (Früh-, Spätabort)
  - Blasenmole
  - Schwangerschaftsbeendigung bei intrauterinem Fruchttod
  - Prostaglandin-Belastungstest (in Verbindung mit PG-induzierter Zervixreifung)
  - Indizierte Geburtseinleitung
  - Uterusatonie

- **Kontraindikationen**
  - Lageanomalien
  - Mißverhältnis
  - Status nach Operationen am Uterus
  - Infektionen
  - Prostaglandin-Allergie
  - Nicht schwangerschaftsbedingte Erkrankungen wie Bronchialasthma, Glaukom (grüner Star), Colitis ulcerosa, Thyreotoxikose, schwere Herz-Kreislauf-Krankheiten
  - Epilepsie (PG $F_2 \alpha$ und Nalador® kontraindiziert)
  - Nalador® darf nicht bei einem lebenden Kind angewendet werden!

- **Überwachung**
  - Atmung und Kreislauf
  - CTG-Überwachung

Beachte:
- Oxytocin verstärkt die Prostaglandin-Wirkung am Uterus (Überstimulierung)!
- Bei PG-induzierter hyperaktiver Wehentätigkeit (Überstimulation): Tokolyse mit Fenoterol!

- **Dosierung**

  Sie hängt von der jeweiligen Substanz (PG-Verbindung), von der Darreichungsform, der Indikation und vom Gestationsalter ab.
  - **Abortinduktion (Spätabort):**
    zuerst Zervixreifung mit Gemeprost vaginal oder PG E_2-Gel intrazervikal, später Weheninduktion mit Sulproston
  - **Geburtseinleitung bei intrauterinem Fruchttod (> 24. SSW):** zuerst Zervixreifung mit Gemeprost vaginal oder PG E_2-Gel intrazervikal, frühestens 6 h später Weheninduktion mit Sulproston 100 µg/h i.v. (Sulproston 1000 µg/500 ml 0,9 % NaCl-Lösung, Infusionsgeschwindigkeit: mit 17 Tr./min beginnen, Steigerung bei unzureichendem Erfolg bis 80 Tr./min)
  - **Indizierte Geburtseinleitung (bei lebendem Kind):**
    ggf. Zervixreifung mit PG E_2-Gel intrazervikal oder PG E_2-Vaginaltbl., später Weheninduktion mit Oxytocin oder erneute Anwendung einer PG E_2-Vaginaltbl. (frühestens nach 6 h)
  - **Atonie:**
    i.v. Infusion von PG $F_2\alpha$ 30–150 mg/min (5 µg/1000 ml 0,9 % NaCl-Lösung, Infusionsgeschwindigkeit: 6–30 ml/min);
    i.v. Infusion von Sulproston 4–8 (max. 16) µg/min (500 µg/250 ml 0,9 % NaCl-Lösung, Infusionsgeschwindigkeit: 40–80 Tr./min bzw. 120–240 ml/h);
    auch Injektion von PG $F_2\alpha$ in die Uterusmuskulatur oder Einbringen einer mit PG $F_2\alpha$-getränkten Tamponade in den Uterus
  - **PG-Belastungstest** (meist in Verbindung mit einer PG-induzierten Zervixreifung):
    PG E_2-Vaginaltbl. in das hintere Scheidengewölbe oder PG E_2-Gel intrazervikal, anschließend CTG-Registrierung

Nahezu alle prostaglandinhaltigen Medikamente müssen im Kühlschrank aufbewahrt werden!

14 Referenzbereich ausgewählter Laborparameter

14.1 Frauen/Schwangere

- **Allgemeines**
- Bei für Frauen und Männer unterschiedlichen Referenzbereichen sind nur die Werte für Frauen angegeben.
- In der Schwangerschaft ändern sich einige Referenzbereiche in Abhängigkeit vom Schwangerschaftsalter, die wichtigsten sind berücksichtigt.
- Wenn nicht anders angegeben, handelt es sich um Serum- bzw. Vollblutreferenzbereiche.
- „Normalwerte" können laborspezifisch durch unterschiedliche Analyseverfahren variieren.
- SI-Einheiten (Systéme international d'Unités): Festlegung der Maßeinheiten nach dem international gültigen Einheitensystem

14.1 Frauen/Schwangere

- **Hämatologie**

		Konventionelle Einheiten		SI-Einheiten	
Erythrozytenzahl (Ery, RBC)	vor der Gravidität	4,0–5,5	Mio/µl	4,0–5,5	Tpt/l
	3. Trimenon	3,5–4,4	Mio/µl	3,5–4,4	Tpt/l
Erythrozytensenkungs-Geschwindigkeit (Blutkörperchen-Senkungsgeschwindigkeit, BSG, BSR, BKS)		1. Stunde 4–10 mm 2. Stunde 6–20 mm			
Hämoglobin (Hb, HBG)	vor der Gravidität	11,9–16	g/100 ml	7,4–10,0	mmol/l
	3. Trimenon	11–13	g/100 ml	6,8–8,1	mmol/l
Hämatokrit (Hk, HCT)	vor der Gravidität	35–47	%	0,35–0,47	
	3. Trimenon	34–41	%	0,34–0,41	
Leukozytenzahl (Leuco, WBC)		4000–10 000/µl		4–10	Gpt/l
Leukozytendifferenzierung					
Basophile Granulozyten (BASO)		0–1	%	0–0,01	
Eosinophile Granulozyten (EOS)		0–5	%	0–0,05	
Stabkernige Granulozyten (STAB)		0–10	%	0–0,1	
Segmentkernige Granulozyten (SEG)		40–75	%	0,4–0,75	
Monozyten (MONO)		2–8	%	0,02–0,08	
Lymphozyten (LYM)		20–40	%	0,2–0,4	
Retikulozyten (RETI)		24 000–84 000/µl		24–84	Gpt/l
Thrombozyten (PLT)		150 000–375 000/µl		150–375	Gpt/l

14 Referenzbereich ausgewählter Laborparameter

- **Gerinnung**

	Konventionelle Einheiten	SI-Einheiten
Antithrombin III (AT 3) relativ	80–120 %	
Blutungszeit (BLZ)	120–240 s	
Fibrinogen (FIB) vor der Gravidität	200–400 mg/100 ml	2–4 g/l
3. Trimenon	400–600 mg/100 ml	4–6 g/l
Fibrinmonomere (FM)	negativ	
Fibrinspaltprodukte (FSP, FDP)	negativ	
Partielle Thromboplastinzeit (PTT)	bis 40 s	
Thrombinzeit (TZ)	15–20 s	
Thromboplastinzeit (TZW, Quick)	>80 %	

- **Enzyme**

	Konventionelle Einheiten	SI-Einheiten
Alpha-Amylase (AMYL)	<220 E/l	<3,67 µmol/s.l
Alanin-Aminotransferase (ALAT, Glutamat-Pyruvat-Transaminase, GPT)	11–24 E/l	0,18–0,40 µmol/s.l
Aspartat-Aminotransferase (ASAT, Glutamat-Oxalacetat-Transaminase, GOT)	14–26 E/l	0,24–0,44 µmol/s.l
Gamma-Glutamyltransferase (γ-GT)	<24 E/l	<0,40 µmol/s.l
Laktat-Dehydrogenase (LDH)	<396 E/l	<6,60 µmol/s.l
Alkalische Phosphatase (AP)	87–167 E/l	1,45–2,79 µmol/s.l

14.1 Frauen/Schwangere

	Konventionelle Einheiten	SI-Einheiten
● Eiweiße		
Albumin (ALB)	3,5–5,5 g/100 ml	35–55 g/l
Alpha-Fetoprotein (AFP)*		
C-reaktives Protein (CRP)		<5 mg/l
Totalprotein (TP, PROT, Gesamteiweiß)	6,6–8,7 g/100 ml	66–87 g/l
● Stoffwechselzwischenprodukte		
Bilirubin (BILI, gesamt)	<1,0 mg/100 ml	<17,0 µmol/l
Glukose (GLUC, Kapillarblut)	80–110 mg/100 ml	4,45–6,10 mmol/l
(Venenblut)	70–100 mg/100 ml	3,89–5,55 mmol/l
Glukosetoleranztest (75 g, Kapillarblut)		
maximaler Anstieg	<200 mg/100 ml	<11,0 mmol/l
2 h-Wert	<140 mg/100 ml	<7,75 mmol/l
Harnsäure (HRS)	2,4–5,7 mg/100 ml	140–340 µmol/l
Harnstoff (HST)	10–50 mg/100 ml	1,7–8,3 mmol/l
Kreatinin (CREA)	0,5–0,9 mg/100 ml	44–80 µmol/l
Triglyzeride (TG)	30–150 mg/100 ml	0,35–1,70 mmol/l

* Typische Verlaufskurve mit Werter zwischen 20 und 400 ng/ml.
Im Rahmen der pränatalen Diagnostik (z.B. Triple-Test) genaue Angabe des Gestationsalters erforderlich, da für jede SSW eigene Referenzbereiche gelten.

	Konventionelle Einheiten		SI-Einheiten	
● Elektrolyte				
Chlorid (Cl)	97–108	mval/l	97–108	mmol/l
Eisen (Fe)	50–151	µg/100 ml	9–27	µmol/l
Kalium (K)	3,8–5,5	mval/l	3,8–5,5	mmol/l
Kalzium (Ca)	4,6–5,1	mval/l	2,3–2,55	mmol/l
Magnesium (Mg)	1,5–2,1	mval/l	0,75–1,05	mmol/l
Natrium (Na)	136–152	mval/l	136–152	mmol/l
● Säure-Basen-Haushalt				
pH-Wert	7,35–7,45			
Kohlendioxid-Partialdruck (pCO_2)	36–44 Torr (mm Hg)		4,8–5,9	kPa
Basenüberschuß (Basenexzess, BE)	-3 bis +2	mval/l	-3 bis +2	mmol/l
Standard-Bikarbonat	21–27	mval/l	21–27	mmol/l
Sauerstoff-Partialdruck (pO_2)	>81 Torr (mm Hg)		>10,8	kPa
● Harn				
Eiweiß (Sammelurin)	<200	mg/l	<150 mg/l	
Glukose (Sammelurin)			<1,1	mmol/l

– Fortsetzung nächste Seite

14.1 Frauen/Schwangere

- **Harn** (Fortsetzung)

	Konventionelle Einheiten		SI-Einheiten
Qualitatives Harnsediment:			
	Erythrozyten	bis 2	im mikroskopischen Gesichtsfeld
	Leukozyten	bis 5	
	Zylinder	vereinzelt	
Quantitative Zellzählung:	Erythrozyten	bis 5 000/ml	5 Mpt/l
	Leukozyten	bis 10 000/ml	10 Mpt/l
Teststreifen-Methode:			
Felder für Protein (Albumin), pH, Leukozyten, Hb (Erythrozyten), Nitrit, spezifisches Gewicht, Urobilinogen, Bilirubin			

- **Hormone**

Östriol		
1. Trimenon*	0,1 – 0,35	µg/100 ml
2D. SSW	0,3 – 1,2	µg/100 ml
3D. SSW	0,7 – 2,5	µg/100 ml
4D. SSW		

HCG/β-HCG		
außerhalb der Schwangerschaft	<5 IE/l	
1. Woche nach der Konzeption	10 – 30 IE/l	
1. Trimenon*		

* Für den Triple-Test ist die genaue Angabe des Gestationsalters (SSW) erforderlich, da für jedes Schwangerschaftsalter andere Referenzbereiche gelten.

• Fruchtwasser

	Konventionelle Einheiten		SI-Einheiten	
Alpha-Fetoprotein (AFP)*				
1. Trimenon	14–45	µg/ml	14–45	mg/l
2. Trimenon	4–26	µg/ml	4–26	mg/l
3. Trimenon	< 0,55	µg/ml	< 0,55	mg/l
Bilirubin, Bilirubinoide (indirekte Bestimmung durch Bestimmung des Delta-E-Wertes bei 450 nm Wellenlänge)	Normalwerte zwischen 0,02–0,1, abhängig vom Gestationsalter (Liley-Schema, Zone I)			
Lecithin (bei Lungenreife)	> 5,1	mg/100 ml	> 51	mg/l
Lecithin/Sphingomyelin-Quotient (bei Lungenreife)	≥ 2			

* Bei der pränatalen Diagnostik (TAC) ist die genaue Angabe des Gestationsalters erforderlich, da für jede SSW eigene Referenzbereiche gelten.

** Beim Verdacht auf Rh-Unverträglichkeit genaues Gestationsalter angeben

14.2 Neugeborenes

	Konventionelle Einheiten		SI-Einheiten	
Säure-Basen-Haushalt				
pH des Nabelarterienblutes (NApH)	≥ 7,24			
pH des Nabelvenenblutes (NVpH)	≥ 7,30			
pCO_2 (Nabelarterie und -vene)	35–50	mmHg (Torr)	4,7–6,7	kPa
pCO_2 (arteriell, 10 min p.p.)	38–53	mmHg	5,1–7,0	kPa
pCO_2 (Säugling, Kleinkind)	32–47	mmHg	4,3–6,3	kPa
Standard-Bikarbonat (Nabelarterie- und -vene)	20	mval/l	20	mmol/l
Standard-Bikarbonat (arteriell, 10 min p.p.)	15–20	mval/l	15–20	mmol/l
Standard-Bikarbonat (Säugling, Kleinkind)	22–28	mval/l	22–28	mmol/l
Basenüberschuß (Nabelarterie)	bis –7	mval/l	bis –7	mmol/l
" " (Nabelvene)	bis –4	mval/l	bis –4	mmol/l
" " (arteriell, 10 min p.p.)	bis –10	mval/l	bis –10	mmol/l
" " (Säugling, Kleinkind)	–3,5 bis +2,5	mval/l	–3,5 bis +2,5	mmol/l
pO_2 Nabelarterie	≥ 16	mmHg (Torr)	≥ 2,1	kPa
pO_2 Nabelvene	≥ 27	mmHg	≥ 3,6	kPa
pO_2 (arteriell, 10 min p.p.)	≥ 50	mmHg	≥ 6,7	kPa
pO_2 (Säugling, Kleinkind)	80–108	mmHg	10,7–14,4	kPa

		Konventionelle Einheiten		SI-Einheiten	
Bilirubin (BILI, gesamt)					
Frühgeborene Nabelschnurblut		<2	mg/100 ml	<34	µmol/l
<24 h alt		1–6	mg/100 ml	17–100	µmol/l
1.–2. Tag		6–8	mg/100 ml	100–140	µmol/l
3.–5. Tag		10–12	mg/100 ml	170–200	µmol/l
Termingeborene Nabelschnurblut		<2	mg/100 ml	<34	µmol/l
<24 h alt		2–6	mg/100 ml	34–100	µmol/l
1.–2. Tag		6–7	mg/100 ml	100–120	µmol/l
3.–5. Tag		4–12	mg/100 ml	70–200	µmol/l
Glukose (GLUC, nüchtern)					
Frühgeborene		20–60	mg/100 ml	1,3–3,3	mmol/l
Neugeborene		30–60	mg/100 ml	1,7–3,3	mmol/l
Säuglinge		50–90	mg/100 ml	2,8–5,0	mmol/l
Rotes Blutbild					
Erythrozyten (Ery, RBC)	1.–3. Tag	4,5–6,5	Mio/µl	4,5–6,5	Tpt/l
	5.–7. Tag	4,4–6,0	Mio/µl	4,4–6,0	Tpt/l
Retikulozyten (RETI)	1.–3. Tag	13–65 ‰	der Erythrozyten		
	5. Tag	10–50 ‰	"		
	7. Tag	5–15 ‰	"		
Hämoglobin (Hb, HBG)		17,5–21,5	g/100 ml	10,9–13,3	mmol/l
Hämatokrit (Hk, HCT)		58–62	%	0,58–0,62	

Sachregister

A

Abdomen, großes 259
Abnabeln 233
Abort (Fehlgeburt) 80 ff
Abrechnung 266
Abruptio 58 f
Abstillen 213
Adaptionsstörungen 255
AFP s. Alpha-Fetoprotein
Afterbürde 136
Ahlfeld-Plazentalösungszeichen 136
AIDS 123
Akzelerationen (CTG) 17
Akzelerationsphase 130
Alkohol
– Embryopathie 269
– Schwangerschaft 49
– Stillen 211 ff, 276
Alles-oder-Nichts-Gesetz 267
Alpha-Fetoprotein (AFP) 1 f, 31, 43
Alvarez-Wellen 128
Ambroxol 279
Amnioninfektionssyndrom 145 f
Amnioninfusionssyndrom 184
Amnioskopie 2 f
Amniozentese 30
Anämie
– Neugeborenes 96, 255
– Schwangerschaft 10
Analatresie 244
Anamnese 3 ff, 44
Anenzephalus 243
Anhydramnie 30, 99
Anlegen, erstes 137, 210, 234
Anpassungsstörungen s. Adaptionsstörungen 255
Anti-D-Antikörper 95
Anti-D-Immunglobulin 95, 97
Anti-D-Prophylaxe 48, 97
Antikörper-Suchtest 45, 48, 96
Apathie 261
Apgar-Schema 235 f
Apoplexia uteri 175
Arbeitsmittel 265 f
Armlösung
– klassische 196
– nach *Lövset* 197
– nach *Müller* 197
Armplexuslähmung 241
Armvorfall 160 f
Arrhythmie, fetale 15
Arzneimittel s. Medikamente
Asphyxie 253 f
Atemminutenvolumen 40
Atemnotsyndrom 258 f
Atemschulung 71 ff
Atonie 178, 181, 289, 291, 295
Augenprophylaxe (*Credé*) 234
Ausschabung 199 f
Austreibungsperiode 130 f
– Betreuung 134
– Schmerzlinderung 134
– Verkürzung 135
Austreibungswehen 128
Azidtätsstatus 235
Azidose
– fetale 22
– Neugeborenes 235

B

Ballottement 24
Basalfrequenz (CTG) 16
Basaltonus 162 f
– Messung 13
base line (CTG) 16
Bauchspalte 243
Becken, mütterliches 5 ff

– Austastung 6 f
– Diagnostik, funktionelle 6, 159
– Ebenen 6, 8
– Maße 7
– Messung 5, 7
Beckenausgang 8
Beckenboden 8
– Training 68, 214
Beckeneingang 8
Beckenendlage 152 ff
– Manualhilfe 195 ff
– Sectio caesarea 156
– vaginale Entwicklung 156, 195 ff
– Wendung 155
Beckenenge 8
Beckenführungslinie 6
Beckenmitte 8
Beckenmobilisation 67
Beckenringlockerung 227 f
Beratung
– Schwangerschaft 49 ff, 65 ff
– Wochenbett 215 ff
Berufsgenossenschaft 263
Berufshaftpflicht 262
Berufsverband 263
Beta-HCG s. Humanes Choriongonadotropin 42 f
Betamethason 280
Bewußtseinstrübung 141
Bilirubin 255, 257 f, 304
Bishop-Score 37
Blässe, Schwangere 10
– Neugeborenes 242, 253
Blasenfunktion 209
Blasenmole 100
Blasensprung 125 ff
– Nachweis 143
– vorzeitiger 143 f
Blut, Schwangerschaft 41
Blutdruck
– Schwangerschaft 40, 47
– – Erhöhung 102 ff
– – Grenzwerte 47
– Wochenbett 206 f
Blutentnahme
– Erstuntersuchung 45
– Mutterschaftsvorsorge 48
Blutflußmessung 36
Blutgerinnung
– Schwangerschaft 42
– Störungen 182 ff
Blutgruppe 45, 96
Blutungen, Geburt 140
– – Maßnahmen 173
– intrakranielle 242
– – Prophylaxe 248
– Nachgeburtsperiode 178
– – Maßnahmen 178 f, 182
– Schwangerschaft 78
– – Maßnahmen 173
– Wochenbett 221
Blutvolumen 40
Brachtscher Handgriff 195
Bradykardie, fetale 15 f
Braxton-Hicks-Kontraktionen 128
Brust
– Pflege 210 ff
– Stillvorbereitung 51 f
– Untersuchung, Wochenbett 207
– Veränderungen, physiologische 213
Brustdrüsenschwellung, Neugeborenes 248
Brustwarzen 51, 212
– Stimulationstest 19
Bund Deutscher Hebammen e.V. 263
Bundesstifung „Mutter und Kind" 55
Butylscopolaminiumbromid 281 f

C

Caput succedaneum 240
Cerclage 84, 86

Chloasma uterinum 10, 41, 57
Cholestase, intrahepatische 111
Chorionamnionitis 145
Chorionepitheliom 100
Choriongonadotropin s. Humanes Choriongonadotropin 42 f
Chorionkarzinom 100
Chorionzottenbiopsie 9
Chromosomenanalyse 9, 21, 27
Clifford-Schema 238
Clot-oberservation-Test 183
Condylomata lata 118
Conjugata diagonalis 7
– externa 7
– vera obstetrica 7
Credésche Augenprophylaxe 234
CTG s. Kardiotokographie 12 ff
Couvelaire-Syndrom 175

D

Dammriß 180
– Nahtversorgung 202
Darmfunktion 41
– Wochenbett 209
De Lee, Höhenstandsdiagnostik 8
De Leescher Spiegelhandgriff 156
Depression
– Neugeborenes 235
– Wochenbett 228 f
Dezelerationen (CTG) 16
– Zusatzkriterien 18
Diabetes mellitus 113 f
Diazepam 282 f
DIC 182
Dihydralazin 283 ff
Dip (CTG) 16
Diskoordination, Wehen 161
Disproportion, zephalo-pelvine 158
disseminierte intravasale Gerinnung (DIC) 182

Distantia cristarum 7
– spinarum 7
– trochanterica 7
Distraktion 129
Dokumentation
– fetale Notsituation 168
– Geburt 137
– Kardiotokogramm 14
– Mutterpaß 46, 48
– Neugeborenes 235
– Wochenbett 210
Doppler-Effekt 32
Doppler-Sonographie 33, 36
Down-Syndrom (Trisomie 21) 2, 31
Drogen
– Embryopathie 269
– Fetopathie 269
– Muttermilch 211, 276
– Schwangerschaft 51
Dyspnoe, Neugeborenes 259
Dystokie 161
Dystrophie 89, 232

E

E-E-Zeit (Entscheidungs-Entwicklungszeit) 191
Eihäute 136
Einstellungsanomalien 146
Eisenbedarf 50
Eiweißbedarf 50
Eiweißstoffwechsel 42
Eklampsie 102 ff
– medikamentöse Behandlung 283 f, 287 f
Ekzem 11
Elektrokardiographie, fetale 12
Elektrolytstoffwechsel 42
Embolie, Lunge 227
– Fruchtwasser 184
Embryopathie 271
– Alkohol 269
– diabetische 113

– Drogen 269
– Medikamente 268 ff
Endometritis puerperalis 223 f
Endomyometritis 223 f
Energiebedarf 49
Enterokolitis, nekrotisierende 260
Entscheidungs-Entwicklungszeit (E-E-Zeit) 191
Entspannungstraining 69 ff
EPH-Gestose 102 ff
Epiphysenlösung 241
Episiotomie 180
– Nahtversorgung 202
Epispadie 244
Erb-Duchenne-Lähmung 241
Erbrechen 55, 101
– Neugeborenes 261
Ernährung
– Neugeborenes/Säugling 246
– Schwangerschaft 49 f
– Wochenbett 215
Eröffnungsperiode 130
– Betreuung 133
– Überwachung 133
Eröffnungswehen 128
Erschöpfung 56
Erstgebärende, späte 3
Erythema toxicum neonatorum 248
Erythroblastose 95
Erythrozyten, Rh(D)-positive 95
Erythrozytenvolumen 40 f
Erziehungsgeld 217
Erziehungsurlaub 218
Exanthem 11
Exsikkose 11, 101
extended legs 152

F

Farnkrauttest 143
Fazialisparese 242
Fehlbildungen, kindliche 242 ff
Fehlgeburt (Abort) 80 ff
Fenoterol 285 f

Fetalblutanalyse 21 ff
Fetopathie 271
– diabetische 113
– Drogen 269
– Medikamente 268 ff
Fetoskopie 10
Fettbedarf 50
Fettstoffwechsel 42
Fibrinolyse s. Hyperfibrinolyse 183
Fieber, Geburt 145
– – Differentialdiagnose 141
– Schwangerschaft 79
– Wochenbett 221
Fischer-Score 19
Flachwarzen 51, 212
floating line (CTG) 16
Flüssigkeitshaushalt 42
Fluktuation (CTG) 17
Fortbildung 263
Forzeps-Entbindung 187 ff, 190 f
Freiberuflichkeit 262
Fritsch-Lagerung 137
Fruchttod, intrauteriner 169 f
Fruchtwasser 126
– Amnioskopiebefund 3
Fruchtwasserembolie 184
Fruchtwasserinfektion 145
Fruchtwasserinfusion 184
Frühgeborenes 254 ff
Frühgeburt 82 ff
Fundusstand
– Schwangerschaft 29
– Wochenbett 207
Fußgreifreflex 239
Fußlage 152

G

Galant-Reflex 239
Gallenkolik 112
Gastroschisis 243
Gebärposition 135
Geburt 125 ff

– Anzeige 217
– Betreuung 133 ff
– Dokumentation 137
– Gebärhaltung 135
– programmierte (terminierte) 137 f
– Überwachung 133 ff
Geburtsdauer 130
Geburtseinleitung 137 ff
– medikamentös 291, 295
Geburtserleichterung 134
Geburtsgeschwulst 240
Geburtsmechanik
   – Beckenendlage 154
   – vordere Hinterhauptslage 129
Geburtsstillstand 142
Geburtstermin, Bestimmung 45 f
– Überschreitung 90 ff
Geburtsverletzungen
– kindliche 189 f, 240 ff
– mütterliche 180
– Nahtversorgung 201 f
Geburtsvorbereitung 60 ff
– Gesprächsthemen 65 f
– Gymnastik 66 ff
– Kursaufbau 62
Gefäßwiderstand 40
Gemini 92 ff
Genußmittel 49 f
Geradstand, hoher 149
Gerinnung 42
Gerinnungsstörung 178, 182 ff
– disseminierte intravasale 182
Geschlechtsverkehr
– Schwangerschaft 52
– Wochenbett 216
Gesichtslage 148
Gestationsdiabetes 113
Gestosen 102 ff
Gesundheitsamt 263
Gewichtskontrolle
– Neugeborenes 246
– Schwangerschaft 42

Gewichtsveränderungen, extreme 80
Glukose-Toleranztest, oraler (oGGT) 113, 299
Glukosurie 41
Gregg-Syndrom 120
Grundumsatz 42

H
Haarausfall 41
Hämatokrit (Hk) 41, 104
   – Kontrolle 45, 48
Hämatome, postpartal 180
Hämoglobin (Hb) 41
   – Kontrolle 45, 48
Hämorrhoiden 56, 209
Haltungsanomalien 146
Handgreifreflex 239
Harnsäure 41
Harnstau 41
Harnstoff 41
Harnverhaltung 209
Haustiere 52
Haut, Inspektion 10 f
– Schuppung 247
– Veränderungen 41
Hb (Hämoglobin) 41, 45, 48
HBsAg-Nachweis 45, 48, 118
HCG, ß-HCG s. Humanes Choriongonadotropin 42 f
Hebammenhilfe
– Kassenleistung 54
– Mutterschaftsvorsorge 47
– Wochenbett 206
Hebammentasche 220, 265 f
Hellinsche Regel 92
HELLP-Syndrom 102 f, 107
Hepatitis 11, 117 f
Herpes simplex 121 f
Herzaktionen, kindliche 39
Herzfehler, Neugeborenes 244
Herzfrequenz, fetale 16
  – – Messung 12
– mütterliche 40

Herzkrankheiten 109 f
Herz-Kreislauf-System 40
Herzminutenvolumen 40
Hinterhauptslage, hintere 148
– vordere 129
Hirnblutung, Neugeborenes 242
HIV-Infektion 123
HIV-Test 45, 123
Hk (Hämatokrit) 41, 104
Hodge, Parallelebenen-System 8
Hohlwarzen 51, 212
Holzuterus 174
Hormonhaushalt 42 f
HSV-Typ 1, Typ 2 s. Herpes simplex 121 f
Hüftdysplasie 244
Hüftluxation 244
Humanes Choriongonadotropin (HCG) 42 f
– Nachweis 28
– Triple-Test 31 f
Humanes plazentares Laktogen (HPL) 43
Hydramnion 97 ff
Hydrops, Fetus 96
– Plazenta 96
Hydrozele 244
Hygiene, Schwangerschaft 51
– Wochenbett 215
Hyperaktivität, uterine 161
Hyperemesis gravidarum 101
Hyperfibrinolyse 183
Hyperkoagulabilität 42
Hyperpigmentation 10, 41, 57
Hypertonie 102 ff
– uterine 161
Hypoglykämie, Neugeborenes 255
Hypospadie 244
Hypotensivsyndrom 107
Hypothermie, Neugeborenes 255
Hypotonie 10
Hypotrophie, fetale 89

Hypoxie, fetale 167 f
– Differentialdiagnose 142 f

I
Ichthyosis 10
Ikterus
– Neugeborenes 96, 255, 257 f
– Schwangerschaft 11, 80, 111
Ileus, Neugeborenes 259 f
Impfungen
– Neugeborenes 250
– Schwangerschaft 53
Infektion
– Damm 223
– Neugeborenes 255
– Scheide 223
Infektionskrankheiten 114 ff
– Diagnostik 114 f
– Untersuchungsmaterial 115
Infektionsschutz 53
Inkompatibilität s. Rh-Unverträglichkeit 95 f
Insertio velamentosa 166
Inspektion 10 f
Interspinalebene 8
intrauterine growth retardation 89

J
Jodbedarf 50
Juckreiz 11

K
Kaiserschnitt 191 ff
Kalziumbedarf 50
Kamelwehen 163
Kardiotokographie (CTG) 12 ff
– Beurteilung 15 ff
– – Zusatzkriterien 18
– Indikationen 13
– Kineto-CTG 13
– Nomenklatur 16 ff
– Telefon-CTG 13
– telemetrische Übertragung (Telemetrie) 13

Karies
– Schwangerschaft 41
– Prophylaxe, Neugeborenes 248
Karyotypisierung 9, 21
Kassenleistungen 54
Kephalhämatom 240
Kindergeld 219
Kindsbewegungen 39, 91
– Akzelerations-Rate 15
– Messung 13
Kielland-Zange 188
Klavikulafraktur 240
Kleidung 51
Klitorisriß 180
Klumpfuß 245
Klumpkesche Lähmung 241
Knielage 152
Koagulopathien 182 ff
Kochsalzbedarf 50
Körperhaltung, Geburt 135
Körperpflege
– Schwangerschaft 51, 57
– Wochenbett 215
Koffein 49, 216, 276
Kohlenhydrate, Bedarf 50
– Stoffwechsel 42
Kollaps, Geburt 141
Kolpitis 48, 83
Kolposkopie 46
Koma, Geburt 141
Kontraktionsmittel 288 f, 290 f, 293 ff
Kontrazeption, Wochenbett 216
Koordinationsstörungen, Wehen 161, 163
Kopfentwicklung nach *Veit-Smellie* 198
Kopfschmerzen 56, 104
Kordozentese 20 f
Krämpfe, Geburt 141
– Neugeborenes 260
– tonisch-klonische 104
Krankenversicherung 263

Kratzeffekte 11
Kreatinin 41
Kündigungsschutz, MuSchG 54
Kürettage 199 f
Küstner-Plazentalösungszeichen 136

L
Labordiagnostik
– Erstuntersuchung 45
– Mutterschaftsvorsorge 48
Laborparameter 296 ff
– Frauen / Schwangere 297 ff
– Neugeborenes 303 f
Lageanomalien 146
Latenzphase, Geburt 130
Leibesumfang 28
Leopoldsche Handgriffe 23 f
Lethargie, Neugeborenes 261
Leukozyten 41
Liley-Schema 30, 96
Linea alba 41
– fusca 10, 41
Lippen-Kiefer-Gaumen-Spalte 243
Listeriose 119
Litzmannsche Obliquität, verstärkte 146, 149
Lochien 207 f
Lues (Syphilis) 118 f
Lungenembolie 227
Lungenfunktion 40
Lungenreife, fetale
Diagnostik 30
– Induktion 279 ff

M
Magen-Darm-Trakt
– Schwangerschaft 41
– Fehlbildungen 243 f
Magensäure, Schwangerschaft 41
Magnesiumbedarf 50
Magnesiumsulfat 287

Mamillen-Stimulationstest 19
Mammae, Wochenbett 207, 213
Mangelentwicklung, intrauterine 89
Mangelgeborenes 89, 232, 254 ff
Manualhilfe 195 ff
– nach *Bracht* 195
Massagen, Geburtsvorbereitung 74 f
Mastitis puerperalis 230 f
maternity blues 229
Mazeration 169
MBU s. Mikroblutgasanalyse 21 ff
Medikamente, geburtshilflich wichtige 279 ff
– Schwangerschaft 267 ff
– – Beratungsstellen 277 f
– Stillperiode 271 ff
Mehrlinge 92 ff
Mekoniumileus 259
Mekoniumpfropfsyndrom 259
Meningozele 242
Menstruation, Wochenbett 216
Methylergometrin 288 f
Michaelissche Raute 6
Mikroblutgasanalyse (MBU) 21 ff
Milcheinschuß 207
Milchpfropfobstruktion, Säugling 260
Milchproduktion 212
Milchstau 212
Milien 248
missed abortion 33, 82
Mißverhältnis 158 ff
– Diagnostik 24, 159
Mittelstrahlurin 45, 48
Morbus haemolyticus fetalis 95
– – neonatorum 95 f
Morbus Hirschsprung 260
Moro-Reflex 239
Müdigkeit 56
Multigravida 3

Multipara 4
Mutter-Kind-Wehen 163
Muttermund-Einstellung 185 f
Mutterschaftsvorsorge 47 ff
Mutterschutzgesetz 53, 217
Myelomeningozele 242
Myelozele 242

N
Nabel, Erstversorgung 233 f
– Pflege 247
Nabelarterien, Aplasie 166
– pH (NApH) 233, 235
Nabelschnur, Inspektion 136
– Komplikationen 164 ff
Nabelschnurbruch 243
Nachgeburtsperiode 131
– Komplikationen 137, 177 ff
– Leitung 135 ff
Nachgeburtswehen 128
Nachküretage 199 f
Nachräumung 199 f
Nachsorge, Wochenbett 206 ff
Nachwehen 128
Nackenreflex 239
Naegele-Zange 187
Naegelesche Obliquität, verstärkte 146, 149
– Regel 45 f
Nahtmaterial 201 f
Nahtversorgung 202
Nebentätigkeit 262
Neugeborenenakne 248
Neugeborenenperiode 232
Neugeborenenreflexe 239
Neugeborenen-Screening 249
Neugeborenes 232 ff
– Asphyxie 253 f
– Betreuung 245 ff
– Beurteilung 245 f
– Ernährung 246
– Erstuntersuchung (U 1) 235 ff
– Erstversorgung 233 f
– Geburtsverletzungen 240 ff

- Gewichtsentwicklung 246 f
- Kennzeichnung 234
- Klassifikation 232
- krankes 257 ff
- Reanimation 250 ff
- Temperatur 246
- Überreife, Clifford-Schema 238
- Zustandsbeurteilung, post partum 235

Neuralrohrdefekt 242 f
- Alpha-Fetoproteinbestimmung 1 f
- Triple-Test 31 f

Niederlassung 262 ff
- Abrechnung 266
- Arbeitsmittel 265 f
- Voraussetzungen 262 f

Nierenfunktion 40
Nikotin 49, 211, 276
Non-Streßtest 19
Notfallsectio 191
Nulldurchgänge (CTG) 17, 19
Nulligravida 3
Nullipara 3
NYHA-Einteilungsschema 109

O

Oberarmfraktur, Neugeborenes 240 f
Oberschenkelfraktur, Neugeborenes 240 f
Obliquität, verstärkte 146, 149
Obstipation 41, 56
Ödeme 11, 56, 102, 104
Öffentlichkeitsarbeit 264
Ösophagus, Atresie 243
- Sondierung 236
Östradiol 43
Östriol 31, 43
Östron 43
oGTT 113, 299
Oligohydramnion 99 f
Omphalozele 243

Oszillationen (CTG) 17
Oxytocin 290 f
- Belastungstest 20, 291

P

Parallelebenen-System, Becken 8
Parität 3 f
Pemphigus 118
Pethidin 292 f
Pfropfgestose 102 f
Phonokardiographie 12
pH-Wert, aktueller, fetaler 22
- Nabelarterie 235
- Scheide 48, 84
- - Blasensprung 143
Pigmentierung 10, 41, 57
Placenta accreta 179
- adhaerens 179
- praevia 170 ff
Plasmaprotein 41
Plasmavolumen 40 f
Plazenta, Beurteilung 136
- Lösungsstörungen 179
- Lösungszeichen 136
- unvollständige 179
Plazentabiopsie 9
Plazentainsuffizienz 86 ff
- akute (respiratorische) 87
- chronische (nutritive) 88 f
- subakute 87 f
Plazentalösung 131
- manuelle 198
- vorzeitige 172 ff
Plurigravida 3
Pluripara 4
Polyhydramnion 97 ff
Postplazentarperiode 131
- Maßnahmen 137
Präeklampsie 102 ff
- medikamentöse Behandlung 282 ff, 287 f
Pränatale Diagnostik 26 ff
- Alpha-Fetoproteinbestimmung 1 f

Pränatale Diagnostik
– Amniozentese 30
– Chorionzottenbiopsie 9
– Fetoskopie 10
– Kordozentese 20 f
– Triple-Test 31 f
Pregnandiol 43
Preßperiode 131
Preßwehen 128
Primigravida 3
Priming (Zervixreife-Induktion) 295
Primipara 3
Progesteron 43
Prophylaxe, Augen (*Credé*) 234
– Blutungen (Vitamin K) 248
– Karies 248
– Rachitis 248
Prostaglandin-Belastungstest 19, 295
Prostaglandine (PG) 293 ff
Proteinurie 41, 104
Psyche, Schwangerschaft 44
Psychose, Wochenbett 229 f
Puerperalfieber 224 f
– Differentialdiagnose 221
Puerperalgeschwür 223
Puerperalsepsis 224 f
Puppenaugenphänomen 239
Pyleonephritis gravidarum 110 f

Q
Querlage 157 f
Querstand, tiefer 149

R
Rachitisprophylaxe 248
Rauschgifte s. Suchtmittel
Reanimation
– Neugeborenes 250 ff
– Schema 253
Rechtsschutzversicherung 262
Referenzbereich, Laborwerte 296 ff

Reflexe, Neugeborenes 239
Reifezeichen 237 ff
– Bestimmung 237
– – neurologische (Reflexe) 239
Reisen 52
Rektusdiastase 68, 214 f
Rentenversicherung 263
Restluft 40
Retraktion 129
Rhagaden 212
Rhesus-System 95
Rh-Faktor 45, 96
Rh-Prophylaxe 95, 97
Rh-Unverträglichkeit (Inkompatibilität) 95 f
Risikofaktoren
– geburtshilfliche 251
– mütterliche 251
Risikoneugeborenes 250 ff
Risikoschwangerschaft 46, 251
Rißblutung 178
Rißverletzung, mütterliche 178, 180 f
Roederersche Einstellung 149
Röteln 120
Röteln-Antikörper-Titer 45
Rückbildung, Uterus 207
– Gymnastik 214 f
– verzögerte 221, 222 f
Rückenlage-Schock-Syndrom 107 f
Rückenschmerzen 57

S
Säuglingsnahrung 248 f
Säure-Basen-Haushalt
– Erwachsene 300
– Neugeborenes 303
Saugreflex 239
Schädelfraktur, Neugeborenes 240
Scheiden-pH-Wert 48
– Blasensprung 143
– drohende Frühgeburt 84

Sachregister

Scheidenriß 180
Scheitelbeineinstellung 146, 149
Schmerzausschaltung, Geburt 134
Schmerzen, Geburt 140 f
– Schwangerschaft 78
– Wochenbett 222
Schmerzlinderung, Geburt 134
– Rückenschmerzen 57
Schnellsectio 191
Schnittentbindung 191 ff
Schock, Geburt 141
– septischer 225
Schreitreflex 239
Schröder-Plazentalösungszeichen 136
Schulterdystokie 150 ff
Schultergeradstand, hoher 150
Schulterquerstand, tiefer 150
Schutzfrist, Mutterschutzgesetz 54
Schwangere, rh-negative 48, 95, 97
Schwangerengymnastik 66 ff
Schwangerenschwimmen 76 f
Schwangerschaft 39 ff
– Anämie 41
– Dauer 39
– Drogen 49, 269
– Ernährung 49
– Erstuntersuchung 44 ff
– Gewichtszunahme 42
– Medikamente 267 ff
– – Beratungsstellen 277 f
– Mutterschaftsvorsorge 47 ff
– Nachweis 39
– Psyche 44
– Stadien, psychisch-physische Umstellung 40
Schwangerschaftsabbruch (Abruptio) 58 f
Schwangerschaftsbeschwerden 55 ff
Schwangerschaftsfettleber, akute 112
Schwangerschaftshochdruck 102 ff
Schwangerschaftshormone 42 f
Schwangerschaftshypertonie 102 ff
– medikamentöse Behandlung 284 f, 287 f
Schwangerschaftsproteine 43 f
Schwangerschaftsstreifen 10, 41, 57
Schwangerschaftstest 28
Schwangerschaftswehen 128
Schwangerschaftszeichen 39
Schwindel 56
Sectio caesarea 191 ff
– Indikationen 192 f
– Komplikationen 194
– primäre 192
– sekundäre 192 f
– Überwachung, postoperative 194
– Vorbereitung 193 f
Senkwehen 128
Sexualität 52, 216
Shute-Zange 187, 188
Sichelfuß 245
SI-Einheiten 296 ff
small-for-date-baby 89 f, 232
Sodbrennen 41, 55
Sonographie s. Ultraschalldiagnostik 32 ff
Soziale Hilfen, Schwangerschaft 53 ff
Spätgestose 102 ff
Speichel 41
Spekulum-Entbindung 186 f
– nach *Baureisen* 187
Spikes (CTG) 16
Spontangeburt, assistierte (BEL) 156
Sport, Schwangerschaft 52
Steiß-Fußlage 152
Steißlage, reine 152
Stellungsanomalien 146

Stillen 210 ff, 276
- Alkoholeinfluß 211
- Drogen 276
- erstes Anlegen 137, 210, 234
- Hindernisse 212
- Medikamente 271 ff
- Nikotineinfluß 211
- Probleme 212
- Technik 210
- Vorbereitung 51 f
Stillpause, Mutterschutzgesetz 217
Stillprobe 211
Stirnlage 148
Stoffwechsel, Schwangerschaft 42
Strassmann-Plazentalösungszeichen 136
Streßtests (CTG) 19 f
Striae gravidarum 10, 41, 57
Subinvolutio uteri 222 f
Suchreflex 239
Suchtmittel
- Schwangerschaft 49, 269
- Stillperiode 276
Symphysen-Fundus-Abstand 29
Symphysenruptur 227 f
Syphilis (Lues) 118 f

T
Transabdominale Amniozentese (TAC) 30
Tachykardie, fetale 16
- mütterliche 40
Temperatur, Wochenbett 207, 223 ff
Terminbestimmung 45 f
Terminüberschreitung 90 ff
Tetanus uteri 161
Thrombektomie 227
Thrombolyse 227
Thrombophlebitis, Wochenbett 225 ff
Thrombose, Wochenbett 225

Thrombozyten
- HELLP-Syndrom 107
- Schwangerschaft, hypertensive Erkrankung 104
- Physiologie 41
Tokolyse 84, 285 f
TORCH-Infektionen 115
Totgeburt 169 f
Toxoplasmose 116 f
Transfusion, feto-maternale 95, 97
Transfusionssyndrom, feto-fetales 92 f
Triple-Test 31 f
Trisomie 21 (Down-Syndrom)
- AFP-Wert 2
- Triple-Test 31 f

U
Übelkeit 55
Übertragung 90 ff
Ultraschall-Biometrie, fetale 34
Ultraschall-Diagnostik 32 ff
- Befundinterpretation 35
- Fehlbildungen 34 f
- - Kardiographie 12
- Screening laut MuSchR 33
Ultraschallüberwachung 33 f
Untersuchung, äußere 23 ff
- allgemeine 45, 47 f
- Frequenz 47
- gynäkologische 45, 46
- innere 25 f
- rektale 25
- serologische 45, 48, 115 f
- vaginale 25, 48
- Wochenbett 207, 217
Ureter 41
Urinuntersuchung 45, 48, 115 f
Uterotonika 288 f, 290 f, 293 ff
Uterus, Größe, Differentialdiagnose 79
- Kontraktionsmittel 288 f, 290 f, 293 ff

– Rückbildung 207
– – verzögerte 221, 222 f
– Ruhetonus 13
Uterusaktivität s. Wehen 127 ff
Uterusruptur 172, 175 ff

V

Vaginosonographie 33
Vakuumextraktion 189 ff
Variabilität (CTG) 17
Varicosis 11, 56, 209
Varizen s. Varicosis
Veit-Smelliescher Handgriff 198
Vena cava inferior-Syndrom 107 f
Venendruck, Schwangerschaft 40
Verbrauchskoagulopathie 182 f
Verletzungen s. Geburtsverletzungen 180, 189 f, 240 ff
Verlustkoagulopathie 182
Versicherungen, Niederlassung 262 f
Verstopfung s. Obstipation 41, 56
Virchowsche Trias 226
Vitamine 50
– Prophylaxe, Neugeborenes 248
– Schwangerschaft 50
Vorderhauptslage 148
Vorfall, Arm 160 f
– Nabelschnur 166
Vorgeburtsperiode 125
Vorliegen,
– Arm 160 f
– Nabelschnur 165
Vorsorgeuntersuchung, Neugeborenes 235 ff
– U 2 bis U 10 249
Vorwehen 128

W

Wachstumsretardierung, intrauterine 89 f
Wadenkrämpfe 57
Wehen 127 ff
– Arten 128
– Basaltonus 13, 162
– Belastungstests 19 f
– Charakterisierung 127 f
– Messung 13
– Pathologie 161 ff
– Wirkungen 129
Wehenmittel 288 f, 290 f, 293 ff
Wehenschwäche 162
Wehenstörung
– hyperkinetische 161
– hypokinetische 161
Wehensturm 161
Wendung 203 ff
– äußere 155, 203 f
– kombinierte 204 f
Wochenbett 206 ff
– Blasenfunktion 209
– Darmfunktion 209
– Gymnastik 214 f
– Lochialfluß 207 f
– Nachsorge 206
– Uterusrückbildung 207
– Varizen 209
– Wundheilung 208
Wochenbettbedarf 220
Wochenbettdepression 228 ff
Wochenbettpackung 220
Wochenbettpsychose 229 f
Wöchnerin
– Beratung 215 ff
– Betreuung 206 ff
Wundheilung 208

Z

Zangemeisterscher Handgriff 6, 24 f
Zangen-Entbindung 187 ff
Zangenmodelle 187 f

Zervixinsuffizienz 85 f
Zervixreife 37 f
– Induktion (Priming) 295
Zervixriß 180
Zervix-Score 37
Zusatzhandgriff (*Zangemeister*) 24 f

Zwillinge 92 ff
Zyanose
– Schwangerschaft 11
– Neugeborenes 255, 258 f
Zytologie 46
Zytomegalie 121